中国人民解放军总医院
博士、妇产科副主任医师 | 刘慧 ◎主编

幸福妈妈三部曲：
妊娠、分娩、产后

中国人口出版社
China Population Publishing House
全国百佳出版单位

我们坚持以专业精神，科学态度，为您排忧解惑。

目录

第一部 妊娠

01 孕前准备3个月

02 成功实施怀孕

03 怀孕第1个月

04 怀孕第2个月

05 怀孕第3个月

09 怀孕第7个月

10 怀孕第8个月

11 怀孕第9个月

12 怀孕第10个月

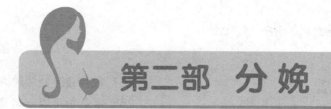

01 分娩前的准备

02 自然分娩与剖宫产

03 多种分娩方式

04 分娩进行时

05 异常分娩

幸福妈妈三部曲 **妊娠·分娩·产后**

第三部 产后

01 生理变化和基本护理

02 月子妈妈日常护理

03 月子期饮食与营养

06 产后常见疾病防治

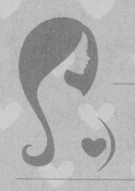

第一部 妊娠

　　孕育新生命是神圣而神奇的。您将亲身经历创造奇迹的过程。

　　新生命会悄然而至，如同梦里花开。3个月的期待，您想像着他的模样，那份叫做希望的情绪在心里滋长。10个月怀胎，您因他而欣喜，为他开怀，想着他的笑脸迎接每一个明天。

　　我们将为您解答孕育过程中的各类问题，并祝福您妊娠顺利！谱写最幸福的妈妈三部曲！

　　咱们开始吧。

孕前准备3个月

优生优孕

🌼 优生的主要措施

1.进行婚前检查和孕前检查。婚前检查是优生的重要内容，主要是对男女双方在结婚登记之前进行询问，身体检查，包括实验室和其他各种理化检查，以便及时发现不能结婚、生育的疾病，或其他生殖器畸形等，供当事人婚育决策时参考。当前婚前医学检查由强制转为自愿，孕前检查就变得尤为重要。

2.选择最佳生育年龄和受孕时机，为胎宝宝各方面的发育创造人为的、良好的条件。

3.进行早孕指导，做好孕期保健，使胎宝宝健康地成长。

4.遗传咨询。遗传咨询是指在生了一个异常儿之后，应该对孩子进行必要的检查。是否患遗传病。如果是，则要

根据详细病史、家谱分析、体检及化验等明确这类疾病再现的可能性有多大，有无产前诊断的方法，然后再决定是否可以生第二胎。

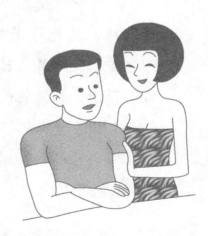

5.开展产前诊断。在妊娠期间，用各种方法了解胎宝宝的情况，预测胎宝宝是否正常或有某些遗传病，以决定胎

宝宝的保留与否。对个别的遗传病还可以通过新生儿筛查加以控制，如先天性甲状腺功能低下、苯丙酮尿症等，这两种遗传病如能在新生儿期及时查出，采用药物或食物治疗就可以使孩子发育正常，否则随着患儿年龄的增长会出现智力低下。

6.避免有害环境，如大气、饮水、电磁辐射以及其他化学、物理因素对胎宝宝的危害和影响。

7.加强孕期营养，保持良好的精神心理状态，适当活动和锻炼，在轻松、恬静、舒适的环境里孕育胎宝宝。

哪些人不宜生育

按照优生学原则。患有下列遗传病者，所生子女发病危险大于10％，在医学遗传学上属高发人群，故不宜生育。

常染色体显性遗传病 如骨骼发育不全、成骨不全、马凡氏综合征、视网膜母细胞瘤、多发性家族性结肠息肉、黑色素斑、胃肠息肉瘤综合征、先天性肌强直等，这类遗传病的显性致病基因在常染色体上，患者的家族中，每一代都可以出现相同病患者。且发病与性别无关，男女都可发病。患者与正常人婚配，所生子女的发病危险为50％，故不宜生育。

常染色体隐性遗传病 夫妇双方均患有相同的严重常染色体隐性遗传病，如先天性聋哑、苯丙酮尿症、白化病、半乳糖血症、肝豆状核变性等，不宜生育，因为所生子女肯定均为同病患者。

多基因遗传病 精神分裂症、躁狂抑郁性精神病、重症先天性心脏病和原发性癫痫等多基因遗传病，发病机理复杂，遗传度较高，危害严重，患者不论男女，后代的发病危险大大超过10％，均不宜生育。

染色体异常 先天愚型等染色体病患者，所生子女发病危险率超过50％，同源染色体易位携带者和复杂性染色体易位患者，其所生后代均为染色体病患者，故都不宜生育。

X连锁显性遗传病 由于患者的显性致病基因在X染色体上，所以患者中女性多于男性。女性患者的后代，不论儿子还是女儿，均有50％的发病危险成为相同病患者，故不宜生育。而男性患者的后代，女儿百分之百患病，儿子正常，因而可生育男孩，限制女胎。

X连锁隐性遗传病 这类遗传病常见的有血友病A、血友病Ⅷ和进行性肌营养不良等。由于隐性致病基因位于X染色体上，故患者多为男性。男性患者与正常女性结婚，所生男孩全部正常，但女

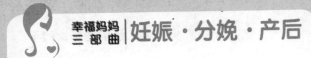
儿均为致病基因携带者。若女性携带者与正常男性结婚，所生子女中。儿子有50%的危险发病，女儿全部正常。

由于遗传病种类繁多、遗传方式多样、对后代的影响也不同。因此遗传病患者在考虑生育问题时，应该进行遗传咨询，在咨询医生指导和帮助下，作出明智而理想的选择。

孕前需做遗传咨询

遗传咨询主要是临床医生或遗传学工作者就遗传病患者及家属提出的某病的病因、遗传方式、诊断、治疗、预后和复发风险等问题给予科学的答复，并提出建议或指导性意见，以供询问者参考。遗传咨询是预防遗传病和提倡优生的重要措施之一。遗传咨询中询问者所提的问题大致有以下几个方面：

1.双亲中一方或家属有遗传病或先天畸形，所生的孩子患病的几率多大？

2.已生育过一个遗传病患儿，如再生育，是否会患同种病，其概率是多少？

3.双亲正常，为何生出有遗传病的患儿？如何治疗和预后？

4.孕期女性接触过射线或某些化学物质，会影响胎宝宝的健康发育吗？

5.有遗传病的人能否结婚，其生育的子女是否一定患病？

6.近亲能结婚吗？

7.某些畸形是否遗传？

8.遗传病的预防和治疗方法等。

遗传咨询的步骤

1.对所询问的疾病作出正确诊断，以确定是否为遗传病。遗传病的确定方法以家系调查和系谱分析为主，并结合临床特征，再借助于染色体、性染色体分析和生化分析等检查结果，共同作出正确诊断。如确定为遗传病，还须进一步分析致病基因是新突变产生还是由双亲遗传下来的，这对预测危险率有重要的意义。

2.确定该遗传病的遗传方式。从遗传方式看，人类遗传病大致可分为单基因遗传病、多基因遗传病和染色体病3大类。

3.推算疾病复发风险率。按风险程度，可以将人类遗传病分为3类：

第1类 属一般风险率，指主要是由环境因素引起的疾病。

第2类 属轻度风险率，指多基因遗传病，它是由遗传因素和环境因素共同作用引起的。

第3类 属高风险率，所有单基因遗传病和双亲之一为染色体平衡易位携带者，其复发风险较大。

4.向患者或家属提出对策和建议，如停止生育、终止妊娠或进行产前诊断后再决定是否终止妊娠或进行治疗等。

遗传咨询的程序

一般的遗传咨询要经过如下程序：

采集信息 信息包括家族遗传病史、医疗史、生育史（流产史、死胎史、早产史）、婚姻史（婚龄、配偶健康状况）、环境因素和特殊化学物接触及特殊反应情况、年龄、居住地区、民族。收集先证者的家系发病情况，绘制出家系谱。

确定遗传病 根据采集到的信息诊断咨询对象的遗传病种类和其遗传方式。

风险评估 根据诊断出的遗传病种类和其遗传方式进行发病风险估计并预测其子代患病的风险。

产前诊断 根据风险评估得出的结果，采取适当的产前诊断方法。

临床上应用的主要采集信息的方法有绒毛膜穿刺、羊膜腔穿刺、脐静脉穿刺等。产前诊断的方法有超声波诊断、生化免疫、细胞遗传诊断、分子遗传诊断等。

需做遗传咨询的夫妇

对于有下述情况之一的，应到优生遗传咨询门诊进行咨询：

1.确诊为遗传病或发育畸形患者及其家庭成员。

2.连续发生不明原因的疾病的家庭成员。

3.近亲结婚夫妇。

4.染色体平衡易位携带者，以及其他遗传病基因携带者。

5.确诊为染色体畸变者的父母。

6.曾经生育过多发畸形、智力低下患儿者。

7.两性畸形患者。

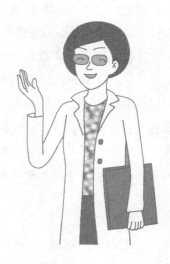

8.非妇科性反复流产、有习惯性流产史或不明原因的死胎史者。以及不孕的夫妇。

9.有致畸物质和放射物质接触史的夫妇，如放射线、同位素、铅、磷、汞等毒物或化学制剂接触者。

10.孕早期病毒感染的孕妈妈及经常接触猫、狗的孕妈妈。

11.孕期服用致畸药物的孕妈妈。

12.35岁以上的高龄孕妈妈。

13.血型不合的夫妇。

🌸 大龄妈妈的优生计划

1.保证优质的卵子质量

女性原始的生殖细胞在胎宝宝期就已经形成了，卵子随着年龄的增长，受到的影响就越来越多，卵巢功能也会逐渐退化，易导致受精卵的染色体发生异常。据相关资料统计，孕妈妈的年龄增长是形成染色体异常，导致胎宝宝出现畸形或智力低下的直接原因，当然也有其他因素在影响着卵子的质量。所以，为了给宝宝最健康的生命旅程，要时刻选择健康的生活方式。

首先，要做到不抽烟、不喝酒。妇科专家指出，香烟中的毒素除了会危害卵子，还会造成卵巢老化。

其次，做到起居有规律。如果经常熬夜、生活无规律，身体的生物钟就会紊乱，进而直接影响到内分泌环境的平衡。而激素的分泌失调会使卵巢的功能发生紊乱，影响卵子的发育成熟及排卵。内分泌环境一旦被打破，重新恢复将是一个非常漫长的过程。因此，无论是出于健康还是优生的角度，都应该养成早睡、早起的生活习惯。

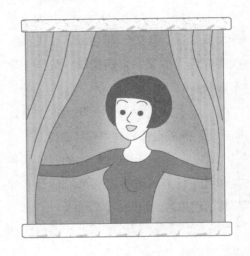

再次，要经常站起来走走。特别是对于整天对着电脑的办公室女性来说，长时间坐着不动会影响盆腔内的血液循环，而且易造成肥胖。如果大龄孕妈妈不能经常锻炼，常站起来走走也是一个不错的方法。

2.保护好自己的子宫

子宫就如同孕育生命的土壤，无论是药物流产还是手术流产，都是人为地在破坏着这块土地。如果反复进行，不但会影响身体健康，还可能造成土壤贫瘠而无法受孕。另外，手术流产还容易导致输卵管粘连、子宫内膜异位、不孕症等。

对于准备怀孕的大龄女性，如果马上停止使用安全套或阴道隔膜等工具避孕，就可以立刻进入准备怀孕的程序；一般来说，如果是服用避孕药或使用宫内节育器，停服避孕药后3~6个月就可以准备怀孕了；而取出宫内节育器最好要等上一两个月，到第三或第四个正常的月经周期再考虑受孕。

3.加强体重管理

很多女性过了30岁都容易发胖，这时要想做个健康的孕妈妈，就要有意识地保持正常的体重。因为大龄孕妈妈的妊娠期高血压疾病和妊娠期糖尿病等妊娠并发症发生率本来就高，如果再加上体重超标，患病的危险性就更高了。另外，产道弹性低的大龄孕妈妈，很容易发生产程延迟、手术助产等问题。如果体重超标，也会提高以上问题的发生几率，而增加分娩的风险以及产后恢复。

孕妈妈不仅体重过重会有一系列的问题，营养不良性消瘦也有问题。成年女性每次在月经来潮时都会消耗一定量的脂肪，而要保证正常的月经周期，保证女性具备生育的能力，也要维持体内有一定的脂肪量。如果长期采用少吃或不吃的方式减肥，会导致体内的脂肪过度减少，会产生电解质紊乱、心律失常、贫血、低蛋白血症等不良后果，严重的还会造成排卵停止而导致不孕。另外，脂肪含量还会影响女性体内雌激素的水平；如果减肥过度会使体内缺乏足够的脂肪，在雌激素失去应有活力的同时，也使女性失去受孕的能力。因此，大龄未孕妈妈注意控制和保持正常体重，也是优生计划的其中一项。

需要提醒的是，孕前因体重超标而需减肥的女性，最好不要马上怀孕，为了给宝宝一个健康的环境，最好能留出3个月到半年的时间，让身体适应新的模式，并建立良好的循环。

4.不可忽视孕前检查

即使你感觉健康状况良好，也应在准备怀孕前半年进行一次孕前体检，而且要对身体的各个脏器作一次系统的检查。如果在怀孕前发现健康问题，要比在怀孕之后才发现容易处理得多。女性争取一次孕育成功。因为一次失败的孕育经历对心理和身体都是极大的摧残。所以，孕前检查是很重要的，特别是未作婚检者，孕前检查更不能错过。

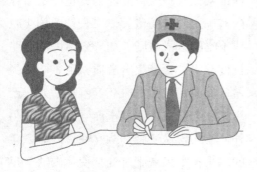

5.产前咨询很重要

女人过了30岁，身体的状态就会慢慢变差。如果你已经知道自己患有高血压、心脏病、糖尿病、疝气、肿瘤等内外科疾患，为了有效降低母胎的危险，最好在计划怀孕前对疾病做充分的评估，包括是否适合妊娠、疾病和妊娠的相互影响、妊娠的时机、母胎危害及预后等。备孕前去医院作一次产前咨询，向产科专家详细说明自己和配偶现在的身体健康状况，和家庭中其他成员的健康状况。

6.创造适孕环境

为什么现代人的生育能力会变差？很多证据表明，现代社会的压力和环境的恶化是造成女性生育能力下降的主要原因。尽管我们不能改变大的生存环境，但是，作为大龄未孕妈妈，我们可以努力创造一个适孕的小环境。如家里不养宠物，远离甲醛超标的装修环境，在怀孕前3个月注射麻疹、腮腺炎、风疹、水痘等减毒疫苗，全面防辐射，保证充足的睡眠、适量的运动、愉悦的心情，把怀孕的前期准备做足做到位，相信不久就会好"孕"来临。

孕前检查

什么时候做孕前检查

随着优生意识的加强，越来越多的女性在做妈妈前，都会想到去医院的妇产科或妇产科专科医院进行相应的孕前检查，这是很有必要的。

一般建议夫妇双方在孕前3～6个月开始做检查。无论从营养方面，还是接种疫苗方面以及补充叶酸，都留有相应的时间。一旦孕前检查发现其他问题，还可以有时间进行干预治疗。所以。至少应提前3个月进行孕前检查为宜，而且夫妇双方应同时进行。

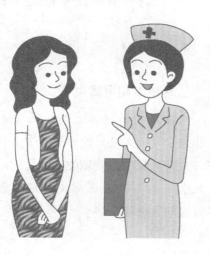

孕前检查的必要性

如果怀孕后才发现自己感染了某些疾病，那么你很可能面临一些痛苦的选择：是终止妊娠，还是冒险继续怀孕？其实这些问题完全可以靠孕前检查来避免。

很多人都有这样的想法：自己在单位每年都进行体检，身体很正常，还用得着再重复地做孕前检查吗？专家认为，一般的体检并不能代替孕前检查。体检主要包括肝功能、肾功能、血常规、尿常规、心电图等，以最基本的身体检查为主，但孕前检查主要检测对象是生殖器官以及与之相关的免疫系统、遗传病史等。特别是在取消强制婚检的今天，孕前检查能帮助你孕育一个健康的宝宝。孕前检查对于每个准妈妈来说，是不可忽视的。

孕前检查的内容

孕前检查非常重要，如果此前你还未做过孕前检查，那么现在开始做还来得及。孕前检查的内容见下表。

孕前检查的内容

检查名称	检查内容	检查目的
生殖系统	通过白带常规筛查滴虫、霉菌、支原体衣原体感染、阴道炎症，以及淋病、梅毒等性传播性疾病	是否有妇科疾病，如患有性传播疾病，最好先彻底治疗，然后再怀孕，否则会引起流产、早产等危险
肝功能	肝功能检查目前有大小功能两种，大肝功能除了乙肝全套外，还包括血糖、胆质酸等项目	如果母亲是肝炎患者，怀孕后会造成胎宝宝早产等后果，肝炎病毒还会直接传播给孩子
尿常规	通过尿液检查可以了解准妈妈的肾脏功能，有助于早期诊断出相关的肾脏疾病	根据肾脏病的程度和症状不同，决定是否可以妊娠、分娩。在未取得医生许可之前应进行避孕
妇科内分泌	包括卵泡促激素、黄体生成激素等6个项目	月经不调等卵巢疾病的诊断
ABO溶血	包括血型和ABO溶血滴度	避免婴儿发生溶血症
染色体异常	检查遗传性疾病	了解女性的生育功能和预测生育染色体病后代的风险，以采取积极有效的干预措施

孕前口腔检查须重视

准妈妈除了需要做上面的那些检查外，还需要做口腔检查。因为孕期许多常见病的发生都和你是否进行口腔检查密切相关。一般来说，孕前应该进行以下这些项目的口腔检查。

1.牙龈炎和牙周炎

女性怀孕后，体内的雌性激素水平明显上升，尤其是黄体酮水平上升很高，会使牙龈中血管增生，血管的通透性增强，容易诱发牙龈炎，这被称作"妊娠期牙龈炎"。

研究证实，怀孕前未患牙龈炎的女性，其怀孕后患"妊娠期牙龈炎"的比例和严重程度均大大降低。而在孕前就患有牙龈炎或牙周炎的女性，怀孕后炎症会更加严重，牙龈会出现增生、肿胀，出血显著，个别的牙龈还会增生至肿瘤状，称为"妊娠期龈瘤"，极容易出血，严重时还会妨碍进食。

另外，患者牙周袋中细菌毒性增加，对牙周骨组织的破坏也加重，往往会引起多颗牙齿的松动脱落。如果是中度、重度的牙周炎，孕妈妈生出早产儿和低体重儿的机会也会大大增加。所以，怀孕前应该进行牙龈炎和牙周炎的检查和系统治疗。

2.龋齿

龋齿也就是大家常说的蛀牙。孕期生理的改变和饮食习惯的变化，以及对口腔护理的疏忽，常常会加重蛀牙病情的发展。一旦爆发急性牙髓炎或根尖炎，不但会给孕妈妈带来难以忍受的痛苦，而且服药不慎也会给胎宝宝造成不利影响。

另外，有调查表明，母亲患有蛀牙，生出的小宝宝患蛀牙的可能性也大大增加，原因之一就是母亲是婴儿口腔中致蛀牙细菌的最早传播者，孕妈妈口腔中的变形链球菌就可以通过母婴垂直传播。所以。怀孕以前治愈蛀牙无论对自己，还是对小宝宝都是有好处的。

3.阻生智齿

阻生智齿是指口腔中最后一颗磨牙（俗称"后槽牙"），由于受颌骨和其他牙齿的阻碍，不能完全萌出，造成部分牙体被牙龈所覆盖。以下颌第三颗磨牙最为常见。阻生智齿的牙体与牙龈之间存在较深的间隙（医学上称为"盲袋"），容易积留食物残渣，导致细菌滋生、繁殖而直接引起急、慢性炎症，就是通常说的"智齿冠周炎"。由于智齿多在18岁以后萌出，且智齿冠周炎又最容易发生在20～35岁之间，而这个年龄段恰好是育龄女性选择怀孕的时间，所以要想防治这种病的发生，就应该在孕前将口腔中的阻生智齿拔除。

4.口腔卫生

准备怀孕了，就应该到口腔科（最好是专门为孕妈妈检查的口腔科）做口腔卫生状况检查，接受口腔大夫的健康指导，这是非常关键的一点。孕期口腔常见病都与口腔的卫生状况密切相关，你需要知道如何正确地刷牙和使用牙线，以及孕期如果患了口腔科疾病，何时进行治疗最安全等等相关知识。

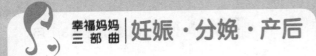

❀ TORCH检查必不可少

TORCH一词是由数种导致孕妈妈患病，并能引起胎宝宝宫内感染，甚至造成新生儿出生缺陷的病原微生物英文名称的首字母组合而成的。其中T指弓形虫，R指风疹病毒，C指巨细胞病毒，H指单纯疱疹病毒，O指其他，主要指梅毒螺旋体。孕妈妈若被其中任何一种病毒感染后，自身症状轻微，甚至无症状，但可垂直传播给胎宝宝，造成宫内感染，使胚胎和胎宝宝呈现严重的症状和体征，甚至导致流产、死胎、死产，即使出生后幸存，也可能遗留中枢神经系统障碍等严重先天缺陷。

TORCH检测包括IgM与IgG两种抗体，前者表示新近1~2个月的感染，后者表示既往感染，表示具有一定的免疫力，尤其是风疹病毒IgG阳性，认为有终身的免疫力。孕前TORCH的检测就是要了解妇女对这几种病毒的免疫状况，是否需接种风疹疫苗或是否对其他病毒具有一定的免疫力，从而指导孕前女性怀孕的时间及需要注意的事项，以达到优生的目的。

❀ 孕前须接种的疫苗

每个准备做妈妈的人都希望在孕育宝宝的十个月里平平安安，不受疾病的干扰。虽然加强锻炼、增强机体抵抗力是根本的解决之道，但针对某些传染疾病，最直接、最有效的办法还是注射疫苗。目前，我国还没有专为备孕女性设计的免疫计划。但是，你在怀孕前最好能接种两种疫苗：一种是风疹疫苗；另一种是乙肝疫苗。因为准妈妈一旦感染上这两种疾病，病毒就会垂直传播给胎宝宝，造成不良的后果。

1.风疹疫苗

风疹病毒可以通过呼吸道传播，如果准妈妈感染上风疹，有25％的孕初期风疹患者会出现先兆流产、流产、胎死宫内等严重后果。也可能会导致胎宝宝出生后出现先天性畸形，例如先天性心脏病、先天性耳聋等。因此，最好的预防方法就是在怀孕前注射风疹疫苗。

注射时间 至少在孕前3个月予以注射，因为注射后大约需要3个月的时间，人体内才会产生抗体。疫苗注射有效率在98％左右，可以达到终身免疫。目前国内使用最多的是风疹、麻疹、腮腺炎三项疫苗，称为麻风腮疫苗，即注射一次疫苗可同时预防这3项疾病。如果准妈妈对风疹病毒已经具有自然免疫力，则无须接种风疹疫苗。

2.乙肝疫苗

我国是乙型肝炎的高发地区，被乙肝病毒感染的人群高达10%左右。母婴垂直传播是乙型肝炎重要的传播途径之一。一旦传染给孩子，他们中85%～90%会发展成慢性乙肝病毒携带者，其中25%的孩子在成年后会转化成肝硬化或肝癌，因此应及早预防。

注射时间 按照0、1、6的程序注射。即从第一针算起，在此后1个月时注射第二针，在6个月的时候注射第三针。加上注射后产生抗体需要的时间，至少应该在孕前9个月进行注射。免疫率可达95%以上。免疫有效期在7年以上，如果有必要，可以在注射疫苗后的五六年时间里加强注射一次。一般3针注射需要4支疫苗，高危人群（身边有乙肝患者）需加大注射量，一般需要6支疫苗。

这两项疫苗在注射之前都应该进行检查，确认被注射人没有感染风疹和乙肝病毒。

另外还有一些疫苗可以根据自己的需求，向医生咨询做出选择，如甲肝疫苗、水痘疫苗、流感疫苗、狂犬疫苗。另外，卡介苗、脊髓灰质炎糖丸疫苗、百白破三联疫苗、乙型脑炎疫苗（简称乙脑疫苗）、流行性脑脊髓膜炎疫苗（简称流脑疫苗）都已纳入免疫计划中，应该在成年之前注射完毕。但无论注射哪种疫苗，都应遵循至少在受孕前3个月注射的原则。而且，疫苗毕竟是病原或降低活性的病毒，并不是打得越多越好。坚持锻炼，增强体质才是防病、抗病的关键。

病患者的孕育

🌸 怀孕前应治愈的疾病

1. 贫血

严重贫血不仅会增加孕妈妈的痛苦，而且还会影响胎宝宝的发育，不利于产后恢复。如有贫血疾病，要在食物中充分摄取铁和蛋白质及适当补充铁剂。等贫血治愈后，再怀孕为好。

2. 心脏病

心脏功能不正常会造成血运障碍，引起胎盘血管异常，导致流产、早产，产妇的身体和生命都会受到威胁，所以怀孕前一定要进行积极的治疗并听取医生的建议。

3. 肾脏疾病

肾脏病患者一旦怀孕，随着妊娠的继续病情会加重，易引起流产、早产，有的必须终止妊娠。孕前你需要根据肾脏病的程度和症状，进行积极的治疗，并咨询医生是否可以怀孕。

4. 高血压

高血压患者怀孕后易患妊娠期高血压疾病，而且会成为重症。对自己血压值不太清楚的人，如果有剧烈头痛、肩膀酸痛、失眠、眩晕和浮肿等症状就要去医院检查。

5. 肝脏疾病

怀孕后，孕妈妈的肝脏负担会增加，如果孕前患有肝脏疾病，会使肝脏病情恶化，如病情严重就要终止妊娠。所以准妈妈必须在孕前先治愈好肝脏疾病，再咨询医生是否可以怀孕。

6. 糖尿病

如果孕妈妈患有糖尿病，会引起流产、早产，有时还会胎死宫内。此外，生巨大儿、畸形儿的比率也会增加。根据患病程度，孕前需咨询医生是否可以怀孕。

7. 膀胱炎、肾盂肾炎

膀胱炎可以发展成肾盂肾炎，膀胱炎的症状有尿频、尿不尽及尿痛等。患有膀胱炎的妇女，一定要治愈后才能怀孕。

8. 阴道炎

阴道炎有多种，较多是由念珠菌感染引起的。如果带病分娩的话，会感染胎宝宝，使新生儿患鹅口疮。

怀孕前应积极治疗痔疮

痔疮是最常见的影响人类健康的疾病之一，痔疮易于发病有其解剖和生理方面的原因。另外，由于习惯性便秘、妊娠、前列腺肥大及盆腔内有巨大肿瘤等，都会使直肠静脉血液回流发生障碍，从而形成痔疮。

女性由于怀孕，机体分泌的激素易使血管壁的平滑肌松弛，增大的子宫压迫腹腔的血管，这样会使怀孕的妇女原有的痔疮更严重或出现新的痔疮。因此如果原来有痔疮的女性，在怀孕前应积极治愈后再怀孕。

夫妻一方患乙肝能否生育

若妈妈感染了乙肝病毒，就会使血液中呈现出表面抗原、e抗原阳性。抗原阳性尤其是e抗原阳性。表示病毒在身体内的各种体液中存在，如血液、汗液、唾液及乳汁，并在体内进行了复制。

由于有胎盘屏障的阻挡，妈妈与宝宝的血液不能直接交流，因此，母子间乙肝的传染很少是通过这种方式的，而主要是在分娩过程中，胎宝宝吞咽或吸入了妈妈的血液、黏液、羊水等，才会被感染上，这样的胎宝宝几乎95%都有

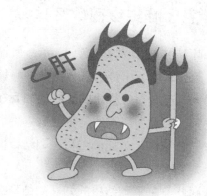

可能被传染上乙肝。这就是"母婴垂直传播"。

心脏瓣膜置换后能否生育

心脏瓣膜置换手术后，如心脏功能恢复良好，可以结婚，并过上正常的婚后生活。但由于妊娠可使心脏增加30%～45%的负担，因此，是否可以生育，取决于手术后心功能的状况。

心功能1级者 可以妊娠。

心功能2级者 应慎重考虑是否妊娠，妊娠后应密切观察，如果出现心脏负担过重的现象，则应终止妊娠，以免发生心力衰竭。

心功能3～4级者 应实行避孕或绝育措施。

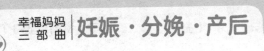

患了肺结核可以怀孕吗

肺结核易引发妊娠并发症，使流产、胎死宫内、早产、低体重儿的可能性增大。还有报告称患肺结核的妇女在怀孕时，会发生严重的结核性脑膜炎、粟粒样肺结核（重症肺结核）和结核性腹膜炎等严重并发症。

因此，患了肺结核的妇女的结核病还在活动期阶段时，应做好避孕，不要怀孕为好。肺结核活动期，主要是指有发热、盗汗、全身乏力、咳嗽、咯血以及胸部检查X线发现浸润渗出性病变、血沉降率升高等表现。

糖尿病患者孕前注意事项

糖尿病是会给妊娠带来严重影响的疾病，糖尿病还可能增加流产、死胎及先天缺陷的几率。如果在妊娠期间有效地控制好血糖和糖尿病，这些风险就会大大降低。如果糖尿病没有得到控制就怀孕，孕妈妈和胎宝宝都会有危险。

糖尿病引起的问题大部分发生在孕早期的3个月。怀孕后体内胰岛素的需要增加，对糖尿病会有影响。

多数医生建议，至少在糖尿病得到良好控制2~3个月之后，才能怀孕。这样可以使流产等危险降至最小。

这就可能需要一天查好几次血糖。以往的记录表明，患糖尿病的孕妈妈在得到良好控制后，妊娠通常都很顺利。如果有糖尿病家族史，或怀疑自己患有糖尿病，一定要在妊娠前检查清楚。如果确实患有糖尿病，应在内分泌科就诊，并在医生的建议下将血糖调整到正常的范围内。

怀孕前有高血压怎么办

高血压是危害孕妈妈和胎宝宝的一种常见病。会造成孕妈妈肾脏损害、中风或头痛；对胎宝宝来说，母亲的高血压会使胎盘血流量降低，导致宫内发育迟缓或胎宝宝过小。

如果你在孕前患有高血压，妊娠期间就要密切注意血压。必要时应在家中经常测血压。某些高血压的治疗措施对妊娠无害，另一些则不然。切记绝对不要擅自停药或减量，这会十分危险。如果你准备怀孕，一定要向医生咨询用药的安全性问题。

如果血压只是轻度升高，要在医生的建议下适当注意休息，低盐饮食，进行药物调整，还是可以怀孕的。如果高血压已经持续一段时间，并且产生了一些并发症，就要暂缓怀孕，密切监测身体状况，待血压及并发症得到控制后再考虑怀孕。

♀ 怀孕前有哮喘怎么办

据调查，约半数哮喘的孕妈妈其症状无明显变化。约25%的人妊娠期间哮喘会有所好转。另外25%的人则恰恰相反，哮喘会在妊娠期间加重。

大部分哮喘的治疗措施对妊娠无害，但最好请教一下医生。多数哮喘患者清楚引起自己哮喘的原因，所以妊娠时要避开这些东西。在妊娠前应争取使哮喘得到良好的控制。

♀ 甲亢患者能怀孕吗

一般而言，轻症甲亢患者及经过治疗后能很好控制病情的甲亢患者，是可以怀孕的。在产科及内科医生的监护下大多可以获得良好的怀孕结果。重症和不易控制病情的甲亢患者怀孕后，母体和胎宝宝的合并症则较多。

甲亢患者的血液中存在着一种长效的甲状腺刺激素，可以通过胎盘进入胎宝宝的血液循环，引起胎宝宝暂时性甲状腺亢进。在孕妈妈治疗的过程中，若给过多碘，可通过胎盘被胎宝宝吸收。因此孩子生下来后可发生甲状腺功能低下或亢进等。母体服用的药物以及病理变化可能会影响胎宝宝，严重者可引起流产、早产、宫内发育迟缓，甚至新生儿窒息。

患有甲亢的女性，最好不要急于怀孕，以免对自己和胎宝宝造成不良的影响。如果你已经怀孕了，应去医院就诊，由内分泌医生根据你甲亢病情的轻重，决定是否需要终止妊娠。甲亢是一种高代谢的消耗性疾病，严重甲亢病患者往往会极度消瘦，如果此时怀孕，会加重患甲亢母亲的负担，使病情加重，即使用药也难以控制。

孕前饮食营养

🌸 储备营养要从孕前开始

胎宝宝能否发育得健康，这与孕期营养有很大的关系，但只关注孕期的营养还不够。研究表明，准妈妈应该从孕前就注意营养的储备，也就是说注意日常饮食和营养摄取，这样才会使卵子更具有活力。孕前储备营养的3个理由。

1.营养不足不容易怀上宝宝

卵子是否能够受精，与它们的活力有很大的关系。如果营养不充足，如很多女性有节食、偏食或挑食的不良饮食习惯，导致身体缺乏某些营养素，使卵子的活力降低或者导致月经稀少，结果就容易造成不孕。

2.营养不足会影响胎宝宝发育

在怀孕的头3个月里，胎宝宝的各个重要器官，如心、肝、肾、肠、胃等都要在这一期间分化完毕，并初具规模，且大脑也在急剧地发育，这一期间胎宝宝必须从母体获得充足而齐全的营养。然而，这些营养的一部分需要在孕前体内就有所准备，否则将会导致孕初期营养供应不足。加之孕早期的孕吐反应使

孕妈妈进食不够，影响了营养的摄取。如果孕前就存在营养不良，胎宝宝的早期发育更会受到影响，导致出生低体重儿的几率增大。有的孕妈妈由于孕前缺乏维生素A或锌，还会导致胎儿畸形。

3.营养不良会导致乳腺发育不良

孕前缺乏营养的女性会影响乳房发育，造成产后泌乳不足，影响新生儿的喂养，导致母乳喂养失败。而那些孕前营养充足的孕妈妈，所生的新生儿体重大都正常，母乳喂养的成功几率较大，身体的抗病能力也较强。

🌸 孕前3个月开始补叶酸

叶酸是一种水溶性B族维生素，参与人体新陈代谢的全过程，是合成人体重要物质DNA的必需维生素。叶酸的缺乏除了可以导致胎宝宝神经管畸形外，还会增加眼、口唇、腭、胃肠道、心血管等器官的畸形率。

孕前3个月到孕早期3个月期间，每天服用0.4毫克的叶酸增补剂可以预防胎宝宝大部分神经管畸形的发生。值得一

提的是，妇女服用叶酸应在医生的指导下进行，另外，还需注意以下几点：

1.建议从孕前3个月开始服用。强调怀孕前就要开始服用叶酸的目的是为了使女性体内的叶酸维持在一定的水平，以保证胚胎早期有一个较好的叶酸营养状态。据研究，女性在服用叶酸后要经过4周的时间，体内叶酸缺乏的状态才能得以纠正。这样在怀孕早期胎宝宝神经管形成的敏感期中，足够的叶酸才能满足神经系统发育的需要，而且要在孕早期3个月敏感期中坚持服用才能起到最好的预防效果。

2.不要用"叶酸片"代替"小剂量叶酸增补剂"。叶酸增补剂每片中仅含0.4毫克叶酸，是国家批准的预防药品。而市场上有一种供治疗贫血用的"叶酸片"，每片含叶酸5毫克，相当于"斯利安"片的12.5倍。孕妈妈在孕早期切忌服用这种大剂量的叶酸片。另外，还要提醒准妈妈要听从医生和保健人员的指导，切忌自己滥服药、乱买药。

3.备孕准妈妈补充叶酸，应该多吃富含叶酸的食物。下面列举一些富含叶酸的食物。

蔬菜类 莴苣、菠菜、番茄、胡萝卜、青菜、龙须菜、花椰菜、油菜、小白菜、扁豆、豆荚、蘑菇等。

水果类 橘子、草莓、樱桃、香蕉、桃子、杏、杨梅、海棠、酸枣、山楂、石榴、葡萄、猕猴桃、草莓、梨等。

动物肉类 动物的肝脏、肾脏、禽肉及蛋类，如猪肝、鸡肝、鸡肉、牛肉、羊肉等。

豆类、坚果类 黄豆、豆制品、核桃、腰果、栗子、杏仁等。

谷物类 大麦、米糠、小麦胚芽、糙米等。

❀ 合理补充微量元素

1.碘

碘是甲状腺素的组成成分，甲状腺素能促进蛋白质的生物合成，促进胎宝宝生长发育。妊娠期间，甲状腺功能活跃，碘的需要量增加，这样就容易造成孕妈妈碘摄入量不足和缺乏。

补碘的关键时间是孕早期3个月，尤其以孕前开始最好。若怀孕后5个月再补碘，已起不到预防后代智力缺陷的作用了。因此，为了孕妈妈自身的健康和胎宝宝的正常发育，孕前须注意补碘。

最好的补碘食品为海产品如海带、紫菜、海参、海蜇等，甜薯、山药，大白菜、菠菜、鸡蛋等也含有碘，均可适量多吃一些。如用碘化盐补充碘时，需注意不可过量，以免引起产后甲状腺肿大和甲状腺功能低下。

2.铁

铁是制造红细胞的必需原料，缺铁会发生贫血，严重贫血不仅会影响受孕，还会影响胎宝宝发育，所以备孕准妈妈一定要注意补铁。

含铁丰富的食物有猪肝、猪血、黑木耳、海带、芹菜、韭菜、芝麻、大麦米、糯米、小米、黄豆、赤小豆、蚕豆、绿豆等。特别是在动物肝脏、蛋黄中含量更为丰富。

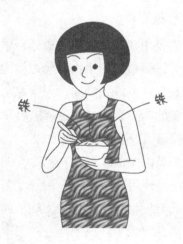

3.锌

锌是人体多种酶的组成成分或者激活剂，主要参与脱氧核糖核酸（DNA）和蛋白质的生物合成，对胎宝宝大脑的发育起着不可忽视的作用，严重缺锌可以引起无脑畸形等。

含锌丰富的食物有如牡蛎、蚌、贝类、海带、黄豆、扁豆、麦芽、黑芝麻、紫菜、南瓜子、瘦肉等。

4.钙

不要以为怀孕后开始补钙还来得及，事实上，补钙应从孕前开始。女性从准备怀孕时起，如果发现自己缺钙，最好能每天摄取600毫克的钙。

5.锰

缺锰可以造成显著的智力低下，母体缺锰能使后代产生多种畸变，尤其是对骨骼的影响最大，常容易出现关节严重变形，而且死亡率较高。

一般说来，以谷类和蔬菜为主食的人不会缺锰，但如果经常吃加工得过于精细的米面，或以乳品、肉类为主食时，往往会造成锰摄入不足。孕前应适当多吃些水果、蔬菜和粗粮。

孕前要补充维生素E

维生素E又名生育酚，能促进性激素分泌，增加女性卵巢机能，使卵泡数量增多，黄体细胞增大，增强孕酮的作用，还能预防女性不孕症及先兆流产。可见，维生素E确有助孕的效果。补充维生素E的最好方法是从食物中摄取，下面列举一些含维生素E的食物，以供参考。

每100克食物中维生素E的含量（毫克）

鱼：0.2～1.2	鱼肝油：20	莴苣：0.29	花生油：11.6
鸡蛋：1～2	葵花子油：44.9	羊肉：0.62	西红柿：0.27
猪肝：2	核桃油：56	猪肉：0.63	花生：4.6
植物油：9.8	玉米油：14.3	牛肉：0.47～1	橄榄油：11.9
大豆油：11	胡萝卜：0.45	麦芽：12.5	绿叶蔬菜：1～10

由于维生素E在人体中的吸收率不高，平时就需要用维生素E制剂来进行补充，每日10～20毫克便基本足够，补充过多容易产生副作用，建议要在医生的指导下选择维生素E制剂。

怀孕前先为身体排毒

人体每天都会通过呼吸、饮食等方式从外界吸收有毒物质，时间久了，毒素就会在身体内蓄积，从而对健康造成危害。年轻的夫妇孕前应先通过食物进行排毒。能帮助人体排毒的食物如下。

1.绿叶蔬菜

绿叶蔬菜多为碱性，可以中和饮食中糖、肉、蛋及身体代谢中产生的过多的酸性物质，使体液保持弱碱性，从而清除血液中的有毒物质。常食的蔬菜可以选萝卜叶、青菜、油菜叶、菠菜、大白菜、胡萝卜、菜花、甘蓝等。

2.粗粮

常吃红薯、土豆、玉米、荞麦等粗粮有助于保持大便的通畅，排除体内的有毒物质。粗粮中含有许多细粮（或精加工食品）所欠缺的特殊的维生素和矿物质。这些营养素有助于调节肠胃的内环境，容易被人体吸收并提高抗病力和免疫力。

3.水果或果汁

水果味道虽多呈酸味，但在体内代谢过程中能变成碱性，并能使血液保持碱性。特别是它们能将积累在细胞中的毒素"溶解"，最终经排泄系统排出体外。可以选食柠檬、橘子、柚子、葡萄、甘蔗、青梅、苹果、番茄等。

4.绿茶

绿茶中有许多解毒因子，它们易与血液中的有毒物质相结合，并加速其从小便排出。常饮绿茶还能防癌和降血脂。吸烟者多饮绿茶可以减轻尼古丁对身体的伤害。

5.葡萄酒

饮葡萄酒有益于心脏健康。它含有丰富的柠檬酸，也属于碱性饮料，这是众多酒精饮料不具备的。有报道称，饮葡萄酒可以预防和纠正酸中毒，还有利尿排毒的作用。

6.海带和紫菜

海带和紫菜含有大量的胶质。能通便，可以促使体内的放射性毒物随大便一起排出体外。它们都属于碱性食品，有净化血液的作用。常吃海带和紫菜还能降低癌症的发生率。

7.黑木耳

黑木耳能抑制血小板凝聚，可以降低胆固醇，对心脑血管疾病有益。黑木耳中的胶质，有助于将残留在人体消化系统内的灰尘杂质吸附和聚集并排出体外，清理胃肠。

8.豆豉

研究发现，吃豆豉有助于消化、增强脑力、提高肝脏的解毒能力等效果。还能促进体内新陈代谢，清除血中毒素，起到净化血液的作用。此外，豆豉还含有大量能溶解血栓的尿激酶，含有大量的B族维生素和抗菌素。

🌸 孕前不宜多吃的食物

辛辣食物 辛辣食物会引起人的消化功能紊乱，如：胃部不适、消化不良、便秘，甚至发生痔疮。从孕前3个月开始，备孕妈妈应该少吃辛辣食物。

高糖食物 备孕妈妈要尽量避免吃高糖的食物，以免引起糖代谢紊乱，甚至成为潜在的糖尿病患者。怀孕后，如果孕妈妈继续保持着吃高糖食物的习惯，就会导致出现妊娠期糖尿病。

腌制食品 腌制食品中都含有大量的亚硝酸盐、苯丙芘等，对身体很不利。特别是一些过敏体质的孕妈妈，对于这类食物更应该避免食用，以免对胎宝宝造成不可逆转的影响。

含咖啡因食品 备孕期间女性一定要避免吃含有咖啡因的食品。如果过量饮用咖啡、茶以及其他含咖啡因的饮料和食品，将会影响女性的生理健康。

罐头食品 罐头食品在生产过程中通常都会加入大量的添加剂，这些添加剂虽然对人体没有什么影响，但如果孕妈妈经常食用会影响胎宝宝对营养的吸收。因此备孕期间应少吃罐头食品。

酒精类饮品 饮酒是造成胎宝宝畸形和智力迟钝的重要原因。酒精可以在没有任何阻碍的情况下通过胎盘而进入胎宝宝体内，使得胎宝宝体内的酒精浓度和母体内酒精浓度一样。并且酒精对胎宝宝大脑和心脏的危害非常大。

🌸 过胖女性孕前调理饮食

1.合理安排饮食

在膳食营养素平衡的基础上减少每日摄入的总热量，原则是低热量，低脂肪，适量优质蛋白（如鱼、鸡蛋、豆制品、鸡肉、牛奶等），碳水化合物、蛋白质和脂肪所提供热能的比例分别为60%～65%，15%～20%，25%，以减少脂肪（如肥肉、内脏、蛋黄、硬果、植物油等）为主。

2.健康饮食行为

每餐不能吃得过饱，七八分饱就行，不能暴饮暴食。吃饭时要细嚼慢咽，延长进食的时间，特别是要挑选低脂肪的食品，用小餐具进食，增加满足感，按进食计划把每餐食品计划好，可少量多餐完成每日的计划，可以减少饥饿感，怀孕后不主张再减肥。

🌸 过瘦女性孕前调理饮食

1.合理安排饮食

（1）检查潜在疾病造成的营养不良，如血液病，心血管病、肾脏病、糖尿病、结核等。根据具体情况，在医生的指导下进行食疗和补充营养。

（2）检查有无营养不良性疾病，如贫血、缺钙、缺碘、维生素缺乏等，如有则需要治疗相关疾病，如无明显缺乏，孕前3个月需补充多种维生素、矿物质和叶酸。

（3）按膳食金字塔指导进食，增加碳水化合物、优质蛋白、新鲜蔬菜水果等，脂肪按需要量摄入不宜过多。

油脂类25克

奶油及奶制品100克
豆类及豆制品50克

畜禽肉类50～100克
鱼虾类50克、蛋类25～50克

蔬菜类400～500克
水果类100～200克

谷类500～600克

膳食金字塔

2.健康饮食行为

纠正厌食、挑食、偏食的习惯，少吃零食。禁烟酒及成瘾药物。

过瘦女性最好等体重达到理想标准后再怀孕。

孕前生活保健

♀ 孕前身边不宜养宠物

弓形虫是依附在动物体内的一种寄生虫，由它导致的弓形虫病可引起人畜共患。几乎所有的哺乳动物和鸟类都是弓形虫病的传染源，尤其是猫，是弓形虫病的主要传染源。

准妈妈感染弓形虫病后，可通过胎盘引起胎宝宝先天性弓形体病，从而引起早产、死产或产后呈活动性疾病，表现为脉络膜视网膜炎、抽搐、发热、黄疸、肝脾肿大、皮疹等，以后还可能出现脑积水。所以准备怀孕的女性应暂时离开宠物。

♀ 养成良好的生活习惯

1.饮食均衡

挑食、偏食、节食等不良的饮食习惯，都会对精子、卵子的质量产生不利的影响。如果男性偏爱吃肉，不吃蔬菜，容易导致维生素摄入不足，造成酸性体质，就难以受孕。而女性在孕前挑食、偏食会导致营养不够或者营养不均衡，无法满足孕期胎宝宝的营养需求。

2.保证睡眠质量

孕前长期没有好的睡眠，大脑会因休息不足而引起过劳，使脑血管长时间处于紧张状态，出现头痛、失眠、烦躁等症状。建议备孕准爸妈要从孕前就开始调整睡眠时间，养成良好的睡眠习惯。

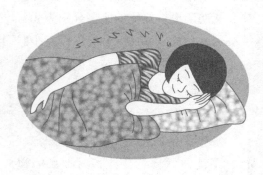

睡眠时间一般应保证在7～8个小时，入睡时间以晚上21～23点，中午12～13点30分为佳。

3.工作间隙，时常活动

女性长期久坐不动，容易造成血液循环不顺畅，同时也会引发妇科疾病，甚至导致不孕症。因此，打算在近期怀孕的女性，最好每坐40分钟后站起来休息10分钟，做做伸展运动，加快血液循环，改善因久坐而形成的循环障碍。

4.作息规律

早出晚归，昼夜不分，休息和饮食都没有规律，工作强度很高，长时间没有性生活等，这些不规律的生活存在着与生育的不协调性。这种工作、生活习惯，会导致难以受孕，即使受孕也难以保证宝宝的品质。在孕前要调整工作进度，实在不行，可以暂时换一下岗位，或者暂时换一个工作。

❀ 营造安全的家居环境

1.保持室内通风

注意空气的流通，尽量少用空调，保持适当的温度和湿度。经常开窗换气，让新鲜空气不断流入，同时让室内的二氧化碳及时排出，减少空气中病原微生物的滋生。同时还要注意保证居室的温度、湿度适宜。如果空气过于干燥，可以采用加湿器加湿，或是在室内放置两盆水。

2.营造温馨卧室

卧室内的卧具摆放合适与否与准妈妈的睡眠质量有直接的关系。卧室要选择采光、通风较好的地方，床铺要放在远离窗户、相对背光的地方，因为在窗户下睡觉容易受风着凉，从窗户照进来的太亮的光线也会影响睡眠。

3.购买家具认环保

如果孕期要购买新家具，就尽量购买真正的木制品家具。另外也可以在家具的外面喷一层密封胶，以防止甲醛雾气的散发。

4.给屋子去蟑灭螨

蟑螂能携带的细菌病原体有40多种，螨虫的分泌物足以引起过敏性哮喘、过敏性鼻炎和过敏性皮炎等疾病，严重危害妈妈和宝宝的健康。此外，地毯是螨虫栖息的良好场所，所以一定要注意清洁地毯，或者干脆把地毯卷起来，暂不使用。

5.房子装修要谨慎

装修材料中的有害物质，如甲醛、苯、甲苯、乙苯、氨等，无法在短时间内完全散发掉，不但对母体健康有害，还会增加胎宝宝先天性畸形、白血病的发病率。所以，怀孕前后如果打算装修房子，一定要选择环保、无污染的装修材料。装修后至少要闲置3个月后再入住。为了确保安全，在装修好后要请卫生防疫部门进行甲醛检测。

❀ 孕前应提前戒除烟酒

烟草中含有多种有害物质，除了尼古丁外，还有氢氰酸、氨、一氧化碳、

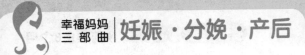

二氧化碳、吡啶、芳香族化合物及烟焦油等。嗜烟会引起月经失调，减少受孕的可能性。烟草毒素可以通过胎盘直接危及发育中的胚胎，增加胎宝宝体细胞染色体的畸变率。尤其是在胚胎发育早期这一敏感时期内，烟草毒素不仅会增加染色体的畸变率，而且可以通过影响基因调控、影响代谢过程而干扰胎宝宝的发育。胎宝宝染色体畸变与流产、死胎、多发畸形、先天性疾病有着密切的关系。与不吸烟的女性相比，吸烟女性更易早产、流产，而且其新生儿的死亡率也较高。

饮酒和吸烟一样都会对宝宝的健康产生不利的影响。酒的主要成分是乙醇。乙醇可以使生殖细胞受到损害，使受精卵不健全。喝酒会对胎宝宝的大脑造成损伤，而且后果无法预测。孕妈妈饮酒给胎宝宝造成的危害，称为"胎宝宝酒精综合征"。其表现是：宝宝出生后体重低，中枢神经系统发育障碍，可有小头畸形（前额突起，眼裂小，斜视，鼻底部深，鼻梁短，鼻孔朝天，上口唇向里收缩），还有心脏及四肢的畸形。

准妈妈吸烟、饮酒都会对胎宝宝造成伤害，所以准备怀孕的女性须在孕前2～3个月戒除烟酒。

孕前应避免服用的药物

孕妈妈在孕期用药往往会很谨慎，但孕前用药可能就不会很在意，以连续的关系看，有些药物在孕前使用也会对胎宝宝产生一定的影响。因此，准妈妈在准备怀孕时应该避免服用以下药物。

1.引起染色体损害的药物，如奋乃静、氯丙嗪和致幻药等。

2.对细胞有毒的药物，如硫唑嘌呤、环磷酰胺。

3.诱发排卵的药。

4.抗生素类药，如喹喏酮类药。

5.激素之类的药物：不管是雄激素、雌激素都会使胎宝宝男性化或女性化。有些激素可能导致男胎女性化或者女胎长大后易患阴道癌。

6.抗癫痫的药。

7.肾上腺皮质激素之类的药物。

8.安眠药如安定、利眠宁、丙咪噪等，都可作用于间脑，影响脑垂体促性腺激素的分泌。

卵子从初期卵细胞到成熟卵子约需14天，在此期间卵子最容易受药物的影响。一般来说，女性在停药20天后受孕，比较安全；但有些药物的影响时间可能更长。因此有长期服药史的妈妈一定要咨询医生，在征得医生的意见时，才能确定安全的受孕时间。

孕前要保持良好的情绪

孕前不良的情绪不仅会降低受孕几率，而且还会影响卵子和精子的质量等，从而影响受孕后胎宝宝的素质。所以在孕前一定要保持良好的情绪。

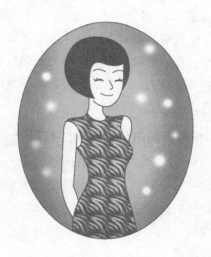

至于在孕前如何保持健康、良好的情绪，需要注意的方面很多。家里要尽可能营造和谐、欢乐的生活气氛，夫妻之间要多交流、多理解，尤其是发生了不愉快的事情时，要相互体谅。要正确对待生活中发生的大大小小的矛盾，对于一些无足轻重的事情，不要过分认真和计较，尤其不应该多疑，要尽量减少对家里其他人或彼此的误解。即使遇到什么不顺心的事情，备孕准妈妈也要大度一些，应该学会多做一些自我安慰，这样，情绪就不容易受到影响而产生波动了。

要知道，保持健康的情绪，让自己始终有一种良好的心境，对自己、对胎宝宝都会有好处，这对孕育一个健康、聪明的宝宝也是至关重要的。

暂离不好的工作环境

准备怀孕了，你就不得不注意一下工作环境中对孕育不利的因素，为了生一个健康聪明的宝宝，我们要时刻提醒自己远离工作环境中的不利因素。

从事对胎宝宝有害职业的女性，一定要在孕前6个月暂时离开工作岗位。工作中或环境中的有毒物质会损伤卵子，使其中的染色体发生畸变。

如果是从事毒理实验室的研究人员、医院的麻醉师、手术室的护士以及接触铅、汞、苯、镉、锰、砷、有机溶剂、高分子化合物的女性，要想生一个健康的宝宝，尽量在孕前6个月暂时离开工作岗位。

如果从事这些工作的女性，曾有过两次不明原因的自然流产，最好于孕前3

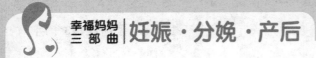

个月离开有害的工作岗位。从事振动工作以及在高温环境或强噪声环境下工作的职业女性，怀孕前应暂时调离岗位。

孕前工作安全守则

1.如果工作环境有害，准妈妈应提出更换工作或适当休息。

2.如果不知道周围环境中是否存在有害物质，可向专业人士请教，务必保证自己工作环境的安全性。

3.如果实在无法避开可疑的有害物质，就应该严格遵照安全操作规程，穿防护服、戴隔离帽和口罩，避免粉尘的吸入，避免皮肤的接触。

孕前合理的运动很重要

夫妻双方在计划怀孕前的一段时间内，若能进行适宜而有规律的体育锻炼与运动，不仅可以促进女性体内激素的合理调配，确保受孕时女性体内激素的平衡与精子的顺利着床，避免孕早期发生流产，而且可以促进孕妈妈体内胎宝宝的发育和日后宝宝身体的灵活程度，更可以减轻孕妈妈分娩时的痛苦。

因此，备孕准妈妈应该进行一段时间的有规律的运动后再怀孕。夫妻双方可以在计划怀孕前的3个月，共同进行适宜与合理的运动。

适合备孕妈妈的运动

女性身体的柔韧性和灵活性较强，耐力和力量较差，快走、慢跑、健美操、游泳、瑜伽等是最适合女性的运动。这些锻炼是对女性身体内部器官的按摩过程，有助于提高免疫力，保持良好的身体状态，不但能缓解将来孕期的不适，还有助于自然分娩。

备孕妈妈做运动时的注意事项

1.女性孕前锻炼的时间每天应不少于15～30分钟，一般最好在空气新鲜的清晨进行。除了上述运动，在节假日从事登山、郊游等活动也对女性身心健康大有裨益。

2.在运动时结合音乐，这样容易提高趣味，将锻炼坚持下去。如让健美操与动感的音乐结合起来，使单调、乏味的肢体运动更生动活泼，运动者也不易失去兴趣。

成功实施怀孕

怀孕的最佳时机

怀孕应具备的条件

1.正常的性生活。如有先天性无阴道等问题，就不会有正常的性生活了。

2.有成熟的卵泡，卵泡能破裂，排出卵子。卵子排出后存活16～24小时，只有在排卵期内进行性生活才有受孕的可能。女性每个月经周期只有3～5天的受孕机会。

3.女性生殖道通畅。阴道、子宫颈管、子宫腔、输卵管都要通畅，便于精子上游。

4.输卵管、卵巢和腹膜之间没有粘连，输卵管蠕动能力正常，伞端有捡拾卵子的功能，便于卵子进入输卵管。

5.精子和卵子在壶腹部与峡部连接处相遇，精子有能力进入卵子，结合形成受精卵。

6.受精卵能向子宫腔移行。如果滞留，就成为输卵管妊娠，即宫外孕。

7.受精卵能在子宫内膜着床，子宫的条件适合胚胎生长和发育，直到妊娠足月。

上述任何一个条件不具备或遭到破坏，均可导致不孕或不育。

需要延缓受孕的情况

1.口服长效避孕药

口服长效避孕药的妇女最好在停药6个月后怀孕。因为口服避孕药中的雌、孕激素对胎宝宝的性器官会产生一定的影响。据测定，这种雌、孕激素从机体排出的速度很缓慢，停药后要6个月左右才能把体内雌、孕激素完全排出。

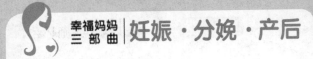
2.取出宫内节育器

放置宫内节育器的女性，无论放置时间长短，作为异物均会对子宫黏膜等有一定的影响。取出后必须让子宫黏膜有一个恢复的时间。从优生的角度考虑，一般应等来过2～3次正常月经后再怀孕为佳。

3.人工流产、早产

人工流产、早产的女性至少要等3个月后再怀孕，因为人工流产、早产后子宫的恢复约需要3个月。由于妇女怀孕后身体各器官为适应怀孕这个新的需要，都会发生一系列相应的变化，而有些器官的完全恢复，时间还要长些，因此，在6个月到1年后怀孕最好。

4.剖宫产、葡萄胎

剖宫产 剖宫产后的妇女至少要2年以上才能怀孕。因为剖宫产带来的创伤，使子宫留下疤痕组织。这种组织创伤，需要较长时间才能修复。如果在子宫疤痕还没有完全修复时怀孕，就会影响子宫正常的有节律性的收缩；还由于疤痕组织弹性差，肌纤维发生过断裂，术后过早怀孕分娩，容易发生子宫破裂，胎宝宝死亡和失血过多等一系列严重并发症，甚至危及母婴的生命。

葡萄胎 患葡萄胎后的妇女以往因早孕与葡萄胎后恶变较容易混淆，故建议2年后再怀孕。由于目前诊断水平已大为提高，这种限制也可相应缩短。

5.接受X线照射

接受X线照射后的妇女要过4周后怀孕较为安全。虽然X线每次对人体照射的量很少，但却能杀伤人体的生殖细胞，即使量很微小也可使卵细胞的染色体发生畸形变化或基因突变。因此，凡是接受过腹部X线透视的女性，过4周后怀孕较为安全。

最佳的受孕季节

从优生优育的角度来说，孕早期应避开冬春季节，选择在7～9这段时间内怀孕为好。在妊娠初期40～60天发生早孕反应时，正好处在9月或10月，孕妈妈大多胃口差，爱挑食，但此时蔬菜、瓜果品种繁多，可以调节增进食欲，保障胎宝宝的营养需求。

怀孕2～3个月后正值晚秋，气候凉爽，孕妈妈食欲渐增，对胎宝宝的生长发育十分有利。此时日照充足，孕妈妈经常晒晒太阳，体内可以产生大量的维生素D，促进钙、磷的吸收，有助于胎宝宝的骨骼生长。且八九月份之间正值夏去秋来，孕妈妈夜间睡眠受暑热的影响小，休息、各种营养的摄入都比较充分，均有利于胎宝宝的大脑发育和出生后的智力发展。

待多雪的冬天和乍暖还寒的初春携带着流行性感冒、风疹、流脑等病毒姗姗而来时，胎宝宝的胎龄已超过了3个月，平安地渡过了致畸敏感期，而且，相应的预产期为次年的5月份前后。

分娩之时正是春末夏初，气温适宜，母亲哺乳、婴儿沐浴均不易着凉，蔬菜、鱼、蛋等副食品供应也十分丰富，产妇食欲好，乳汁营养也丰富，应是"坐月子"的最佳季节。保证母乳质量的同时，出生婴儿轻装上阵，衣着较少，便于四肢自由活动，有益于大脑及全身的发育。

孩子满月后，时令已入夏，绿树成荫，空气清新，阳光充足，便于进行室外日光浴和空气浴。孩子半岁前后正值金秋十月，该增加辅食时又已避过夏季小儿肠炎等肠道疾病的流行季节。

到了孩子学习走路，开始断奶的周岁，则又是春夏之交，气候温和，新鲜食品充足，为孩子的生长发育提供了有利的条件。而且，春夏之交，肠胃易于适应，断奶也易于成功。

最佳的受孕时刻

1．最佳日子——排卵日当日及前3天后1天

排卵日在下次月经来前的14天左右，大约就是月经周期的中间。

2．最佳时刻——晚上9：00～10：00

科学家根据生物钟的研究表明，人体的生理现象和机能状态在一天24小时内是不断变化的，上午7：00～12：00，人的身体机能状态呈上升趋势；中午13：00至14：00，是白天里人体机能的最低时刻；下午17：00再度上升，晚上23：00后又急剧下降，所以普遍认为晚上21：00～22：00是同房受孕的最佳时间。除此之外，同房后女方长时间平躺睡眠有利于精子游动，增加了精卵接触的机会。

避开黑色受孕时间

所谓"黑色"受孕时间，是指精子和卵子在人体不良的生理状态下或不良的自然环境下相遇，形成受精卵。这样的受精卵容易受到各种干扰，质量也容易受到影响。

1. 情绪压抑时

情绪与健康息息相关，还会影响精子和卵子的质量。不良的情绪刺激还会影响母体激素分泌，不利于受孕，甚至引起流产。

2. 新婚蜜月期间

新婚前后男女双方为操办婚事、礼节应酬而奔走劳累，迎来送往，体力超负荷消耗，降低了精子和卵子的质量。

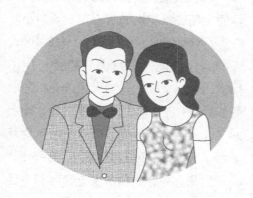

3. 旅行途中

旅行途中往往生活起居没有规律，饮食失调，饥饱无常，营养偏缺不匀，睡眠不足，使大脑皮质经常处于兴奋状态。再加上过度疲劳和旅途颠簸，可影响孕卵生长或引起子宫收缩，容易导致流产或先兆流产。

4. 炎热和严寒季节

夏冬酷暑高温，孕妇妊娠反应重，食欲不佳，蛋白质及各种营养摄入量减少，机体消耗量大，会影响胎儿大脑的发育。另外，冬季严寒，孕妇接触呼吸道病毒的机会增多，容易因感冒而损害到胎儿。

用健康的心态备孕

婴儿的诞生会带来家庭生活的转变，而夫妇俩自由自在的日子便要终止，随之而来的是为孩子付出时间和精力。因此有些夫妇作出不要孩子的选择是可以理解的。也有许多夫妇一想到将为人父母时，很自然便引起忧虑。面对子女的教育、健康及安全等问题而焦虑是很自然的。还有经济的压力、母亲对事业权衡取舍及将会为孩子失去自由的失落感等问题，都要加以解决。

在孩子出生后到幼年期间，你会觉得他不断占据你的时间，需要花很大的心血，但从另一个角度看，孩子会给你带来无法替代的欣喜和乐趣，而且，当孩子逐渐长大后，你便会知道你为孩子付出的越多，所得到的回报也更多。

受孕之后，孕妈妈会在身体上和心理上产生很大的变化，为了能够很好的适应这个变化，就更应该在怀孕前就做好必要的心理准备。

首先应该消除忧虑感。一些年轻女性对怀孕抱有一种担忧心理，一是怕怀孕会影响自己优美的体型；二是怕分娩时会产生难以忍受的疼痛；三是怕自己没有经验带不好孩子，或是担心产后上班工作后无人照料孩子。其实，这些顾虑都是没有必要的。

毫无疑问，怀孕后，由于生理上的一系列变化，体型也会发生较大的变化，但只要注意进行适当的锻炼，产后体型很快就能得到恢复。

事实证明，凡是在产前做孕妇体操，产后认真进行产后健美操锻炼的年轻母亲，身体的素质及体型都很好的恢复了原状并有所增强。另外，分娩时所产生的疼痛也只是很短暂的一阵，只要能够很好地按要求去做，和医生密切配合，就能减少痛苦，平安分娩。

孩子是夫妻爱情的结晶，是夫妇共同生命的延续。做妻子的应当有信心去承担孕育、生育的重担。有强烈的责任感和坚定的信念，就一定能够克服所遇到的一系列困难，迎来宝宝的诞生，从而体验到人类最美好的情感——母爱。怀孕之后，为了胎儿的健康，需要注意的事项很多，许多活动和娱乐都将受到限制，作为妻子对此应有充分的思想准备。只要能够生一个健康聪明的孩子，每一个有爱心的妻子都会乐于做出些牺牲的。

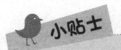 小贴士

准备做个好爸爸

知道自己要做爸爸了，你一定会和你的妻子一样兴奋，激动不已。从现在开始，你要做好足够的心理准备，调整好自己的心态，带着感恩的心和孕妈妈一起度过孕育生命的日子，准备好做一个合格的准爸爸，这能让你的妻子有种幸福和踏实的感觉。

幸福宝贝如约而至

停止实施避孕措施

一切准备就绪，现在要做的就是停止避孕。如果你长时间以来都在避孕，那么有些避孕药和避孕手段，可能会对怀孕有一定的潜在影响，因此你必须了解如何在准备怀孕前停止避孕。

1.停止屏障避孕法

像避孕套、避孕棉、避孕膜、宫颈帽这类屏障避孕用具不会影响到你的生殖系统，所以如果你使用的是以上用具之一，并且开始准备怀孕了，只要停止使用就可以。不过，也有一些医生建议，使用屏障避孕法也最好等到你有几次正常的月经后再尝试怀孕，因为这可以帮助你更准确地计算预产期。但即便如此，如果在月经开始变规律之前，你就怀孕了，也不要担心，你可以通过孕早期的B超检查来确定怀孕的日期。

2.取出宫内节育器

宫内节育器（也称上环）可以在你月经周期的任何时间取出，并且可以立即尝试怀孕。通常来说，你的生育能力与宫内节育器被放入之前一样。但是如果你使用的是活性环，如带铜环或带药的环，对于取出后体内残留的铜或药物可能对胎儿产生的影响，还需要进一步研究。因此保险起见，最好取出后等两三个月后再怀孕。

3.取出皮下埋植剂

皮下埋植剂的避孕作用随着埋植剂的取出就不存在了，但由于皮下埋植剂可能会对月经及身体其他方面产生影响，所以如果你选择了这种避孕方式，一定要在孕前详细咨询医生。

4.停止服用口服避孕药

若计划怀孕，应先停服口服避孕药半年（有些药无需停药半年）后再怀孕，其间可以采用避孕套避孕。

学会自测排卵日

对于每个月经正常的女性来说，每月只有一个排卵期。预测排卵期对帮助受孕有很重要的作用，特别是对于某些不易受孕的女性来说，选择在排卵期过性生活，可以大大增加受孕的概率。女性每月有4天时间为受孕最佳时机，即排卵前2～3天和排卵日当日。

1.月经周期推算排卵日

这种方法仅适用于月经周期一向比较规律的女性。从月经来潮的第一天算起，倒数14±2天就是排卵日，通常女性在这几天会有小腹坠痛和乳房胀痛感。

2.阴道黏稠变化判断排卵日

女性月经刚过后，阴道分泌物会很少并显得浓浊，黏性强。到了月经周期中间，即排卵前的1～2天，阴道会变得越来越湿润，分泌物不仅增多，而且会像鸡蛋清一样清澈、透明，用手指尖触摸能拉出很长的丝。

3.基础体温推算排卵日

准备一只体温计和一张基础体温记录表（也可用坐标纸代替）。每天临睡前，把体温计放在枕下，从月经第一天开始，于每日清晨起床前，在不说话和不进行任何活动的情况下，把体温计放在舌下测量5分钟。然后把测量到的体温度数记录在体温记录表上。将测到的基础体温连接成线，并且把性生活、失眠、月经期、腹痛等身体不适状况也记录下来，从中可以看出规律。看曲线变化，进入高温期前体温急剧下降的一天就是排卵日。一般来说，需要测量3个月以上月经周期才能达到准确。

最佳的受孕体位

遵照以下几个小提示，可以让你们在享受性爱的同时，如愿以偿地获得一个健康快乐的小宝贝。

1.继承“传统”

做爱时丈夫在妻子的上方，这是让妻子受孕的最佳体位。采取这种体位时，你能更深更近地接触到她的宫颈，为精子缩短路程，方便它“找到”卵子结合。而当你的妻子平躺仰卧时，精液更容易聚集在宫颈口周围，让宫颈外口浸泡在精液中，为精子进入子宫创造有利的条件。

2.让地球引力来帮忙

怀孕必须有精子和卵子相结合，所以要尽量给精子提供便利，让它能够顺利地游到妻子的输卵管。不能保证所有的精液都能为你效力，但还是应该尽量减少它的流失。

如果妻子的体力允许，可以让她在做爱后把双腿朝空中举起；如果体力不支，也可以把双腿举起靠在墙上。在采用男上女下的传统体位时，也别忘了在她的臀下垫一个小枕头，使她下半身处在倒置的位置。这样就能给精子更多的机会到达子宫。

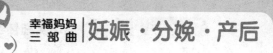

3.赶快平躺下来

若做爱时采取后位式，确实可以让精液尽可能接近子宫。但有一点需要注意，那就是如果你已经射精完毕，而妻子还未来得及调整体位，精液就会顺原路"返回"。因此，在采用这种方式时，如果你已经射精，就应尽快抽身，让妻子赶快平躺下来，让精液不至于过多流失。

❀ 最易受孕的做爱频率

有些夫妻想要宝宝时，会有意识地增加性生活的次数，认为这样可以尽快怀孕，但结果往往适得其反。

因为夫妻性生活频率过高，就会导致精液量减少和精子密度降低，使精子活动率和生存率显著下降，精子并没有完全发育成熟，与卵子相会的"后劲"会大大减弱，受孕的机会自然降低了。

如果想要宝宝，夫妻的性生活以每周1～2次为适宜，在女性排卵期前后可以适当增多。

❀ 放松心情、减轻紧张

为了孕育宝宝，你们把每次做爱都看得很重要，却常常徒劳无功。其实当你们把做爱当成一种任务时，宝宝反而会离你们越来越远。彼此愉快地享受性爱，比让妻子躺在那等待怀孕，几率要大得多。看一下自己是否达到以下要求：

1.你们都有做爱的要求，并为此感到轻松愉快，而不仅仅是单方面的需要，或者把做爱视为负担和痛苦。

2.注意力要集中，排除其他事情及无关的意念的干扰。

3.做爱要在高度的愉悦和满足中完成，而不是索然无味。

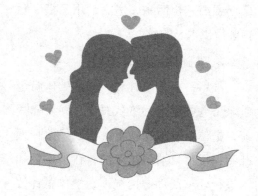

当然，如果性生活偶尔不如意，也无需懊恼，更不能责备对方，这是很正常的现象。要想每次都淋漓尽致、心满意足，是不是有点贪心呢？不要紧，只要相互体谅，下次感觉会好起来。只要双方都放松心情，以平常心对待，宝宝就会如约而至。

❀ 让受孕更有趣的技巧

无论你是否在尝试或决定要怀上孩子，你肯定都想让这个过程有趣些。以下为你介绍一些小技巧让你的受孕过程终身难忘。

1.挑选一些新的睡衣

去选购一些跟平时完全不同的睡衣款式，如果你平时喜欢穿T-shirt式的睡衣，那么可以选一些蕾丝飘逸的睡衣。穿一些与平时完全不同的睡衣不但可以给你的丈夫一个惊喜，同时也会给你自己一个惊喜，你会发现这种惊喜能够为你们的"造人计划"增色不少。

2.让你的性生活更加甜蜜

巧克力是最有用的性生活催化剂，只需要在之前吃一些巧克力就很容易燃起双方的欲望。巧克力能增加人的喜悦感和幸福感。巧克力中的色胺酸，有助于合成血清素，能带来狂喜的神经传导物质；另一个成分苯乙胺醇更有"巧克力迷幻药"的昵称，据说能刺激快乐中枢，使人达到性高潮。

3.增加一些冒险经历

列出一张你认为能够使受孕变得很有趣的地点列表。让丈夫也列出一张表来，寻找一些能够共同达到的地方。

4.做一顿饭

根据记载，许多食物都有刺激性欲和提高受孕机会的功效。有些味道还会不错，例如芦笋和咖喱。可以让丈夫吃一顿制造宝宝的大餐，牡蛎、咖喱鸡饭、无花果汤加一杯香槟。类似这样的大餐一定能帮助你们受孕。

5.到郊外走走

有些古老文化认为，如果能够在大自然的环境下做爱的话能够有利于提高受孕机率。虽然在泥土中进行可能不是你想要的，但在大自然下进行确实是十分有趣并且刺激的，只需要找一个安全的地方就能享受这种刺激了。

怀孕第1个月

孕1月妈妈宝宝状况

第1周状况

● **母体的变化**

从末次月经第1天起，到第7天为孕1周。本周月经来临，很多女性都会随之出现或轻或重的身体不适，如肚子疼痛、精神不佳等，要注意休息调养。

随着月经的结束，子宫内膜重新变厚，准备排卵。到了排卵日，成熟的卵子从卵巢中排到输卵管等待和精子相遇。

● **胎儿的成长**

本周胎儿其实还不存在，因为你根本就没有怀孕。数周后当你知道自己怀孕时，根据妊娠期的算法，本周是怀孕第1周。

第2周状况

● **母体的变化**

1.母体卵巢中的卵子即将成熟，本周周末将发生排卵。月经周期的中间即第14天，是最容易受孕的时间。

2."造人计划"实施后，数百万个精子将从准妈妈的阴道移向输卵管。几百个精子与卵子相遇并释放一种酶，这种酶会使一个精子穿过卵子的保护层，这就是受精的瞬间。受精一旦发生，立即产生化学变化，防止其他精子再进入卵子。

● **胎儿的成长**

本周胎儿依然不存在。直到本周周末前后，精卵相遇结合成受精卵，新的生命才诞生。受精卵形成的同时宝宝的性别也已经决定了。

第3周状况

● 母体的变化

1.大约在受精后第7天，受精卵着床于子宫内膜中。此时，准妈妈正式怀孕了。

2.当细胞团发育成熟为囊胚时会分泌物质，使准妈妈的体内发生极大的变化，包括月经停止。

● 胎儿的成长

1.受精1周时，胚胎分泌一种激素，这种激素帮助胚胎埋入子宫内膜，这样受精卵就正式安顿下来，进行有规律的发育。

2.在最初的几周内，胚胎细胞的发育特别快。这时，开始分化为三层，称为三胚层。三胚层是胎体发育的始基。三胚层每一层都将形成身体的不同器官。最里层形成一条原始管道，它以后发育成肺、肝脏、甲状腺、胰腺、泌尿系统和膀胱。中层将变成骨骼、肌肉、心脏、睾丸或卵巢、肾、脾、血管、血细胞和皮肤的真皮。最外层将形成皮肤、汗腺、乳头、乳房、毛发、指甲、牙釉质和眼的晶状体，这三个细胞层将分化成一个完整的人体。

第4周状况

● 母体的变化

1.受精卵着床后，准妈妈的子宫内膜会因雌、孕激素升高而迅速增厚，并且有大量的血管增生。此时的子宫内膜称为蜕膜，它像一个宽厚而柔软的床为胚胎的生长发育提供营养，做好充分准备。子宫蜕膜直到分娩后才脱落。

2.本周，准妈妈虽然没来月经，但像感冒一样，全身乏力，并持续发低烧，这就表示妊娠开始了。

● 胎儿的成长

1.胚胎发育还处于非常幼稚的阶段，只有0.36~1毫米长。

2.在第4周的时候，外胚层出现神经管道，将来脊髓、大脑、神经等会由此而来。在中层，心脏和循环系统已经出现。内层中，泌尿系统、肠肺等器官开始形成。

3.孕早期供给胎儿营养的胎盘、绒毛和脐带，在这个时候也开始工作了。

专家提示

从本月开始，你已经是一位孕妈妈了，尽管到本月末你的宝宝还只是一个胎芽，但他将在你的身体里一天天地长大，成为你生命中不可缺少的一部分。在受孕前，你需要回顾一下你之前做的备孕工作，看看以下情况是否一切妥当。

1.你是否为自己创造了一个舒适宁静的起居环境？

2.你是否居住在机场附近或繁华嘈杂的地方？

3.你每天吃可口又营养均衡的饮食吗？

4.你在看优生方面的书刊和画报吗？

5.你经常听让精神愉悦的音乐吗？

6.你的丈夫总在关切你吗？

7.你是否经常逗留在公共场所？

8.你是否已避免接触高温工作环境？

9.你是否近期有较大的精神创伤？

10.你是否近期注射过各种预防针或患病毒性感染？

11.你是否长途出差归返不足4周？

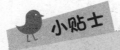
小贴士

多学习孕产知识

新生命的到来，对于准爸爸来说就意味着责任。准爸爸要想照顾好孕妈妈和胎宝宝，就要认真学习孕产知识，对胎宝宝的成长和孕妈妈的生理变化有所了解，这样就会排除很多额外的恐惧，减轻心理压力，才能在孕期更好地照顾孕妈妈和腹中的胎宝宝。

孕1月饮食与营养

🌸 孕1月饮食原则

怀孕的第1个月，如果你的身体状况一直很好，营养供给均衡，也没有节食的经历，那么在本月的营养供给和饮食选择问题上，可不必太费心思。怀孕初期，基础代谢与正常人没有明显的区别，所以推荐膳食营养素摄入量与没有怀孕时相同。

不过，你现在毕竟是怀孕了，对那些会刺激内脏、对身体有不良影响的食物要尽量节制。要少吃或不吃咸辣的食品，过多的盐分会增加肾脏的负担，引起高血压、浮肿、妊娠中毒症等。少吃刺激性强的食物，饮料、茶宜淡不宜浓，不要吃生冷的食物。营养剂不可任意服用，从食物中直接获得营养是最好的途径。如果要服营养剂，必须在医生指导下服用，以免造成不良影响。

🌸 孕1月营养要素

叶酸 在前面"孕前饮食营养"中我们讲到，备孕准妈妈需从孕前3个月开始补充叶酸。值得注意的是，在怀孕的第1个月里还需要继续补充叶酸。

蛋白质 孕妈妈要摄入充足的优质蛋白质，以保证受精卵的正常发育，可多吃鱼类、蛋类、乳类、肉类和豆制品等。

维生素 维生素对保证早期胚胎器官的形成发育有重要作用，孕妈妈要多摄入叶酸、维生素C、B族维生素等。叶酸普遍存在于有叶蔬菜、柑橘、香蕉、动物肝脏、牛肉中。富含B族维生素的食物有谷类、鱼类、肉类、乳类及坚果等。孕妈妈要多吃新鲜水果，多摄入维生素C，以增加身体的免疫力。

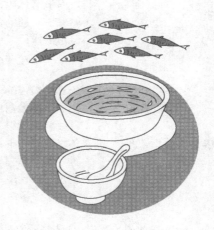

碳水化合物 孕妈妈每天应摄入150克以上碳水化合物。若受孕前后碳水化合物和脂肪摄入不足，孕妈妈会处在饥

饿状态，就可能导致胎宝宝大脑发育异常，出生后智力低下。碳水化合物主要来源于面粉、大米、玉米、红薯、土豆、山药等粮食作物。

矿物质 各种矿物质对早期胚胎器官的形成发育有重要作用。富含锌、钙、磷、铜的食物有乳类、肉类、蛋类、花生、核桃、海带、木耳、芝麻等。

孕期补充微量元素

微量元素是生命中不可缺少的营养素，我们可以从每日的膳食中摄取。如果怀孕后供给不足，则会出现微量元素缺乏的现象。因此为了宝宝和自己的健康，在每日的膳食中你一定不要忽视了对微量元素的补充。

孕期需补充的微量元素一览表

微量元素	食物来源	主要功用	缺乏时主要症状	每日膳食中供给量
碘	海带、紫菜、蛤、蚶、海蜇等食品	碘是构成甲状腺素的重要成分，甲状腺素具有调节体内代谢和蛋白、脂肪的合成与分解的作用	单纯性甲状腺肿大，母体缺碘可使儿童发生呆小病（克汀病），表现为生长迟缓、能力低下或痴呆	成人100～140微克，孕妈妈加15微克，乳母加25微克
镁	谷类、豆类和蔬菜	为细胞内液的重要阳离子；能激活体内多种酶；维持核酸结构的稳定性，抑制兴奋性；参与体内蛋白质合成、肌肉收缩和体温调节	神经反射亢进或减退；肌肉震颤，手足抽搐；心动过速，心律不齐，情绪不安，容易激动	成人200～300毫克，孕妈妈加25毫克，母乳加75毫克
锌	动物性食物、豆类	锌是含锌金属酶的成分；参与核酸和蛋白质的代谢作用	生长迟缓；迟发性低味觉，伤口愈合迟缓	成人10～15毫克，孕妈妈加8毫克，乳母加7毫克

续表

铜	谷类、豆类、坚果类、肉类和蔬果	铜是各种含铜金属酶的成分；为各种含铜蛋白质的成分；催化血红蛋白的合成	贫血，中性白细胞减少；生长迟缓，情绪容易激动	成人每千克体重30微克；孕妈妈、乳母应有适当的增加
铬	动物蛋白质（鱼除外）、谷类、碗豆、胡萝卜	铬可激活胰岛素，是维持葡萄糖正常代谢所必需的物质	可导致糖尿病及高血糖症，也是引起动脉粥样硬化的原因之一	成人2～25毫克，孕妈妈加5毫克，乳母加8毫克
硒	谷类和海产食品	硒是一些氧化酶的组成成分	硒及人体的硒负荷水平与克山病有相关性	成人0.5毫克，孕妈妈加0.2毫克，乳母加0.3毫克

🌼 少吃罐头食品、方便食品

1.孕妈妈要少吃罐头食品

罐头食品方便、味美，被许多人所喜爱，但是孕妈妈不宜多吃，这对胎宝宝很不利。因为胚胎发育时，对有害化学物质的反应和解毒机制尚未形成，极易受到各种有害因素的影响。

厂家在生产罐头食品时，为了保持色佳味美，经常要添加一些辅料，如人工色素、香精、甜味剂。制作肉类罐头食品时还要添加一定量的硝酸盐和亚硝酸盐。而亚硝酸盐能与蛋白质分解后所产生的胺类结合成具有强烈致癌作用的亚硝胺。

此外，为延长保存期，罐头食品在制作过程中要加入防腐剂。一般而言，罐头食品所加的防腐剂经过检验对人体无毒害作用，少量短期食用是相对安全的，但是，经常食用对肝、肾均有损害，更有造成胚胎畸形的危险。

另外，罐头食品营养价值并不高，经高温处理后，食品中的维生素和其他营养成分都已受到一定程度的破坏。罐头加工后维生素C损失10%～60%，维生素B$_1$损失20%～80%，泛酸损失20%～30%，维生素A损失15%～20%。

因此，目前市场上的罐头类食品不能代替新鲜的蔬菜和水果。所以孕妈妈应该多吃新鲜食物，少吃罐头食品。

2.孕妈妈要少吃方便食品

有些孕妈妈喜欢吃方便食品如方便面、饼干等，觉得既方便，又好吃；也有的因为工作繁忙，也愿意将方便食品作为主要食品。这种做法对自己和胎宝宝都不利。

如果孕妈妈经常吃方便食品，就会造成营养不良，从而影响胎宝宝的生长发育，造成新生儿体重不足。尤其是在怀孕的前三个月，很多孕妈妈虽然摄入了足够的蛋白质，但必要的脂肪酸却往往摄入不足。研究表明，在孕早期，要想形成良好的胎盘及其丰富的血管，特别需要脂肪酸，脂肪酸对胎宝宝大脑的发育也有好处。若孕妈妈过分依赖方便食品，就会使脂肪酸摄入不足。

孕期不宜喝的饮料

1.可乐类饮料

咖啡因可使实验动物发生腭裂、趾或脚畸形，甚至脊柱裂、无下颌、无眼、骨化不全、发育迟缓等。而可乐类饮料中所含的咖啡因能迅速通过胎盘作用于胎宝宝，使胎宝宝受到不良影响。

2.浓茶

浓茶中含有较多的咖啡因和鞣酸。孕妈妈常喝浓茶对胎宝宝骨骼发育有影响，鞣酸还会妨碍铁的吸收，导致孕期贫血或贫血治疗困难。

3.汽水

汽水中的磷酸盐进入肠道后会与食物中的铁发生反应，产生对人体无用的物质。孕妈妈大量饮汽水会消耗一些铁质，可能导致贫血。

4.冰镇时间过长的饮料

太冷的饮料可使胃肠血管痉挛、缺血，出现胃痛、腹胀、消化不良。胎宝宝对冷刺激敏感，使胎宝宝躁动不安。

所以，孕妈妈在孕期应该以喝白开水为主，矿泉水、淡茶水可适当喝。因为白开水经过煮沸消毒，清洁卫生，是孕妈妈水分补充的主要来源。矿泉水中有许多微量元素，也可以饮用。而适量的淡茶水，特别是淡绿茶，含有丰富的茶多酚和微量元素锌，可以帮助消化，改善心肾功能，促进血液循环，预防妊娠水肿，促进胎宝宝生长发育。

孕1月生活保健

🌸 怀孕后的生理征兆

现在，你或许已经感到了身体上的一些不适，你是不是又惊喜又忐忑，因为这些不适可能就是怀孕的征兆，你盼望的幸福时刻真的要来了。

1.停经

月经周期规律的女性，月经推迟1周以上，基本上可以确定为怀孕。但环境变化或精神刺激也会引起月经推迟或闭经，所以不要急于下结论。

2.早孕反应

约半数以上的孕妈妈停经6周左右有头晕、乏力、嗜睡、食欲不振、恶心、晨起呕吐等早孕症状，持续到12周症状就会慢慢消失。

3.尿频

怀孕早期，孕妈妈常常会感到小便次数增多，妊娠中期会自行消失。这是由于增大的子宫压迫膀胱引起的，是胎宝宝生长的信号。

4.乳房胀痛

怀孕早期，孕妈妈的乳房即开始变化，妊娠8周起，乳房就逐渐膨大，孕妈妈会感觉乳房发胀或刺痛。

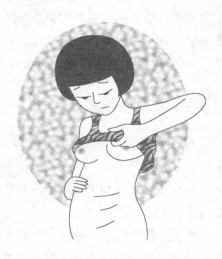

5.疲倦

怀孕时身体易困乏劳累，睡眠也会增加，这是受雌激素变化的影响。尤其是在怀孕的前3个月里，你的身体会强迫你睡觉。这种异常的疲倦通常过了前三个月就会消退。

6.基础体温上升

如果你怀孕了，即使到了月经预算日，基础体温也不会下降，反而会继续升高。36.7℃～37.2℃的低热状态会一直

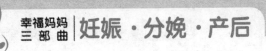
持续到怀孕13～14周，所以，高温状态持续3周以上，可以确定为怀孕了。

7.白带增多

白带是一种无味、有韧性的乳白色黏液，怀孕时白带开始增多。但如果白带太多，颜色深如巧克力色，同时有脓，则可能患有阴道真菌性炎症或滴虫性炎症。如果白带颜色深或呈红色出血状，一定要向专科医生咨询。

验孕方法早知道

按正常的月经周期，你的"好朋友"已经推迟几天没来了，你是否意识到"小宝贝"已悄悄来到？是不是急切想确认这个秘密呢？

验孕试纸法 首先用干净的杯子搜集尿液，以滴管吸取尿液，滴到测试卡的凹槽中，等待5分钟后取出测试片，便可以知道是否怀孕了。

基础体温 排卵后的基础体温要比排卵前高出0.5℃左右，并且持续时间长达12～14天，直至月经前1～2天或月经第一天才下降。如果连续测试3～4天，即可判断是否已经怀孕。

宫颈黏液 宫颈黏液涂片有许多排列成行的椭圆体，医生见到这么多椭圆体就可以判定是妊娠现象。因为女性在怀孕后，卵巢的"月经黄体"会分泌大量孕激素而形成椭圆体。

妇产科检查 此项检查主要是医生通过触摸来检查已孕女性的子宫的大小、柔软度、宫颈颜色等，以确定怀孕的情况。

超声波检查 停经5周以上经阴道超声检查，停经6周以上经腹部超声检查可见胎囊，停经7周以上经腹部超声检查可使子宫内胚胎显示在荧光屏上并有心跳，确诊是否怀孕。

妊娠血检法 该方法必须到诊所或医院的实验室去做，只要几滴血液。在受精一个星期后做化验，一两天后，就可以得到正确率几乎100%的结果。

学会计算预产期

由于确定卵子受精的日期不容易，临床上是以末次月经（最后一次月经）的第一天作为妊娠的开始，这是世界统一的标准。

1.预产期的计算方法

（1）根据末次月经计算：末次月经日期的月份加9、日子加7，即为预产期的日期。

[例] 末次月经第一天是2010年5月28日，月份加9：5＋9＝12＋2（来年2

月），日子加7：28＋7＝30＋5（下月5日），预产期为：来年3月5日。

（2）根据基础体温曲线计算：将基础体温曲线的低温段的最后一天作为排卵日，从排卵日加38周。

（3）根据B超检查推算：医生做B超时测得胎头双顶间径、头臀长度及股骨长度即可估算出胎龄，并推算出预产期（此方法大多作为医生诊断应用）。

2．其他估摸的计算方法

（1）根据胎动日期推算：如果记不清末次月经的日期，可以依据胎动日期推算。一般胎动开始于怀孕后18～20周。计算方法为：初产妇是胎动日加20周；经产妇是胎动日加22周。

（2）根据子宫底高度大致估计：子宫底高度与孕周有关，可大致估计出预产期。

预产期只是提醒你胎宝宝安全出生的时间范围，但不精准。到了孕37周应随时做好分娩的准备。何时发作顺其自然，不必焦躁。如果到了孕41周还没有征兆，应住院观察，考虑引产。

🌸 室内不宜摆放的花草

室内养花草可以美化居室，但有些花草会使人产生一些不适的症状，对于孕妈妈症状会尤其明显和严重。因此，须要多加注意。

下面列举一些常见的，且不宜放在孕妈妈室内的花卉，提醒大家注意。

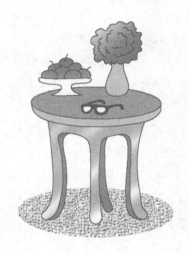

1．不宜长期放在室内的花卉

（1）洋绣球花（包括五色梅、天竺葵等）所散发的微粒，如与人接触，会使人的皮肤过敏而引发瘙痒症。

（2）夜来香（包括丁香类）会散发出大量刺激嗅觉的微粒，闻的时间久了，会使高血压和心脏病患者感到头晕目眩、郁闷不适，甚至病情加重。

（3）月季花长期放在室内，散发出的气味，会引起一些人气喘、烦闷；兰花、百合花的香味会令人过度兴奋而引起失眠。

（4）紫荆花所散发出来的花粉如果与人接触过久，会诱发哮喘症或使咳嗽症状加重。

2.有毒的花卉

（1）郁金香的花朵含有一种毒碱，接触过久，会加快毛发脱落。

（2）一品红全株有毒，白色汁液能刺激皮肤红肿，误食茎叶后有中毒死亡的危险。

（3）皮肤如果接触到水仙叶和花的汁液，就会变得红肿。

（4）仙人掌类植物刺内含有毒汁，人体被刺后易引起皮肤红肿、疼痛、瘙痒等过敏症状。

因此，怀孕后的孕妈妈一定要选择合适的植物放在自己的居室里。

避免做X射线检查

众所周知，放射线能够诱发基因突变，造成染色体异常，从而使胚胎发生各种各样的畸形，因此孕期要禁止做放射线检查。

如果不得不接受放射线检查，在什么样的范围内是安全的呢？研究发现，当放射剂量小于0.1Gy时，未发现致畸现象；剂量大于0.1Gy，就比较危险。

在受孕1~2周里，对胚胎的影响符合"全"或"无"定律，也就是说，胚胎要么死亡要么发育正常；受孕3~10周是胎宝宝各器官分化形成的时期，此时期最危险；在受孕12周后接触放射线，致畸的危险性会明显减少，但仍可能导致外观、生殖系统和中枢神经系统畸形。

必须接受放射线检查时，需要注意以下3点：

1.宁可拍片不透视，透视接受的射线远远超过拍摄一张胸片。

2.应尽量避开腹部的照射。

3.尽可能推迟，尤其是在孕早期的3个月。

此外，看病时要主动说明自己怀孕了，提醒医生注意，避免放射检查和有关的治疗。

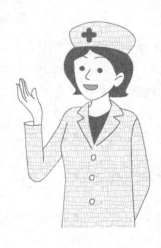

孕1月心理保健

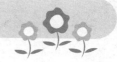

孕妈妈应重视心理保健

怀孕是一件大事，在外界条件的影响下，孕妈妈所产生的喜、怒、哀、乐等心理活动不但能够直接影响机体的循环、消化、呼吸及内分泌等系统的功能，还能间接地影响子宫内胎宝宝的发育状况。因此，心理保健对于孕妈妈来说是很重要的。

怀孕后，孕妈妈要尽量少生气，每天要多想想开心的事，保持愉快的心情。为了使腹中的宝宝健康发育，孕妈妈必须保证精力充沛、旺盛，有活力，心情愉快，注意调节情绪，避免刺激，保持最佳的心理状态。

孕妈妈要保持身心愉悦

妊娠期间，家庭成员要充分理解和关心孕妈妈的日常生活，要通过温馨和睦的家庭气氛，充足有益的休息，健康文明的文化娱乐生活，尽快恢复孕妈妈由于妊娠而被破坏的心理平衡。

孕妈妈要加强道德修养，与人为善，心胸宽广，勿听恶语，学会制怒，切忌暴躁、恐惧、忧郁、愁闷和捧腹大笑。

孕妈妈要养成良好的生活习惯，不要经常去闹市区，不看淫秽凶杀读物或影片。要多欣赏美丽的风景或图片，多读有利于身心健康的书刊，多听悦耳轻快的音乐，保持愉快的心情。

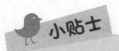

小贴士

经常给妻子拥抱

怀孕后，由于生理的变化，如血糖、血压、激素、水和电解液等发生变化，妻子的脾气会变得很坏。知道了这些，准爸爸就应该更加理解妻子。在妻子无理取闹的时候，给她一个拥抱，让她暂时安静下来，等她平静了，再好好沟通，消除误会。

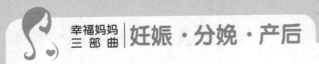

孕1月不适与疾病防治

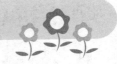

用药的基本原则

　　孕期用药是件大事。对于孕妈妈来说，了解孕期用药原则是非常必要的。只要掌握了以下10大原则，面对多变的情况也不会出差错。

让医生知情	可能怀孕的女性用药时，需注意月经是否过期；孕妈妈看病就诊时，应告诉医生自己已怀孕和妊娠的时间
用药目的明确	用药有明确的指征和适应证，既不能病情不明滥用，也不能有病不用。有病不用，疾病同样会影响胎宝宝
保守原则	能少用的药物决不多用，可用可不用的尽量不用。尤其是在妊娠的头3个月，能不用就不用，能暂时停用就暂停使用
选优原则	当多种药物疗效相同或相似时，就考虑选用对胎儿危害较小的药物
避免未知风险	能单独用药就避免联合用药，能结论比较肯定的药物就不用比较新的药。试验性用药，包括妊娠试验用药，就更要谨慎
权衡已知风险	已肯定的致畸药物应禁止使用。但如果孕妈妈病情危重，则要慎重权衡利弊和风险后，方可考虑使用
时间及剂量控制	用药必须注意孕周，严格掌握剂量、持续时间。尽量缩短用药的疗程，病情得到控制后要及时停药
切忌自选自用	切忌自选自用药物，或听信偏方、秘方，以防发生意外。自己用药一定要在医生的指导下使用已证明对胚胎与胎宝宝无害的药物
遵循用药说明	服用药物时，要注意包装上的"孕妈妈慎用、忌用、禁用"字样
是否终止妊娠	误服过可能致畸的药物，应找医生根据自己的妊娠时间、用药量及用药时间，结合自己的年龄及胎次等问题综合考虑是否要终止妊娠

🌷 孕妈妈忌用的西药

下面我们将孕妈妈忌用的西药及其危害进行分类盘点，以帮助孕妈妈正确用药。特别提醒，这里只是有限列举，未能穷尽。

抗癌药物 甲氨碟呤、6巯基嘌呤、氟脲嘧啶、阿糖胞嘧啶、百消安、环磷酰胺等，这些药物在孕早期使用，可使胎宝宝发生无脑、脑积水、脑脊膜膨出、兔唇、腭裂、四肢发育异常等畸形。如果几种抗癌药物合用，致畸作用更强。即便胎宝宝幸存，出生后也往往会智力低下。

激素类药 可的松、强的松、睾丸酮、安宫黄体酮、雌激素、己烯雌酚等，可以引起早产、死产、无脑畸形、女胎男性化、男胎女性化、脑积水、内脏畸形、脑脊膜膨出等危害。

降血糖药 甲磺丁脲、氯磺丙脲、优降糖，在妊娠期间应用可发生流产、死胎、多发畸形（如先天性心脏病、骨骼畸形、兔唇、腭裂等）。

维生素类药 过量的维生素A和维生素D、维生素K，有可能使胎宝宝发生骨骼畸形、并指、腭裂、眼畸形、脑畸形及智力低下。

镇静安定药 氯丙嗪、利眠宁、安定、扑尔敏、安其敏、乘晕宁、敏可静、苯那君等，在妊娠期间使用，有可能使胎宝宝发生视网膜病、肢体畸形、兔唇、腭裂、血胆红素多、脑损伤、肝中毒、呼吸抑制等。

口服避孕药 可能导致肢体缺陷、先天性心脏病。

抗生素类药物 四环素、土霉素、金霉素、强力霉素等，可使胎宝宝发生畸形，先天性白内障、骨发育不良、牙齿黄染等；氯霉素在妊娠晚期应用可能使胎宝宝发生血小板减少及肝损伤等；链霉素、卡那霉素等可使胎宝宝发生先天性耳聋和前庭损伤；磺胺类药物在妊娠后期使用，胎宝宝可发生核黄疸等。

退热止痛药 治疗感冒、头痛、发热的药物如阿司匹林、APC、复方扑尔敏等，如果在怀孕早期服用，可能导致胎宝宝骨骼畸形或新血管、神经系统及肾脏先天性缺陷，如果在妊娠晚期或临床产前服用，可使预产期延长、分娩期出血、宫缩无力及死胎等。

🌷 正确应对孕早期感冒

孕早期（妊娠1～3个月）是胎盘形成和胚胎各器官分化形成的关键时期，这个时候若患感冒，对胎宝宝的危害较大。

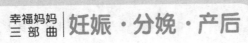

1.孕早期患流感的危害

流感病毒侵入机体后繁殖产生毒素，毒素作用于机体而使机体代谢紊乱，体温升高，且高热和毒素可直接损害胎宝宝的脑细胞，导致其出生后智能低下。高热和毒素又可以刺激孕妈妈的子宫，使子宫收缩，可诱发流产。

病毒还可以透过胎盘进入胎宝宝体内，影响胎宝宝各器官的发育，造成多种先天性畸形，如先天性心脏病、小头、兔唇等畸形。

2.孕早期感冒应积极治疗

轻度感冒 轻度感冒仅有鼻塞、轻微头痛者一般不需要用药，应多饮开水，充分休息，也可以适当用些中药，如感冒冲剂等，一般很快就会自愈。

重感冒伴有高热、咳嗽 如果出现高热，体温达39℃以上，咳嗽，头痛等症状时，应卧床休息，多饮水，并积极采取降温措施，可以用温湿毛巾擦浴或用30%的酒精擦拭颈部和两侧腋窝，反复擦拭20～30分钟后测量体温，若体温仍不降者可继续擦拭，直至体温降至38℃以下为止。情况严重者要到医院就诊，在医生的指导下用药，切不可盲目用药。

持续高烧 对持续高烧3天以上者应积极治疗。感冒痊愈后检查、确诊胎宝宝是否正常。若发现死胎要及时终止妊娠，对合并细菌感染者应在医生的指导下选用抗生素治疗。到妊娠中期时，还需进行B超、羊水等检查，了解胎宝宝有无畸形或发育异常，并做相应的处理。

正确识别假孕现象

女性在迫切盼望怀孕的强烈精神因素的影响下，会产生食欲不振、喜欢酸食、恶心、呕吐、腹部膨胀、乳房增大等一系列类似于早孕反应的症状和体征，这属于假孕现象。假孕患者多为结婚2～4年未怀孕的女性。

研究发现，有些女性婚后盼子心切，大脑皮层中会逐渐形成一个强烈的"盼子"兴奋灶，影响了中枢神经系统的正常功能，引起下丘脑垂体功能紊乱，体内孕激素水平增高，抑制了卵巢的正常排卵，最后导致停经。另一方面，停经之后，由于孕激素对脂肪代谢的影响，逐渐增多的脂肪便堆积在腹部，脂肪的沉积加上肠腔的积气，会使腹部膨胀增大。腹主动脉的搏动或肠管蠕动使患者认为这就是"胎动"。

其实是否是"假孕"，通过简单的检查即可辨别。所以一旦发现有类似怀孕的症状，就应及时去医院进行检查，以免产生不必要的误会。

孕1月胎教

🌸 孕1月胎教重点

生命自孕育之初，就具有感知能力，孕妈妈的健康、情绪、饮食等都是重要的胎教内容。怀孕之初，就应做好孕期的胎教计划。

孕1月胎宝宝才刚刚着床，所以只能通过孕妈妈对胎宝宝进行一些间接胎教，其要点与方法如下。

1.做孕妈妈体操

孕妈妈做体操运动，除了有利于解除疲劳、增强肌力外，还可以使胎宝宝的身心得到良好的发育。体操运动项目是多种多样的，孕妈妈可以根据自己的环境条件与身体状况自行选择体操项目进行锻炼。

2.每天坚持散步

散步是孕早期最适宜的运动。散步有利于孕妈妈呼吸新鲜空气，可以提高神经系统和心、肺功能，促进全身血液循环，增强新陈代谢，加强肌肉活动；肌肉能力的加强，为正常顺利分娩打下了良好的基础。所以散步是增强孕妈妈和胎宝宝健康比较有效的运动方式，孕妈妈应坚持每天散步。

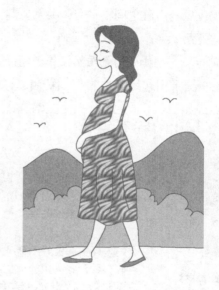

3.保持良好的情绪

孕妈妈的精神情绪不仅可以影响本人的食欲、睡眠、精力、体力等几个方面的状况，而且还可以通过神经—体液的变化，影响胎宝宝的血液供给、胎宝宝的心率、胎宝宝的呼吸和胎动等许多方面的变化。所以，从确诊怀孕的第一天起，就应当树立"宁静养胎即胎教"的观点，在妊娠期间保持情绪乐观稳定，切忌发生大悲大怒，甚至吵架斗殴等不良行为。

如果孕妈妈情绪不佳就有可能对胎宝宝产生不利的影响。实验观察表明：怀孕1个多月时，如果孕妈妈情绪过度紧张，就可能导致胎宝宝发生兔唇；如果孕妈妈受到惊吓、恐惧、忧伤、悲奋等严重的刺激，或者其他原因造成的精神过度紧张，就会使大脑皮层与内脏之间不平衡，关系失调，引起胎宝宝循环紊乱，严重者可直接导致胎宝宝死亡。

可见，孕妈妈情绪虽然仅属于间接胎教范畴，但对胎宝宝大脑发育有着重要的影响，务必要引起足够的重视，保持良好的情绪。

🌸 孕1月胎教课程

营养胎教	注意饮食，加强营养，保证充足的蛋白质、碳水化合物供应；保证适量的脂肪供应；适量增加矿物质的摄取；补充维生素，多吃蔬菜和水果；尽量少食刺激性的食物
情绪胎教	孕妈妈应保持良好的精神状态、稳定的情绪和精神修养；多接触真、善、美的东西，避免接触一些消极、丑恶的东西；夫妻间应多些亲密、幽默、活泼的交谈，包括父母与胎宝宝之间，以及关于胎宝宝的各种话题
美育胎教	孕妈妈要加强学习和提高自身修养。多阅读各种趣味性的故事、古诗、外文图书，同时接受绘画、音乐等的熏陶，多欣赏大自然的美景，以达到修身养性的目的，提高自身修养
音乐胎教	音乐是古今中外各种胎教方法中运用最多的一种。孕妈妈经常听一些优美动听的音乐，对于陶冶情操，和谐生活，加强修养，增进健康，以及激发想象力等方面，都具有很好的作用
联想胎教	联想胎教就是想象美好的事物，使孕妈妈自身处于一种美好的意境中，再把美好的情绪和体验传递给胎宝宝。孕妈妈可以想象漂亮娃娃的画像，想象名画、美景、乐曲、诗篇等所有美的内容
运动胎教	运动胎教分为孕妈妈运动和胎宝宝运动两种，孕早期运动胎教主要是针对孕妈妈的，本月可以适当做一些如散步、瑜伽、孕妈妈体操等运动

04 怀孕第2个月

孕2月妈妈宝宝状况

🌷 第5周状况

● 母体的变化

1.腹部表面无明显的变化。

2.基础体温呈现高温期状态，一向规律的月经没有来潮。

3.会有胃部不适、食欲差、恶心呕吐、小便频繁等反应。有时，有的孕妈妈还会出现慵懒、嗜睡、头晕、乳房发胀等早期妊娠反应。

● 胎儿的成长

1.主要的器官如肾脏和肝脏已经开始生长，连接脑和脊髓的神经管开始工作，心脏也开始有规律地跳动和供血了。

2.胚胎的上面和下面开始形成肢体的幼芽。

3.面部器官开始形成，可清楚看到鼻孔，眼睛的视网膜开始形成了。

🌷 第6周状况

● 母体的变化

1.外形特征不明显。

2."害喜"现象越来越明显，尤其是在早晨刚起床或空腹时，会感到一阵阵恶心或呕吐。

3.有时，甚至会有食欲不振、全身无力、唾液减少等症状。

● 胎儿的成长

1.胚胎长约0.6厘米，手和腿的变化越来越明显。

2.脑垂体和肌肉纤维也开始发育了。

3.心脏在这时已经可以达到150次/分，但还不能听到宝宝的心跳。

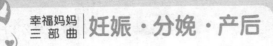
❀ 第7周状况

● 母体的变化

1.恶心呕吐、尿频、易疲劳等反应更加强烈。

2.子宫有所增大，但是，从外形上看不出来。

3.由于孕激素的影响，有些孕妈妈的皮肤会变深，甚至出现妊娠斑。会阴皮肤颜色变深，血管充血，组织变软，伸展性增大。

● 胎儿的成长

1.胚胎长约1.2厘米，形状像蚕豆样。

2.胚胎面部五官继续发育，手和脚的变化也越来越明显了。

3.脑垂体和肌肉纤维继续开始发育，心脏化分为左心房和右心室，心跳达到150次/分。

4.胚胎可能会发生轻微的转动，但是你是无法感受到这一奇妙微小的变化的。

❀ 第8周状况

● 母体的变化

1.乳房胀大，腰围也增大。

2.有的孕妈妈在此时可能会出现下腹部隐痛，这是因为子宫在迅速的扩张。

3.很多孕妈妈还会继续出现晨昏乏力、身体不适、恶心、呕吐等早孕反应。

● 胎儿的成长

1.胚胎长约2厘米，形状像葡萄一样。

2.手指和脚趾之间隐约有少量的蹼状物。

3.各器官已经开始具备了明显的特征。

专家提示

孕2月，当出现月经停止等孕早期症状时，应当尽早到医院检查是否怀孕了。早孕反应可能会让你心情烦躁，这时候你可以通过做自己感兴趣的事，让自己心情愉快。

本月专家提示如下：

1.不使用劣质陶瓷碗、杯等。

2.不要到繁华的街道去散步。

3.不要用有机溶剂去污和洗手。

4.不要染发和烫发。

5.不要吃松花蛋、爆米花及工业废水废物污染的鱼虾。

6.要避免与患病毒感染的病人接触，如风疹、水痘、单纯疱疹等。

7.夜晚不要在灯光下睡觉。

8.看18寸以上的电视机时，应与电视机保持3～4米的距离，每次看电视时间不要超过1～2个小时，屏幕发出的射线对胎宝宝有影响。

9.避免精神刺激，不看恐怖电影。

10.使用电热毯时，变暖后要及时切断电源。

11.不要在强噪音的场所久留，如果住宅周围噪音很大，要设法先离开一段时间。

12.操作电脑时要与显示屏相距100厘米，每次以半小时至1小时为宜，最好穿上电磁波防护衣。

13.能用天然气就不要用微波炉。即使使用，打开门时身体要尽可能离远一些。

14.使用手机时最好改用免提听筒，千万不要把手机放在腹部。

15.睡觉时最好盖全棉布包裹的棉絮被褥，不宜用含化纤或混纺织物的贴身物品，以免刺激敏感的皮肤，引起瘙痒。

16.每天起床后要将被褥翻开，让被褥上的潮气挥散，睡觉时汗液会蒸发出多种废物吸附在被褥上。

17.注意清除水果和蔬菜上的农药，以免引起胎宝宝中毒。

18.室内要经常开窗通风，尤其是新装修的房子，最好在装修好4个月后再入住。

19.不要喝久沸的开水及热水瓶中存留24小时以上的水。

20.避免性生活。

孕2月饮食与营养

孕2月饮食原则

孕2月，胎宝宝的脑部开始发育，这个时期是胎宝宝器官形成的关健期。为了保证营养的充足供给，保证胎宝宝和母体的健康，饮食必须认真安排。

1.烹调要合孕妈妈的口味

怀孕后很多孕妈妈的饮食习惯会发生改变，有的喜欢吃酸，有的喜欢吃辣，因此要根据孕妈妈的口味选择烹调方法。怀孕后不宜吃油腻的煎炸食物，所以烹调要以炒、炖和清蒸为主。

2.食物要易于消化

动物性食物中的鱼、鸡、蛋、奶，豆类食物中的豆腐、豆浆均便于消化吸收，并且含有丰富的优质蛋白质，且味道鲜美，孕妈妈可以经常食用。大米粥、小米粥、烤面包、馒头、饼干、甘薯也易于消化吸收，同时含糖分高，能提高血糖含量，改善孕妈妈因呕吐引起的酸中毒。

3.少吃多餐

早孕反应强烈的孕妈妈不要拘泥于进食时间，只要想吃就随时可以吃。睡前和早起时，坐在床上吃几块饼干、面包等，可以减轻呕吐，增加进食量。

如果孕妈妈每天的进食量达到了理想的进食量，各种食物的比例也适宜，那么就能保证自身和胎宝宝所需的各种营养素。

4.食物要多样化

根据孕早期每日膳食结构安排孕妈妈每天的饮食，要保证食物要多样化，各类食物的摄入量和适当比例。

孕2月营养要素

维生素C：怀孕的第2个月，有些孕妈妈会发现自己在刷牙时牙龈会出血，适量补充维生素C能缓解牙龈出血的现象。同时，可以帮助提高机体的抵抗力，预防牙齿疾病。新鲜的水果蔬菜都富含维生素C。

维生素B_6：对于受孕吐困扰的孕妈妈来说，维生素B_6是妊娠呕吐的克星。维生素B_6在麦芽糖中含量最高，每天吃1~2勺麦芽糖不仅可以抑制妊娠呕吐，而且能使孕妈妈精力充沛。富含维生素B_6的食物还有香蕉、马铃薯、黄豆、胡萝卜、核桃、花生、菠菜等植物性食物。动物性食物中以瘦肉、鸡肉、鸡蛋、鱼类等含量较多。

蛋白质：孕2月，由于腹中的胎宝宝尚小，发育过程中不需要大量的营养素，摄入的热量不必增加。只要能正常进食。并适当增加一些优质蛋白质，就可以满足胎宝宝生长发育的需要了。蛋白质每天的供给量以80克为宜。

脂肪：由于早孕反应，孕妈妈可能吃不下脂肪类食物，但也不必勉强自己，此时可以动用自身储备的脂肪。另外，豆类、蛋类、乳类食品也可以补充少量脂肪。

能量：孕妈妈不妨多吃一些含淀粉丰富的食物，以提供必需的能量。

水和矿物质：孕妈妈要注意补充水和矿物质。如果早孕反应严重，剧烈呕吐易引起人体水盐代谢失衡。孕妈妈要多吃干果，不仅可以补充矿物质，还可以补充必需脂肪酸，这有利于胎宝宝大脑的发育。

有些孕妈妈为了保持体形而很少摄入主食，她们认为主食是体形发胖的主要原因，其实主食可以为孕妈妈带来孕期需要的大部分能量和B族维生素、膳食纤维等，放弃主食将使孕妈妈严重缺乏能量，从而使胎宝宝停止发育。

也有些孕妈妈为了保障孩子的营养而拼命摄入大量的动物性食物，每天每餐都吃超量的鸡鸭鱼肉，同时炒菜时用很多的油脂，这将大大超过身体的需要而存积为脂肪，结果孕妈妈体重猛长，胎宝宝却营养不良。还有的孕妈妈天天吃蔬菜水果，不吃其他的食物，结果热能和蛋白质摄入量均缺乏，胎宝宝就会生长缓慢。

很多孕妈妈每天吃大量的硬果类食物，希望补充必需脂肪酸和优质蛋白质，增进胎宝宝大脑的发育，其实过多的硬果类食物同时含有极高的热能和脂肪量，反而会影响其他营养素的吸收。

孕妈妈应该科学饮食，尽量做到均衡饮食，这样才能确保母胎健康。

❀ 孕妈妈不宜偏食

有些孕妈妈在孕前有偏食的习惯，怀孕后就更加严重了，她们往往只吃自己喜欢吃的食物，其实偏食和不合理的营养都会影响胎宝宝的正常生长发育。

❀ 早餐一定要吃好

有的孕妈妈在孕前就有不吃早餐的习惯，怀孕后还继续保持着这个习惯，这对身体非常不利。

人们通常上午工作劳动量较大，所以在工作前应摄入充足的营养，才能保证身体的需要。孕妈妈除了日常工作外，更多一项任务，就是要供给胎宝宝营养。如果孕妈妈不吃早餐，不仅饿了自己，也饿了胎宝宝，这样不利于自身的健康和胎宝宝的发育。

为了克服早晨不想吃饭的习惯，孕妈妈可以稍早点起床，早饭前先活动一段时间，比如散步、做操和做家务劳动等，激活身体器官的活动功能，促进食欲，加速前一天晚上剩余热量的消耗，以产生饥饿感，促使早餐能够多吃点。

另外，早晨起床后，孕妈妈还可以饮一杯温开水，通过温开水的刺激和冲洗作用，激活器官的功能，使肠胃活跃起来。体内血液被水稀释后，可增加血液的流动性，进而活跃各器官的功能，从而产生想吃早餐的欲望。

孕妈妈不宜饥饱不一

由于早孕反应的干扰，孕妈妈会不想吃饭，可能孕妈妈本人并不觉得饥饿，但实际上因身体得不到营养的及时供应，对胎宝宝的生长发育会不利。

同样，有的孕妈妈对饮食不加节制，大吃特吃，吃得过饱会造成肠胃不舒服。一次吃得过多，人体大量的血液就会集中到胃，造成胎宝宝供血不足，影响胎宝宝的生长发育。也有的孕妈妈长期饮食过量，这样不但会加重孕妈妈的胃肠负担，还会造成胎宝宝发育过大，体重过重，这样很容易导致分娩时难产。

缓解孕吐的饮食方案

饮食调理是缓解孕吐最简单安全的方法。下面介绍5个可以缓解孕早期的恶心、呕吐的饮食方案。

方案一 食欲不振时投胃口所好。一般孕早期（怀孕的前3个月）的孕妈妈都喜欢吃酸性口味的食品，如橘子、梅子干或泡菜等。因此，丈夫和家人应

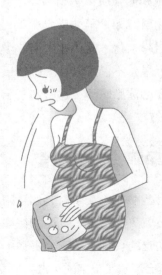

多准备一些这类食品。由于孕早期胎宝宝生长缓慢，并不需要太多的营养。孕妈妈在口味上可以尽量选取自己想吃的东西，并多喝水，多吃富含维生素的食物，这样可以防止便秘，因为便秘会加重早孕反应。另外，尽可能多地变换就餐环境，这样能激发孕妈妈的食欲。

方案二 孕妈妈的进食方法以少食多餐为好，可以每2～3个小时进食一次。妊娠恶心呕吐多在清晨空腹时较重，为了减轻孕吐反应，可以多吃一些较干的食物，如烧饼、饼干、烤馒头片、面包片等。如果孕妈妈孕吐严重，要注意多吃蔬菜、水果等偏碱性的食物，以防酸中毒。

方案三 这个时期孕妈妈的膳食原则上应以清淡、少油腻、易消化为主，如面包、饼干、牛奶、藕粉、稀粥、蜂蜜及各种新鲜水果等，要避免过于油腻的食品。

方案四 家人要鼓励孕妈妈进食，如果进食后出现呕吐，千万不要精神紧张，可以做做深呼吸动作，或听听音乐，或室外散散步，然后再继续进食。进食以后，孕妈妈最好卧床休息半个小时，这样可以减轻呕吐的症状。晚上反应较轻时，食量宜增加，食物要多样化，必要时睡前可适量加餐，以满足孕妈妈和胎宝宝的营养需要。

方案五 汤类和油腻类食物最容易引起恶心或呕吐，在进餐时不要过多喝汤、饮料和开水，避免吃油炸或难以消化的食物。

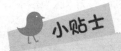 **小贴士**

饮食上细心照料妻子

孕早期，由于会有妊娠反应，孕妈妈可能会没有食欲，准爸爸应为妻子准备一些清爽、易消化并富有营养的食物，如面包、牛奶、稀粥、蜂蜜、各种水果及梅子、柠檬等小零食；各种果汁、果酱、肉类清汤都具有开胃的作用；各种小吃小菜都可以增强妻子的食欲。如果妻子呕吐得厉害，可以给她适量吃些咸食，如酸甜可口的小咸菜，酱豆腐等，以免身体脱水，造成酸中毒。

孕2月生活保健

缓解早孕反应有妙招

孕妈妈在孕早期会出现厌食、恶心、呕吐、头晕、倦怠，甚至低热等早孕反应，一般在妊娠6周左右出现，12周后自行缓解。这是孕妈妈特有的正常生理反应，只要在日常的生活上稍加注意就行，无需特殊治疗。

1.了解一些相关的医学知识

孕育生命是一项自然的过程，是苦乐相伴的，了解相关的医学知识可以增加自身对早孕反应的耐受力。

2.适量活动

孕妈妈出现孕吐不适时，可以适当休养。但当身体好转些时，就应该适当做些轻缓的活动，如散散步、做些轻柔的保健操等，让身体处于良好的状态。

3.身心放松

早孕反应是生理反应，多数孕妈妈在一两个月后就会好转，因此要以积极的心态度过这一阶段。孕妈妈要保持轻松、愉快的心情，不必过多地担忧和惊慌，有时间多听听音乐，与朋友和家人聊聊天，适当地打扮自己，放松心情。

4.得到家人的体贴

早孕反应和情绪的不稳定会影响到孕妈妈的正常生活，这就需要家人的帮助和理解。家人应了解什么是早孕反应，积极分担家务，特别是准爸爸要给孕妈妈提供一个和谐温馨的家庭环境，使她的身心得到放松。

工作中应对早孕反应

1.上班时，孕妈妈要多放些手绢、纸巾和塑料袋在包里，以备不时之需，避免出现一些尴尬。

2.孕妈妈上班前一定要吃早餐。即使你不想吃，也要吃一点，哪怕是一片面包。这样，对你的胃有好处，还可以减少呕吐的次数。

3.如果孕妈妈血糖较低，或总是感到饥饿，可以随身携带一些小零食，饿了的时候可以适当进食。

4.如果妊娠反应特别严重，最好能请几天短假在家休息。

5.工作时如果感到恶心呕吐，需要和同事打声招呼，以便他们在你去洗手间的时候暂时接替你的工作。

缓解孕期疲劳的方法

由于早孕反应，孕妈妈会变得特别容易疲劳、嗜睡。专家建议，怀孕早期，孕妈妈应该想睡就睡，不必做太多的事情，尽可能多休息，早睡觉。下面列举6种减轻疲倦的方法。

想象 想象一些自己喜欢去的地方，例如公园、农家小院、海边、小溪、高山、一望无际的平原等。把思绪都集中在美好的景色上，可以使人精神饱满，心旷神怡。

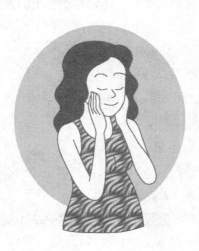

按摩 闭目养神片刻，然后用手指尖按摩前额、双侧太阳穴及后脖颈，每处16拍，可以健脑养颜。

聊天 聊天是一种排解烦恼、有益心理健康的好方法，不仅可以释放和减轻心中的种种忧虑，而且可以获得一些最新的、有趣的信息。在轻松愉快的聊天中，也许你就会忘了身体的不适。

听胎教音乐 选择一些优美抒情的音乐或胎教磁带来听，以调节情绪。

发展兴趣 动手制作一些小玩具、小动物、小娃娃，或者学习插花艺术，为即将出生的宝宝做一些小衣物。

散步 去洁静、安全、充满鸟语花香的花园或其他场所散步。

孕妈妈开车安全守则

孕妈妈不要自己驾车出行，不得已必须自己驾车时，应该十分谨慎。以下是孕妈妈驾车外出应该注意的几个常识性问题，仅供参考。

1.注意姿势

许多孕妈妈驾车时习惯前倾的姿势，这很容易产生腹部压力，使子宫受到压迫，特别是在怀孕初期，最容易导致流产。孕期驾驶，最好靠在椅背上，让它给身体一些支撑，有益于减缓疲劳。如果准备一个小靠垫，效果会更好。

2.系好安全带

驾车出行时一定要系好安全带。万一出现事故，安全带可以为你和腹中的胎宝宝提供有效的保护。

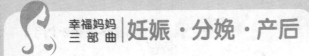

腰部安全带应该紧贴腹部下方从盆腔绕过。另外，为了加强保护，还必须系上肩部的安全带，应该紧贴腹部上方从乳房中间绕过。千万不要将安全带从腹部中间绕过。

3.气囊问题

只要系好安全带，气囊对常人和孕妈妈一样安全。遇到撞击时，气囊可以起到缓冲撞击力度的作用。

4.驾驶期间要休息

开车时最多每隔90分钟就要停下来做一次短暂的休息。可将车停在安全区，下车在四周走走，伸展四肢活动活动。

此外，如果长距离驾车，还应带上手电筒、厚衣服、食物和水以及卫生纸等必备物品。

孕早期不宜长途旅行

怀孕14周以前，由于有流产的危险及早孕反应，孕妈妈最好不要做长途旅行。孕28周以后，由于体重及胎宝宝的负担，也不适宜长途劳累。所以，孕14～28周是孕妈妈旅行最合适的时期。

一般而言，空气不流通会导致缺氧及子宫收缩，所以旅行时连续坐车最好不要超过两个小时，最好不要在旅行高峰期上路。火车比汽车更适合孕妈妈乘坐。如果搭乘飞机，应有一些限制，怀孕18～28周内可以搭乘短程飞机，尽量避免长途飞行。

孕期远离电磁辐射源

胚胎在母体内时，对有害因素的毒性作用比成人更敏感，受到电磁辐射后将产生不良的影响。如果是在胚胎形成期受到电磁辐射，有可能导致流产；如果是在器官形成期，正在发育的器官可能会产生畸形；即使在胎宝宝的发育期，若受到辐射，也可能损伤中枢神经系统，导致婴儿智力低下。

所以，为保证母体与胎宝宝的身心健康，妊娠期间，尤其是在妊娠的前3个月，要远离电磁辐射源。

1.手机

辐射危害 手机的辐射比较微小，但也可以对人体造成危害。

防辐射建议 孕妈妈最好减少使用手机的时间，并且长话短说，也尽量避免将手机挂在胸前、腰间。

2.复印机

辐射危害 复印机的线圈、电线圈和马达都是有辐射的。

防辐射建议 使用复印机时，身体距离机器30厘米为安全，不要用身体贴着或靠着复印机进行操作。目前市面上较新型的复印机把有辐射的部分装在底盘上，这种复印机对身体危害较小。

3.装修材料

辐射危害 部分天然装饰石材，工业废渣制成的煤灰砖、矿渣砖等，都可能存在放射性。有些壁纸、壁布、涂料、塑料、板材等，会释放出大量的有害气体，致使居室空气污染严重。

防辐射建议 购房或租房时，都应该彻底地做做辐射检查，尽量避免生活在不健康的环境中。如已无法改变住所，则要测出辐射最强的地方，加以屏蔽或调整家具位置，使家人接触辐射材料的距离加大，接受辐射的时间减少。

4.家用电器

辐射危害 根据国家对家电辐射的相关标准，只要小于12伏米就符合国家标准。除了微波炉的辐射较大外，其他家电的辐射较微小，不近距离接触就可以避免。

防辐射建议 应该挑选正规厂家的名牌家电产品，保持一定的安全距离。

孕妈妈要远离微波炉至少1米以外。同时，不要把家用电器摆放得过于集中，特别是电视机、电脑、冰箱等更不宜集中摆放在孕妈妈的卧室里。还要注意缩短使用电器的时间。

🌼 孕早期要缓慢运动

怀孕的头3个月，由于胚胎正处于发育阶段，特别是胎盘和母体子宫壁的连接还不紧密，很可能由于动作不当使子宫受到震动，使胎盘脱落而造成流产。所以孕妈妈应尽量选择慢一些的运动，像跳跃、扭曲或快速旋转这样的运动千万不能做。

怀孕早期，孕妈妈除了要保证足够的睡眠外，一定要安排些运动，千万别总是闷坐在家里或者躺在床上。出去散散步，或者慢跑都是可以的。这些都是非常适合孕早期妈妈的运动，宝宝还不是很大，你也不会太辛苦。散步和慢跑可以帮助消化、促进血液循环、增加心肺功能。运动的目的是让孕妈妈在身体和心理上适应孕期环境，保证母胎健康和平安。

孕2月心理保健

孕妈妈变得爱发脾气

确诊自己怀孕后，孕妈妈往往都会很激动，并且会感到很幸福。可是随着早孕反应的开始，孕妈妈则变得郁郁寡欢，愁眉不展，还常常会因为小事而大动肝火，变得很爱发脾气。

孕妈妈的情绪之所以变得不好，主要是体内激素分泌的变化，早孕反应以及社会角色的变化使孕妈妈产生了羞怯和恐惧的心理。从初"为人妻"到即

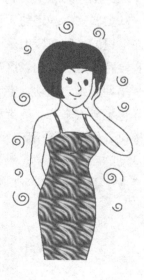

将"为人母"是一个质的变化，许多女性难以接受这种突然的改变。妊娠反应给孕妈妈带来身体上的不适和对分娩的害怕，使孕妈妈从心理上还不太愿意接受这个小生命。所以，这个时期，孕妈妈的情绪很不稳定，爱发脾气，易受暗示，依赖性很强。

调节好角色的转换

孕妈妈怀孕后，除了生理上的变化外，孕妈妈的社会角色也发生了改变，周围的家人和朋友，对孕妈妈的态度也发生了微妙的转变。如果孕妈妈们无法在短时间内适应这些外部情境的转变，并很好地处理这些变化，那么诸多孕妈妈的情绪问题就会随之而来了，严重的甚至会转化成孕期抑郁症，导致很多极端的后果出现。

孕妈妈的情绪与宝宝将来的行为和情绪存在着微妙的联系，因此，孕妈妈应该尽量地将自己的角色转换调节妥当，时刻保持愉快的心情。

孕2月不适与疾病防治

不可以用药物止吐

怀孕初期大部分孕妈妈都会有明显的早孕反应，时间长短会随着个人体质和怀孕次数的不同，而表现出不同的状态。出现孕吐情况的时候，就是最易流产的时候，也是胎宝宝器官形成的重要时期，在此期间的胎宝宝若是受到药物的刺激，很有可能会出现畸形。

抑制孕吐的镇吐剂中，尤以抗组胺最具药效，因此经常用来治疗孕吐，但是服用这种药剂可能会使胎宝宝畸形。

因此孕妈妈不可以用止吐药物止吐，应从饮食和生活上进行调理，以缓解孕吐所带来的不适。

妊娠剧吐的防治

妊娠早期，孕妈妈出现轻度恶心呕吐，头晕体倦，择食等现象是正常的早孕反应，但有些孕妈妈反应严重，呈持续性或剧烈呕吐，甚至不能进食、进水，则可以称为妊娠剧吐。

妊娠剧吐的临床表现，按其程度可以分为轻症和重症两类。轻症患者可有反复呕吐，择食、厌食、疲倦头晕、大便秘结等，但体重、体温、脉率均无改变，尿酮体阴性。重症患者则会剧烈呕吐，不能进食和进水，吐出物除食物、粘液外，甚至有胆汁或咖啡色血水，并会感到全身无力，明显消瘦，小便少，常出现酮体。同时，还可发现患者全身皮肤粘膜干燥，眼球凹陷，脉搏细弱而快速、脱水、电解质紊乱和酸中毒的症状。严重时可出现肝肾功能损害，血压下降，体温升高，黄疸，嗜睡和昏迷，还可出现视神经炎和视网膜出血。

妊娠剧吐的原因目前尚未完全了解。一般认为可能与胎盘激素有关，其中主要是指绒毛膜促性腺激素（hCG）。另外，临床上往往见到精神紧张而敏感的孕妈妈，易发生妊娠剧吐，故又认为妊娠剧吐与孕妈妈的神经类型、身体素质有关。

现代医学对妊娠剧吐的治疗，一般常用维生素B$_6$、维生素C和镇静止吐药如鲁米那和氯丙嗪等。重症患者需注意补充水分，增加营养，纠正脱水、酸中毒和电解质紊乱。

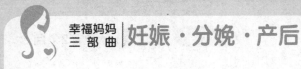

孕妈妈应消除顾虑，保持心情舒畅，保证充足的睡眠和休息，这些都有助于减轻妊娠剧吐带来的不良反应。但若极个别患者经治疗不见好转，体温高达38℃以上，脉率快于120次/分，并出现黄疸时，应该考虑中止妊娠。

谨防孕早期宫外孕

宫外孕是指由于某种原因，受精卵在子宫腔以外的其他地方着床（正常怀孕应该是受精卵在子宫内着床发育成胎宝宝）。

由于子宫腔以外的地方没有良好的生长环境，胎宝宝成长到某一程度之后即会死亡或将着胎部分撑破，产生大量的腹内出血，造成大出血，引起休克，甚至危及孕妈妈的生命。以输卵管妊娠最多见。

发生宫外孕的孕妈妈一般会有以下症状，孕妈妈应予以重视。若情况严重，应立即送医院及时救治。

停经 多数人在发病前有短暂的停经史，大都在6周左右。但有的人因绒毛组织所产生的绒毛膜促性腺激素，不足以维持子宫内膜，或因发病较早，可能将病理性出血误认为是月经来潮，以为自己并没有停经史。

剧烈腹痛 这是输卵管妊娠的主要症状，发生率在95%，常为突发性下腹一侧有撕裂样或阵发性疼痛，并伴有恶心呕吐。刺激膈肌时，引起肩胛部放射性疼痛，当盆腔内有积液，肛门会有坠胀和排便感，它对诊断宫外孕很有帮助。

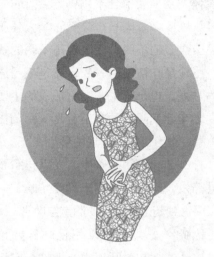

阴道不规则出血 多为点滴状，深褐色，量少，不超过月经量。阴道出血是因为子宫内膜剥离，或输卵管出血经宫腔向外排放所致。腹痛伴有阴道出血者，常为胚胎受损的征象。只有腹痛而无阴道出血者多为胚胎继续存活或腹腔妊娠，应提高警惕。

晕厥与休克 由于腹腔内急性出血和剧烈疼痛所致。出血愈多愈快，其症状出现愈迅速、愈严重。可引起头晕、面色苍白、脉细、血压下降、冷汗淋漓，因而发生晕厥与休克等危象。

阴道出血不可小视

据统计，至少有20%的孕妈妈在怀孕初期有过阴道出血的情况。这种情况可称为"妊娠月经"，但这并非是真正月经，很多女性因为妊娠月经而不知道自己已经怀孕，这是很危险的。

通常情况下，出血状况不是自己所能判断的，诊断怀孕后，一旦出现，就应及时到医院检查和治疗。假如是先兆性流产，医生会采取措施进行保胎；假如是宫外孕，就是越早治疗对身体的伤害会越小；如果是妇科疾病，那么采取适当的治疗，并不会影响到孩子在母体内的生长发育。

如果不及时就医，按照经验来处理这类情况，弄不好便会出现无法挽回的伤痛。

及早发现葡萄胎

葡萄胎是一种妊娠期的良性肿瘤，由于胚胎的滋养细胞绒毛水肿增大，形成大小不等的水泡，相连成串，像葡萄一样，故称为葡萄胎。

发生葡萄胎的孕妈妈，一般表现为闭经后的6～8周不规则阴道出血，最初出血量少，为暗红色，后逐渐增多或继续出血。可伴有阵发性下腹痛，腹部呈胀痛或钝痛，也可伴有妊娠呕吐。

患有葡萄胎的孕妈妈，在孕早期就会有妊娠期高血压疾病的征象，如高血压、下肢水肿和尿中有白色絮状沉淀。在妊娠4个月左右，临近自行排出时可发生大出血，并可见到葡萄样组织。

一旦发现以上症状，应及时将孕妈妈送到医院就诊。葡萄胎一旦确诊后应及早手术，以求保留子宫，避免其发生远处转移。

预防孕早期流产

孕早期由于胚胎在子宫内的发育还不健全，孕妈妈生活的环境可能存在着很多不利于胚胎发育的隐患，这样就有可能会导致流产。所以，孕早期孕妈妈应该多加注意，防止流产的发生。

1.小心使用药物

孕早期是胎宝宝中枢神经发育的关键期，滥用药物可能会导致胎宝宝畸形。因此，使用药物时要特别小心，看病时要告知医生自己已经怀孕了。

2.均衡饮食

孕妈妈要注意均衡营养，补充维生素与矿物质。若孕妈妈有贫血的现象，可经医生诊断后再另外补充铁剂。同时，孕妈妈还要避免吃一些容易导致流产的食物，如螃蟹、甲鱼、薏米、马齿苋等。

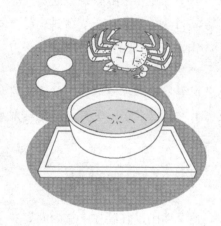

3.不要接触宠物

孕妈妈家里最好不要养宠物。猫狗身上都潜藏着病毒、弓形虫、细菌等，孕妈妈如果感染后，可经血液循环到达胎盘，破坏胎盘的绒毛膜结构，造成母体与胎宝宝之间的物质交换障碍，使氧气及营养物质供应缺乏，胎宝宝的代谢产物不能及时经胎盘排泄，容易导致胚胎死亡而发生流产。

4.避免做压迫腹部的动作

孕早期，孕妈妈尽量不要做提重物、将物体举高、弯腰、下蹲和跪的动作。

5.避免会跌倒的动作

匆匆忙忙的动作、爬高、骑车或在浴室沐浴时，都要小心跌倒。孕妇的鞋子一定要防滑，且鞋跟不要过高，以避免跌倒。

6.节制性生活

孕早期最好避免性生活。尤其是曾经有过早产、流产经历的孕妇和高龄孕妇，更要特别注意。

7.不能服用泻药

便秘除了会造成痔疮的恶化外，还会加重孕吐。一般人对付便秘，常用泻药、浣肠剂来解决，但这些强效药作用都可能引起子宫收缩而引发流产，所以孕妈妈不能使用。

孕早期虽然容易出现流产，但正常的孕妈妈只要做好了上述的自我保护措施，一般都可以避免流产。孕早期，孕妈妈如果出现阴道出血、肚子闷痛等情况，即可能是先兆性流产的警讯，需尽快就医诊断。另外，出现这样的情况，一般是孕妇过于劳累或是活动量过大，需要多卧床休息。

盲目保胎不可取

发生流产的原因约80%是孕卵及胚胎发育的异常，其次才是由母体的病变及外界的因素引起。从优生优育和遗传角度来看，应该认为大多数的流产是一种自然淘汰，勉强保胎并没有多大的意义，保胎也很难成功。

1.自然流产以预防为主

一旦出现流产征兆，均以绝对卧床休息为主，药物治疗为辅，较为常用的是黄体酮。实际上黄体酮保胎作用面很窄，仅适用于自身孕激素分泌不足而出现流产征兆者。对黄体功能不足者，如有受孕可能，自基础体温上升的第3天起给予黄体酮治疗，妊娠后持续用药到妊娠第9周至第10周。

2.盲目保胎不可取

少数情况下，滥用保胎药物黄体酮，可能造成女胎男性化，男胎可能出现生殖器官畸形。大多数情况下，非但不能保住胎宝宝，反而会增加医生施行手术的难度，增加流产妇女盆腔感染及子宫的出血量。因此，应听从医生的指导，全面衡量保胎与否，以便及时做出正确的处理。

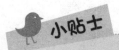 小贴士

帮妻子克服孕吐反应

大多数孕妇都会有妊娠反应，准爸爸应鼓励妻子克服恶心、呕吐等反应，坚持进食，做到少吃多餐，多吃清淡、易消化的食物，多吃富含蛋白质、糖类、维生素的食物，如蛋类，蔬菜、水果、牛奶及豆浆等。

孕2月胎教

🌸 孕2月胎教重点

研究发现，随着胎宝宝生长周数的增加，胎宝宝逐渐能听、能看，甚至还能思考。越来越多的父母相信，胎教可以孕育出高智商、高情商的优质宝宝。

由于在妊娠第2个月胎宝宝的听觉器官已经开始发育，而且神经系统也已经初步形成，尽管发育得还很不成熟，但已具备了可以接受训练的最基本条件。因此从这个月的月末开始，孕妈妈可以听一些优美、柔和的乐曲，每天可以放1～2次，每次放5～10分钟。这不仅可以让孕妈妈心情愉悦，还可以对胎宝宝的听觉给以适应性的刺激作用，为进一步实施的音乐胎教和语言胎教开个好头。

妊娠第2个月的运动胎教方法，是继续散步和做体操。

1.散步

散步是孕早期最适宜的运动。最好选择在绿树成荫，花草茂盛的地方进行。这些地方空气清新，氧气浓度高。在尘土和噪音都比较少的公园里散步，有利于呼吸新鲜空气，可以提高孕妈妈

的神经系统和心、肺功能，促进全身血液循环，增强新陈代谢和肌肉活动。孕母置身在宁静的环境里是增强孕妈妈和胎宝宝健康的有效运动方式，无疑对母胎的身心都将起到极好的调节作用。

2.做孕妈妈体操

适合孕2月孕妈妈做的体操是坐的练习和脚部运动。

坐的练习 在孕期尽量坐有靠背的椅子，这样可以减轻上半身对盆腔的压力。坐之前，把两脚并拢，把左脚向后挪一点，然后轻轻地坐在椅垫的中部。坐稳后，再向后挪动臀部把后背靠在椅子上，深呼吸，使脊背伸展放松。

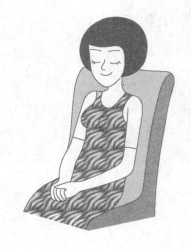

脚部运动 活动踝骨和脚尖儿的关节。由于胎宝宝的不断生长发育，孕妈妈体重日益增加，从而加重了脚部的负担，因此，必须每天做脚部运动。

✿ 孕2月胎教课程

情绪胎教	遵循孕早期宝宝发育的特点，本月情绪胎教的重点就是孕妈妈保持情绪稳定，心情愉悦，切忌大悲大喜
营养胎教	孕吐会让孕妈妈心烦意乱，因胃口不适吃不下太多的东西，没关系，胎宝宝还很小，需要的营养也不多，发生呕吐后适量吃些爽口的绿叶蔬菜，平时喜欢吃的水果，也可以吃些蛋羹，清淡的汤粥类
音乐胎教	听音乐是辅助孕妈妈调节情绪的，因为胎宝宝现在是胚胎，各种感觉还未发育，针对他具体的胎教课程还略显得早。孕妈妈可以听一些优美、柔和的曲目，每天放1~2次，每次10分钟左右
环境胎教	优美的环境，能调节人的神经，对孕妈妈的心情起到改善的作用。保持居室清洁卫生；避免去空气污浊的公共场所；避免接触有害化学物质和农药物品
运动胎教	孕妈妈应经常散步、做孕妈妈体操，避免做剧烈的运动，以防流产

怀孕第3个月

孕3月妈妈宝宝状况

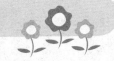

第9周状况

● **母体的变化**

1.妊娠反应会更加强烈。

2.乳房胀大，在乳晕、乳头上开始有色素沉着，颜色发黑。

3.腰围也增大了，腰部有沉重感。通过妇科检查，已能查出子宫底在耻骨联合上2～3横指，但腹部外形无明显变化。

● **胎儿的成长**

1.胚胎已经可以称为胎宝宝了，总长约25毫米。

2.手臂更长了，臂弯处肘部已经形成，手部在手腕处有弯曲，两脚开始摆脱蹼状的外表，可以看得见脚踝。

3.头部很大，脸形初现，眼睑、声带、鼻子已经明显。

4.所有的神经肌肉器官都开始工作了，生殖器官已经在生长了。

第10周状况

● **母体的变化**

1.妊娠反应还会持续。

2.阴道分泌物增多，容易发生便秘和腹泻。

3.孕妈妈静息时心输血量增加。

● **胎儿的成长**

1.胎宝宝的身长可达4厘米，形状像扁豆荚。

2.手臂更加长，肘部更加弯曲。腕和脚踝发育完成并清晰可见，指甲开始出现。手、脚、头以及全身都可以灵巧活动了。

3.肠管也内移腹腔了，胃开始产生一些消化液，肝脏开始制造血细胞，肾脏也可以从胎宝宝的血液中析出某些废物（尿酸）。

4.视网膜已完全着色，眼睑黏合在一起。味蕾开始形成。

🌸 第11周状况

● 母体的变化

1.现在早孕反应已经开始减轻，再过几天恶心呕吐、食欲不振的现象就要结束了，你会时常感到饥饿。

2.乳房变化明显，出现胀痛和刺痛感。乳晕、乳头开始着色、变深，阴道分泌物（白带）日渐增多。

3.子宫将上升到骨盆以上，增大的子宫压迫膀胱和直肠，可产生尿频和便秘的症状。

● 胎儿的成长

1.身长可以达到4~5厘米，体重达到14克左右。

2.皮肤变得更厚了，且没有那么透明了。身体的比例越来越接近新生儿。

3.胎宝宝的姿势看起来比之前更直了。

🌸 第12周状况

● 母体的变化

1.孕早期在本周结束。妊娠初期症状逐渐消失。

2.消化道的各器官随着子宫增大，其解剖位置也发生了相应的变化，如胃趋向水平位，肝向上、向右后方移位等。

3.子宫如新生儿胎头大，子宫底达耻骨联合上2~3横指。

● 胎儿的成长

1.身长可达到6.5厘米左右，已经初具人形。

2.各种器官基本形成，维持生命的器官已经开始工作，如肝脏开始分泌胆汁、肾脏分泌尿液到膀胱等。

3.手指和脚趾完全分开，部分骨骼开始变得坚硬。已有皮肤的感觉。

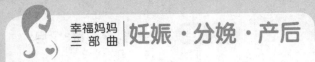

🌸 **专家提示**

怀孕第3个月了，你是否已经适应了怀孕的各种症状呢？本月因胎盘功能尚未成熟，仍然比较容易发生流产，应该多加注意。

本月专家提示如下：

1.孕吐反应剧烈以致不能进食时，应迅速到医院治疗。

2.避免做剧烈活动。

3.避免让身体受强烈震动和颠簸。

4.阴道少量流血并伴下腹痛有宫外孕的可能，尽早去医院确诊，以防宫外孕破裂危及生命。

5.不要长途出行，孕早期易发生流产。

6.居室里电器用品的电线不可缠绕在一起，保证地面上无电线摆放，小心绊倒孕妈妈。

7.生活中经常使用的物品，要放在容易取放的地方。

8.不可长时间骑单车，尤其是在不平坦道的路上，这样易使盆腔充血而导致流产。如果要骑一定要选择平坦路面，但时间不宜过长。

9.去医院做常规口腔检查，防治口腔疾病。

10.本月要做一次全面的产前检查。

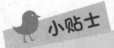
小贴士

了解胎儿的发育状况

妻子从计划做妈妈开始就会找来各种与怀孕和育儿有关的图书，没事就捧着看。那么你是否想过也拿过一本，大概翻几页。了解一些与怀孕有关的知识和胎儿的发育状况，可以使"怀孕"这件事情对你来说显得更加真实，即便是在她的肚子还没有隆起的时候。这样准爸爸就可以随时想象宝宝在腹中快乐成长的模样，也可以和孕妈妈一起感受宝宝的成长，这必将是一件幸福的事。

孕3月饮食与营养

孕3月饮食原则

怀孕第3个月，胎宝宝体积尚小，所需的营养应重质不重量。11周以后，由于胎宝宝迅速成长和发育，营养的需求量也日渐增多，尤其要注意多供给含蛋白质、糖和维生素较多的食物。

由于早孕反应，以及增大的子宫压迫胃和其他消化器官，孕妈妈常会出现消化不良，食欲不振等情况。这时孕妈妈除了少吃多餐外，在饮食结构方面还应挑选容易消化的、新鲜的食物，尽量避免吃油炸、辛辣的食物。

孕妈妈的营养供给应全面、丰富，主要食品应包括以下几类。

1.食用蛋白质含量丰富的食品，如瘦肉、肝、鸡、鱼、虾、奶、蛋、大豆及豆制品等，蛋白质的摄入量宜保持在每日80～100克。

2.保证充足的碳水化合物，这类食品包括五谷和土豆、红薯、白薯、玉米等杂粮。

3.保证适量的脂肪，植物性脂肪更适应孕妈妈食用，如豆油、菜油、花生油和橄榄油。

4.适量增加矿物质的摄取，如钙、铁、锌、铜、锰、镁等，其中钙、铁、镁非常重要。

5.补充维生素，多吃蔬菜和水果。注意蔬菜一定要食用新鲜的，干菜、腌菜和煮得过烂的蔬菜中，维生素大多已经被破坏了。

6.尽量少吃刺激性的食物，如辣椒、浓茶、咖啡等；不宜多吃过咸、过甜及过于油腻的食物；绝对禁止饮酒吸烟。

7.少食多餐，以避免胃太空或太饱。孕妈妈不必拘泥于一日三餐的固定模式，想吃的时候就吃。

孕3月营养要素

1.镁

镁不仅对胎宝宝肌肉的健康至关重要，而且还有助于骨骼的正常发育。研究表明，怀孕的前3月摄取的镁的数量关系到新生儿的身高、体重和头围大小。另外，镁对孕妈妈的子宫肌肉恢复也很有好处。含镁的食物主要有：色拉油、绿叶蔬菜、坚果、大豆、南瓜、甜瓜、葵花籽和全麦食品等。

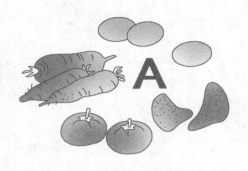

2.维生素A

胎宝宝发育的整个过程都需要维生素A，因为它能保证胎宝宝皮肤、胃肠道和肺部的健康。怀孕的头3个月，胎宝宝自己还不能储存维生素A，因此孕妈妈一定要保证摄入充足的维生素A。含维生素A多的食物主要有甘薯、南瓜、菠菜、芒果等。

3.蛋白质

蛋白质是构造人的内脏、肌肉以及脑部的基本营养素，与胎宝宝的发育关系极大，孕妈妈如果缺乏蛋白质，不仅会导致胎宝宝发育迟缓或发育不良，造成先天性疾病和畸形，而且容易引起流产，同时产后母体也不容易恢复。所以，孕妈妈要多食用蛋白质含量丰富的食品，如瘦肉、肝、鸡、鱼、虾、奶、蛋、大豆及豆制品等，蛋白质的摄入量宜保持在每日80～100克。

4.维生素D

缺乏维生素D可导致孕妈妈骨质软化、骨盆畸形。在孕妈妈有低钙症状，血中钙磷乘积低于40时，胎宝宝可有先天性佝偻病。一般孕妈妈血中维生素D随孕期增长而下降，故孕妈妈应该多接受日光照射。我国推荐的孕妈妈维生素D供给量为107 μg/d。海鱼，禽、畜肝脏，蛋，奶中维生素D的含量都较丰富。

5.碘

妊娠期间，胎宝宝一天天长大，碘的需要量也在增加。妊娠12～22周，正是胎宝宝大脑和神经系统形成的重要时期，若碘元素和甲状腺素缺乏，会造成大脑皮质中主管语言、听觉和智力的部分不能得到完全分化和发育。人体的碘80%～90%来源于食物，成人每天需碘70～100微克，孕妈妈每天需碘175微克，富含碘的食物有海带、紫菜、海虾、海鱼等。

❀ 不宜多吃温热补品

不少孕妈妈怀孕后就经常吃人参、桂圆之类的补品，以为这样可以使胎宝宝发育得更好，将来能生一个健康、聪明的小宝宝。其实，这类补品对孕妈妈和胎宝宝都是利少弊多。

中医学认为，妊娠期间，孕妈妈的月经停闭，脏腑经络之血皆注于冲任以养胎，母体全身处于阴血偏虚、阳气相对偏盛的状态，因此孕妈妈容易出现"胎火"。

孕妈妈由于血液量明显增加，心脏负担加重，子宫颈、阴道壁和输卵管等部位的血管处于扩张、充血状态，加上内分泌功能旺盛，分泌的醛固醇增加，容易导致水、钠潴留而产生水肿、高血压等疾病。另外，孕妈妈由于胃酸分泌量减少，胃肠道功能减弱，会出现食欲不振、胃部胀气及便秘等现象。

在这种情况下，如果孕妈妈经常吃温热性的补品，如人参、鹿茸、桂圆、阿胶等，势必导致阴虚阳亢，因气机失调、气盛阴耗、血热妄行，会加剧孕吐、水肿、高血压、便秘等症状，甚至会发生流产或死胎等。

因此，孕妈妈不宜长期服用或滥服温热补品。

❀ 多吃粗粮好处多

孕妈妈的日常饮食，对于胎宝宝的发育十分重要。提高日常饮食质量，并不意味着只吃精制的细粮，而对于粗粮置之不理。因为有些营养素更多是包含在粗粮里，此外粗粮还有意想不到的食

疗作用，比如玉米、红薯、糙米就是粗粮中的上等佳品。

1.玉米

粗粮中的黄玉米含有丰富的不饱和脂肪酸、淀粉、粗蛋白、胡萝卜素、矿物质、镁等多种营养成分，它的每个部位都富含人体所需的营养成分，比如玉米子，其中的黄玉米子，富含镁，能够舒张血管，加强肠壁蠕动，促进身体新陈代谢，加速体内废物排泄，它还富含谷氨酸，能促进脑细胞的新陈代谢，排除脑组织中的氨。而红玉米子，则富含维生素B_2，经常食用，可以预防并治疗舌炎、口腔溃疡等因缺乏核黄素而引发的病症。

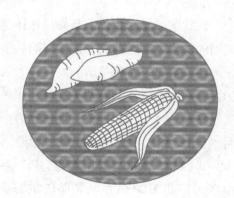

2.红薯

红薯富含淀粉、钙铁等矿物质，而且其所含的氨基酸、维生素A、B族维生素、维生素C都要远远高于那些精制细

粮。红薯还含有一种类似于雌性激素的物质。孕妈妈经常食用，可以让皮肤白皙、娇嫩。

3.糙米

每100克糙米胚芽中就含有3克蛋白质、1.2克脂肪、50毫克维生素A、1.8克维生素E以及含锌、铁各20毫克，镁、磷各15毫克，这些营养素都是孕妈妈每天需要摄取的。

所以，在平时的饮食中，你一定要注意饮食的合理搭配，全面摄取营养，这样，你的宝宝才会长得更聪明、更健康，也更可爱。

适量摄入"脑黄金"

现代营养学家指出，孕妈妈在怀孕期间的饮食非常重要，它直接影响胎宝宝的生长发育，特别是脑的发育。大脑的发育在胎宝宝期共有两次高峰，第一次在妊娠3~4个月内，第二次在妊娠7个月到足月，所以孕3月是健脑的关键期。

大脑50%~60%是脂肪类物质，其中多烯脂肪酸DHA是脑脂肪的主要成分。它们对大脑细胞，特别是神经传导系统的生长、发育起着重要的作用。

"脑黄金"是不饱和脂肪酸二十二碳六烯酸的时髦用语，它的英文缩写是DHA，属于人体大脑中枢神经和视网膜发育不可缺少的营养物质。DHA属于长链多不饱和脂肪酸中的一种，和蛋白质、氨基酸一样，是人类健康不可缺少的营养要素之一。

人的大脑有140多亿个神经元，而DHA是人脑细胞的主要组成成分，人脑细胞脂质中10%是DHA，DHA还是构成脑磷酯、脑细胞膜的基础，对脑细胞的分裂、增殖、神经传导、突触的生长和发育起着极为重要的作用，是人类大脑形成和智商开发的必需物质。它对视觉、大脑活动、脂肪代谢、胎宝宝生长及免疫功能和避免老年性痴呆都有极大的影响，DHA缺乏时可引发一系列症状，包括生长发育迟缓、皮肤异常鳞屑、不育、智力障碍等等。

胎儿期是人体积聚DHA等大脑营养最迅速的时期，也是大脑和视力发育最快的时期。孕妈妈摄入DHA等营养可以通过脐带供胎宝宝吸收，满足胎宝宝的发育需要。若胎宝宝从母体中获得的DHA等营养不足，大脑发育过程有可能被延缓或受阻，智力发育将停留在较低的水平，而且有可能造成婴幼儿视力发育不良。因此，孕妈妈及时摄入足量的"脑黄金"是十分必要的。

🌸 豆类食品可以健脑

豆类食品也是重要的健脑食品，孕妈妈应该适量地多吃些豆类食品，这对胎宝宝脑的发育十分有益。

1.大豆

大豆中含有相当多的氨基酸，正好弥补米、面中营养的不足。这些营养物质都是胎宝宝脑部发育所需的重要营养物质，可见大豆是很好的健脑食品。

大豆中蛋白质含量占40％，不仅含量高，而且是适合人体智力活动需要的植物蛋白。因此，从蛋白质的角度看，大豆也是高级健脑品。

大豆脂肪含量也高，约占20％。在这些脂肪中，亚油酸、亚麻酸等多种不饱和脂肪酸又占80％以上，这也说明大豆是高级健脑食品。

2.豆豉

发酵大豆也叫豆豉，是非常有营养的豆制品。它含有丰富的维生素B_2，其含量比一般大豆高约1倍。维生素B_2在谷氨酸代谢中起着非常重要的作用，而谷氨酸是脑部的重要营养物质，多吃可以提高人的记忆力。

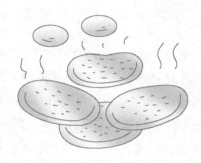

3.豆腐

豆腐是豆制品的一种，其蛋白质含量占35.3％，脂肪含量占19％，是非常好的健脑食品。如油炸豆腐、冻豆腐、豆腐干、豆腐片（丝）、卤豆腐干等都是健脑食品，孕妈妈可以搭配食用。

4.豆浆

豆浆中亚油酸、亚麻酸等多不饱和脂肪酸含量都相当多，是比牛奶更好的健脑食品。孕妈妈应该经常喝豆浆，或与牛奶交替食用。

不过，值得注意的是，豆制品虽好，孕妈妈也不宜过量食用，如果孕妈妈食入过多的豆制品，人体对铁元素的吸收功能就会受到抑制，从而导致孕妈妈出现不同程度的疲倦、嗜睡、贫血、身体无力等症状。所以孕妈妈食用豆制品要适量。

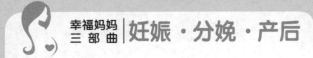
🌸 多吃补脑益智的坚果

坚果含有胎宝宝大脑发育所需的第一营养成分脂类（不饱和脂肪酸），还含有15%～20%的优质蛋白质和十几种重要的氨基酸，这些氨基酸都是构成脑神经细胞的主要成分。所以为了让胎宝宝更聪明，孕妈妈要多吃坚果。

1.杏仁

杏仁有降气、止咳、平喘、润肠通便的功效。对于预防孕期便秘有很好的作用。但是中医认为杏仁有小毒，不宜多食。

推荐食用方法 如果你不喜欢吃纯杏仁，可以尝试一下带杏仁的巧克力。

2.花生

花生中的蛋白质含量高达30%左右，其营养价值可以与鸡蛋、牛奶、瘦肉等媲美，而且容易被人体吸收。花生皮还有补血的功效。

推荐食用方法 与黄豆一起炖汤，也可以和莲子一起放在粥里或者米饭里。最好不要用油炒。

3.瓜籽

南瓜籽可以防治肾结石病；西瓜籽中医认为性味甘寒，具有利肺、润肠、止血、健胃等功效；葵花籽所含的不饱和脂肪酸能起到降低胆固醇的作用。

推荐食用方法 大多是炒熟或煮熟了来吃。不过在煮的过程中可以根据自己的口味加入香料或调味剂，可以有五香的、奶油的、椒盐的等。

4.核桃

补脑、健脑是核桃的第一大功效，另外其含有的磷脂具有增长细胞活力的作用，能增强机体抵抗力，并且可以促进造血和伤口愈合。另外，核桃仁还有镇咳平喘的作用。尤其是经历冬季的孕妈妈，可以把核桃作为首选的零食。

推荐食用方法 核桃可以生吃，也可以加入适量盐水，煮熟吃，还可以和栗子等一起煮粥吃。

5.松籽

松籽含有丰富的维生素A和维生素E，以及人体必需的脂肪酸、油酸、亚油酸和亚麻酸，同时还含有其他植物所没有的皮诺敛酸。它不但具有益寿养颜、祛病强身的功效，还具有防癌、抗癌的作用。

推荐食用方法 生着吃，或者做成美味的松仁玉米。

孕3月生活保健

🌸 远离"二手烟""二手香"

1.二手烟

孕妈妈不会吸烟，但往往容易忽略或难以避免"二手烟"。二手烟的危害有如下几点。

（1）可能增加孕妈妈患胃病的几率，还可能会导致孕妈妈厌食。

（2）烟尘中的有害物质可能引起胎宝宝畸形，甚至导致流产。

（3）烟雾里含有的尼古丁可以引起子宫动脉收缩，使母体不能顺利地给胎宝宝供氧，从而可能导致胎宝宝氧气不足、营养不良。

为了自身及胎宝宝的安全，孕妈妈一定要时刻注意远离"二手烟"。

2.二手香

除了"二手烟"外，"二手香"的危害也很大。二手香是指从环境中被动吸入不良的香味。香味的来源主要包括香味过浓的化妆品（如香水、护肤品），空气芳香剂（如卫生间、车内的空气芳香剂）。味道过于浓烈的香气，会严重威胁人体的健康，尤其是对孕妈妈和胎宝宝不利。

很多人对二手香都有过敏的反应，尤其是在封闭的环境里，味道过于强烈容易使喷洒香水的人和吸入二手香的人出现头痛、头晕、打喷嚏、流泪、胸闷等症状。

对孕妈妈来说，二手香可能比二手烟更令人担忧。因为孕妈妈体内激素水平变化较大，闻到香水更容易过敏。

由于香水的成分会在体内积蓄，所以女性在怀孕前也不宜使用过浓或者劣质的香水。

TIPS

专家建议，如果出于礼仪需要喷洒香水，一定要选择那些取得卫生许可证、标识规范的香水，并尽量选择清淡、天然香料配制的香水。

🌸 安全使用家里的化学用品

1.家里常用的化学用品

`洗浴用品` 洗发水、沐浴露、香皂、洗手液。

`洗涤剂` 洗衣粉、洗衣液、柔顺剂、洗洁精、洁厕剂。

`其他化学品` 杀虫喷雾剂、蚊香、空气清新剂。

2.家里常用的也不安全

既然是化学用品，就多多少少会对身体有一定的危害。比如几乎所有的清洗剂（包括洗发水、沐浴露）中都含有一种叫做"聚氯乙烯烷基硫酸钠"的化学物质，它可以使清洗剂产生泡沫，但同时也有致癌的作用。洗洁精、洗衣粉等的主要成分烷基磺酸钠，不仅具有协同致癌的作用，还对胎宝宝有潜在的致畸作用。

3.安全使用化学用品的方法

双手经常接触洗涤剂，其有害化学成分可以经皮肤渗透或进食时随食物进入你的体内。这就需要你在使用化学品时使用一些方法，来尽量减少与它们接触的机会。

`戴手套` 在清洗衣物和餐具时，你可以戴上橡胶手套，避免洗涤剂直接接触皮肤。用洗涤剂清洗过的衣物、餐具，要用清水多冲洗几遍，减少其中有害化学成分的残留，还要将双手彻底洗干净。

`减少用量` 使用洗涤剂时要牢记"能不用就不用，能少用不多用"的原则，尽量减少使用量。用吃剩下的米汤或者米饭清理餐具，可以去除餐具上的大部分油渍；对于没有油污的餐具，只要在沸水中浸泡杀菌即可。

`选购性质温和制品` 在购买洗涤剂时，最好先看看它的成分，选择那些添加剂少、性质温和的，然后打开盖子闻一闻，气味清淡的为佳，如果气味刺鼻，则尽量不要购买。

🌸 孕妈妈洗澡的注意事项

孕妈妈经常洗澡能够促进血液循环、消除疲劳，促进身体的新陈代谢，心情也会跟着愉快起来。孕妈妈现在毕竟和以前不一样了，所以在洗澡的过程中，会有很多需要注意的地方。

1.洗澡方式最好采用淋浴

妊娠期间，由于身体内激素的分泌发生了变化，使阴道分泌物的酸碱性改变，阴道对外来病菌的抵抗力降低，坐浴时。浴后的脏水可进入阴道，进而引起宫颈炎、附件炎，有时还会导致宫内感染，引起早产，尤其是妊娠后期更易发生这种情况。因此，孕妈妈不宜盆浴，更不能到公共浴池去洗澡。

2.淋浴时避免滑倒

尤其是妊娠晚期更应该注意。洗澡时要扶着墙边站稳，不要滑倒。最好是请家人帮忙擦澡。

3.洗澡时间不要过长

孕妈妈洗澡时间过长，会造成胎宝宝缺氧，胎宝宝脑缺氧时间如果过长，则会影响神经系统的生长发育。因此，孕妈妈洗澡的时间一般应不超过15分钟，或以孕妈妈本身不出现头昏、胸闷为度。

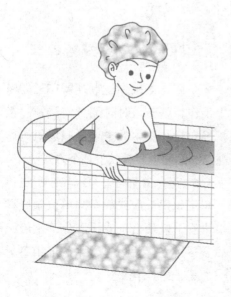

4.洗澡时水温不宜过高

孕妈妈洗澡时水温过高，会对胎宝宝的中枢神经系统造成危害。若孕妈妈体温比正常体温高1.5℃时，胎宝宝细胞发育可能停滞；上升3℃时，则有杀死胎宝宝脑细胞的危险。因此，孕妈妈不要用39℃以上的温水洗澡。

孕早期谨慎过性生活

女性怀孕后因内分泌机能发生改变、早孕反应和顾及对胚胎的影响，对性生活的要求和性反应都会降低。另外，妊娠前3个月，一方面由于胎盘尚未发育成熟，胎盘与子宫壁的连接还不紧密，另一方面孕激素分泌不足，不能给予胚胎强有力的维护，此时进行性生活，可能会造成流产。

所以孕早期应谨慎过性生活，丈夫应关心体谅妻子，为了孕妈妈和胎宝宝的健康，孕早期应尽量减少性生活。

孕期做家务的注意事项

孕妈妈在妊娠期间坚持做适当的家务，对母子健康都是有益的，适度的家务劳动能增强孕妈妈的体质，提高免疫能力，有效地防止多种疾病的发生。但在做家务的同时也得考虑到宝宝的存

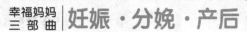

在，要量力而为，掌握一定的尺度。具体说来，孕妈妈应注意以下几个方面。

1.不宜登高去打扫卫生，不要搬沉重的东西，因为这些动作既危险，又容易压迫腹部。弯腰用抹布擦东西的活也要少干或不干，在妊娠后期最好是不干。同时也别在庭院里干除草一类的活，因为长时间蹲住，骨盆容易充血，也易导致流产。

2.冬天在寒冷的地方打扫卫生时，不能长时间接触冷水，因为身体着凉了容易导致流产。

3.做饭时为避免脚部疲劳、浮肿，能坐在椅子上做就坐着做。孕晚期注意不要让灶台压迫已经凸出的大肚子。

4.出去买东西要选择人少的时候，以免在人群中被撞到腹部。当感冒流行时，也易被传染上。去大商店尽量别爬楼梯，要利用电梯。一次别买太多的东西，必要时可以分几次去买。不要骑自行车出去买东西，特别是在妊娠后期，因为骑自行车时腿部用力的动作太大，容易导致流产。

5.洗完衣服晾衣服时，因为是向上伸腰的动作，要肚子用力，因此要特别小心。如果孕妈妈一定要自己晾衣服，可以把晾衣服的竹杆降低些。另外，若孕妈妈洗的衣服太多时要干一会儿歇一

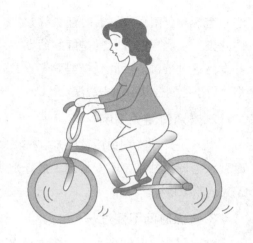

会儿，才不会因长时间站立而造成下半身出现浮肿等。熨衣服要在高矮适中的台上进行，坐在椅子上更合适。抱被子和晾被子之类的事，应该由丈夫去做，因为孕妈妈做这些活会压迫腹部，影响到胎宝宝的发育。

孕期工作中的注意事项

怀孕后，如果你还继续留在工作岗位上工作，就应该时时注意安全，注意保护好自己和腹中的宝宝。职场妈妈需要注意的问题主要有以下几个方面。

1.一旦确诊怀孕，并计划好要孩子，职场妈妈就应该尽早向单位领导和同事讲明，以便合理安排工作。下班回家后要尽可能早些休息，以保证第二天有一个良好的工作状态。

2.孕早期孕妈妈都会有恶心、呕吐等不适的反应，所以建议职场妈妈在办公桌和口袋里可以放几个塑料袋，以备呕吐时急用。空腹易加重妊娠反应，上班时可以带些小食品，在不影响工作的情况下，职场妈妈可以随时吃一点，但注意不要影响到工作。

3.职场妈妈要注意补充水分，多喝水。如果你小便次数增加，不要不好意思，孕期随时排净小便很重要，否则不利于健康。

4.避免长时间以同一个姿势工作。坐在办公室工作的人，往往需要长时间保持一种姿势，这样很容易疲劳。建议孕妈妈要半个小时改变一下姿势，伸伸胳膊、腿，以解除疲劳。如果像商场售货员那样长时间站着工作，要随时注意休息，累了就坐一会儿。此外，长时间坐着工作的孕妈妈，可以在脚下垫一个小台子，以抬高脚的位置，防止浮肿。

5.不要突然站起。随着胎宝宝的成长，母体的血液循环负担加重。因此，孕妈妈突然站起，向高处伸手放东西或者拿东西，都可能会发生眼花或脑贫血，容易摔倒，所以要注意一切行动都应采取"慢动作"。

6.怀孕5个月后，孕妈妈的腹部已经明显地显现出来了，这时候要注意不要碰撞到腹部，或使腹部受压。

7.穿舒适的鞋和宽松的衣服。无论自己身材变成什么样子，衣服都要比身材大一号，这样才能给自己的身体和胎宝宝一个自由的空间。职场妈妈还可以试试专为职场孕妈妈准备的贴身内衣和特制的袜子，那样有利于减轻静脉曲张和肿胀感。

8.注意防辐射。孕妈妈工作时，电脑会产生辐射，但身在职场又离不开电脑。那么，到底应该怎样解决这个问题呢？一是穿防辐射防护服，二是职场妈妈在使用电脑时最好与电脑保持一臂之隔，尽量不要站在电磁波辐射严重的主机侧面或后方。另外，笔记本电脑的辐射比台式机要小得多，但最好不要放在大腿上使用。

9.为了使身体得到休息，要充分利用午休和其他休息时间。也可以在户外晒晒太阳，散散步，或做点轻微的运动，放松放松身体。这些都可以帮助解除疲劳，变换心情。

🌸 和老公一起写妊娠日记

1.妊娠日记须记的内容

末次月经日期 医生可以根据你末次月经的日期计算你的预产期，并依此判断胎宝宝的生长发育情况。

早孕反应 记录你早孕反应开始的日期和反应程度，进食情况以及医生治疗的情况等。

接受放射等有毒有害物质情况 各种放射线均对胎宝宝不利，你在孕期如果做过X线检查或接触过其他放射物质，应该记录下照射部位、剂量和时间。另外，如果在化学制剂污染严重的环境中工作，也应记录。

阴道流血 妊娠期出现阴道流血，大多是先兆流产，也可能是异位妊娠等原因。如果你有类似的情况，应记录血色、血量及有无其他物质排出。

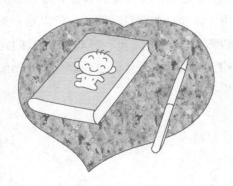

胎动的情况 胎动是判断胎宝宝生长发育良好与否的重要依据。你要记录首次出现胎动的日期和以后每天胎动的详细情况，包括发生时间、持续时间、两次胎动的间隔时间和胎动强度等。

体重 你要密切关注并记录自己的体重变化，供医生参考，并依此调节饮食和活动量。

性生活情况 在妊娠早期和晚期是禁止性生活的，在孕中期性生活次数也不要过频。每次性生活都应有记录。

产前检查情况 你要将每次产前检查的日期、项目和结果都记录下来，如血压、尿蛋白、血红蛋白、有无水肿及宫底高度等。

2.可记录的其他情况

你还可以记录孕期生活、工作和心理上的变化，内容可以是你认为非常重要的事情，也可以是家庭生活中的琐事，也可以和自己的小宝宝进行角色对话，总之随心所欲就好。

当然，写妊娠日记主要还是出于个人的习惯和爱好，并不是每位孕妈妈都非写不可。如果你平时没有写日记的习惯或者觉得麻烦不想写，那就可以不写，不要因此产生太大的精神压力和负担，以免影响到胎宝宝的发育。

及时去医院建立档案

1.建立怀孕档案的作用

在医院建立怀孕档案后，你每次的产检情况都会详细地记录在案，主要是为了能够更全面地了解你的身体状况和胎宝宝的发育情况，以便更好地应对孕期发生的状况。临产时医生会根据档案中的记录和你的身体状况来决定是顺产还剖宫产，万一有特殊情况也可以在短时间内作出准确的判断。

你选择在哪家医院生产，就在哪家医院建立档案，最好不要中途转院，以确保信息的全面性和连续性。

2.掌握好建档的时间

建档一般是在怀孕3~4个月时进行，建档的同时就要进行第一次产检。另外，建档之前要办理好准生证。你需要提前了解相关情况，配合自己的时间按部就班地办理准生证和建立档案，以免到时候理不清头绪，出现慌乱失措的情况。

3.建档需带的证件

建档一般需要带上身份证，参加医疗保险的要带上医保卡。当然，各地医院的规定可能不尽相同，你去之前最好打电话咨询清楚，避免因漏带证件而来回奔波的麻烦。另外，不要忘记带钱，地区和医院的级别不同收费也会不同。

4.建档需做的检查

建档时的检查项目包括身高、体重、血压、宫高、腹围、胎方位、胎心、尿常规、血常规、妇科检查、心电图等，以了解胎宝宝的发育情况。如果各项检查的结果都合格，医院就会为你建档。

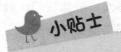 小贴士

理解妻子的"性担忧"

孕妈妈在怀孕期间，性欲可能会有所减退，加上早孕反应带来的不同程度的不适感，对性生活的兴趣自然也会降低。这时准爸爸不要有不满和抱怨，而是要通过其他的方式来调节两人的关系，比如陪孕妈妈听听歌、散散步，这也可以成为你们很好的交流方式。

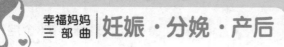

产检项目的作用和意义

产检很重要，但不同地方、不同医院，产前检查的时间、次数和项目往往不同，很容易让人困惑。我们需要做的就是了解各个产检项目的作用和意义。下面我们为你作简要的介绍。

1.量身高

最初做检查时测一次即可。医生将通过身高和体重的比例来估算你的体重是否过重或过轻，以及盆骨大小。

2.测量体重

每次检查的必测项目。通过孕妈妈的体重可以间接检测胎宝宝的成长。整个孕期体重增加约为12.5公斤，每周增加350～500克之间。

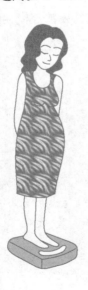

体重增得太多易出现并发症，心脏负担过重；体重增得太少又会导致胎宝宝营养不良，影响胎宝宝的正常生长。

3.量血压

每次检查的必测项目。一般标准值不应超过130/190mmHg，或与基础血压（孕前血压）相比增加不超过30/15mmHg。血压高是妊娠高血压疾病的症状之一，一般发生在20周以后，它将影响胎宝宝的发育成长。

4.测宫高与腹围

孕期宫高和腹围每月的增长有一定的标准，而到后期通过测量宫高和腹围，可以估计胎宝宝的体重。同时根据宫高妊娠图曲线以了解胎宝宝宫内发育情况，是否发育迟缓或巨大儿。如果连续2周宫高没变化，须立即去医院咨询。

5.浮肿检查

妊娠5～6个月后，胎宝宝的增大和羊水的增多以及宫体对下肢血管的压迫使下肢血液回流不畅造成脉压增高，下肢容易出现浮肿。另外，浮肿也是妊娠期高血压疾病的表现之一，所以要区分清楚是妊娠期的水肿还是妊娠期高血压疾病所引起的浮肿。

如果浮肿现象严重，必要时就要进行利尿治疗。

6.B超检查

妊娠期间一般要做3次B超检查。第一次在20周以后,重点在于排畸,过早看不清;第二次检查在34周左右,目的是监测羊水量、胎盘位置、胎盘成熟度及有无畸形,了解胎宝宝发育与孕周是否相符;第三次在37周后,查看有无畸形、有无脐带绕颈、脐脑动脉的血流好不好,并了解发育情况、确定胎位,为确定生产方式提供依据。

7.心电图

一般在初诊和32~34周时分别做一次心电图。初诊时,主要是了解一下孕妈妈的心脏功能,排除心脏疾病,以确认孕妈妈是否能承受分娩,有问题的话要及时治疗。另外,孕期心脏的负担会经历两个高峰时期,第一个高峰是妊娠32~34周,第二个高峰是分娩时,所以第一个高峰时要做一下心电图,看看心脏负担情况。

8.血液检查

通常在第一次产检最为细致,包括很多项目,如肝功能、肾功能、血型(ABO)、巨细胞、风疹、弓形体病毒感染、梅毒筛选等,如果要保留脐血还要做艾滋病毒检查。

9.内诊

内诊也叫阴道检查,内诊在初次检查及孕晚期时做。主要是对宫颈、阴道、外阴进行检查,从外而内,先是看外阴,然后检查阴道和宫颈。阴道内的检查,主要看是否湿疣、血管扩张、阴道畸形、阴道横隔、阴道纵隔、双阴道等与分娩相关的情况。

✿ 产前检查计划项目表

孕早期产检项目

月份	1~3个月
周数	12周内
检查次数	早孕建卡
常规检查	妇科检查
化验检查	血常规 尿常规 白带 梅毒筛查

孕中期产检项目

月份	4个月	5个月	6个月	7个月
周数	13～16周	17～20周	21～24周	25～28周
检查次数	初查	每4周1次		
常规检查	身高 体重 血压 宫高 腹围 浮肿检查 胎心多普勒听诊	体重 血压 宫高 腹围 浮肿检查 胎心多普勒听诊		
化验检查	尿常规 血常规（筛查唐儿） 内诊（子宫颈防癌涂片检查）	尿常规 血常规（根据医生的建议）		
辅助检查	心电图	B超检查2次（17～20周、23周左右）		

孕晚期产检项目

月份	8个月	9个月	10个月
周数	29～32周	33～36周	37～40周
检查次数	每2周1次		每周1次
常规检查	体重 血压 宫高 腹围 浮肿检查 胎心多普勒听诊		体重 血压 宫高 腹围 浮肿检查 胎心多普勒听诊
化验检查	尿常规 血常规（根据医生的建议）		尿常规血常规（根据医生建议）
辅助检查	骨盆内诊、心电图、B超检查（36周左右）		胎宝宝监护

孕3月心理保健

🌸 如何减轻心理负担

尽量放松自己 放弃那种想要在宝宝出生以前把一切打点周全的想法，尽量多做一些会使自己感到愉快的事情。照顾好自己，是孕育一个健康可爱宝宝的首要前提。

和准爸爸多交流 保证每天有足够的时间和准爸爸在一起，并保持亲昵的交流，如果身体允许，可以考虑一起外出度假，有准爸爸做坚强的后盾，可以让孕妈妈放心。

把情绪表达出来 在怀孕的非常时期，孕妈妈需要爱人和朋友的精神支持，而只有当孕妈妈表达出了自己的感受时，他们才能给予最有效的安慰。

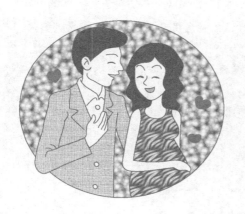

和压力作斗争 不要总是觉得生活充满挫败感，要注意调整情绪，多做深呼吸，充分睡眠，多运动，注意休息。

🌸 如何保持良好的心情

在胎宝宝的发育过程中，孕妈妈的心态与胎宝宝的生长发育关系密切。孕妈妈的心态还会直接影响胎宝宝出生后的外表、生理功能、智力、情绪及行为等。因此，为了孕育一个聪明、健康、活泼的宝宝，孕妈妈应该以对胎宝宝的爱，来提高自我修养，扩大自己的胸怀，从而能够排除不健康的情绪，始终保持良好的心情。

以上是理想状态。但人都有心情不好的时候，那么，当孕妈妈心情不好的时候，该怎么办呢？方法如下：

社交法 闭门不出会使孕妈妈郁郁寡欢，孕妈妈应积极参与孕妈妈俱乐部活动，广交朋友，将自己置身于乐观向上的人群中，充分享受友情的欢乐。

告诫法 在孕期要经常告诫和提醒自己不要生气、不要着急，时刻要想着宝宝正在无时无刻地关注着自己。

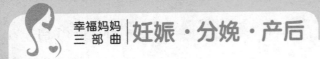
释放法 这是相当有效的情绪调剂方法，可以通过打电话或写信等方式向知心的朋友叙说自己的处境和感情，让你的烦恼烟消云散，得到令人满意的"释放"。

协调法 每天抽出半个小时的时间，到附近草木茂盛的宁静小路上散散步、做做简易的体操，心情就会变得舒畅起来。

美容法 可以尝试着改变一下自己的形象，如改变一下发型，换一件新衣服等。还可以买一些家居饰品，点缀家庭的同时，也可以让自己拥有一份良好的心情。

转移法 消除烦恼最好的方法是离开使人不愉快的环境。可以通过能引起自己兴趣的活动，如听音乐、看画册、郊游等，使自己的心情愉快起来。

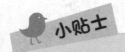

不要让妻子在厨房久留

研究表明，空气污染并不是在外周环境中，而主要是在家中的厨房里。厨房里的煤气或液化气燃烧后，会产生多种有害气体，如二氧化碳、二氧化硫、二氧化氮、一氧化碳等，特别是煎炒食物产生的油烟会使得污染更加严重，对孕妈妈的健康非常不利。如果久留在厨房，孕妈妈会吸入大量有害于胎宝宝生长发育的气体和有毒物质。

准爸爸应做到：

（1）如果情况允许，在这个特殊阶段准爸爸应主动地多承担一些做饭等家务，最好让爱妻远离厨房，至少接触得越少越好。

（2）如果情况不允许，可以在厨房里安上质量可靠的抽油烟机或者排风扇，也可以适当地多使用电炊具。

（3）一定要保证厨房有良好的通风条件，尽量减少有害气体和有毒物质对妻子的危害。

孕3月不适与疾病防治

防治孕期贫血的方法

根据世界卫生组织的标准，孕妇血红蛋白＜11克/分升为贫血。孕妇贫血患病率与孕周关系密切。孕妇13周前贫血患病率为16.4%，孕28～37周为高峰，贫血患病率为41.4%，但孕37周下降为32%。因此，孕妇在妊娠13周后，尤其是28周后要增加铁剂的补充，防治贫血。

1.孕妇贫血的原因

（1）随着孕周的增加，血液容量增加，血液相对稀释。

（2）胎儿在母体内生长发育对铁的需要量增加，母亲摄入的铁相对不足，而导致贫血。

2.孕妇贫血的危害

严重贫血会引起循环系统方面的转变，而对母体造成最严重的影响是引发心脏衰竭。对胎儿来说，贫血的直接后果就是孕妇的血细胞携氧能力降低，从而导致胎儿宫内缺氧，进而造成胎死宫内、早产、出生低体重儿；由于胎儿先天铁储备不足，出生后很快就会发生营养性贫血。贫血还会影响胎儿脑细胞的发育，导致孩子以后的学习能力低下。

3.如何预防孕期贫血

多吃含铁丰富的食物 从孕前及刚开始怀孕时，就要开始注意多吃瘦肉、家禽、动物肝及血（鸭血、猪血）、蛋类等富铁的食物。豆制品含铁量也较多，肠道的吸收率也较高，要注意摄取。主食应多吃面食，面食较大米含铁多，肠道吸收也比大米好。

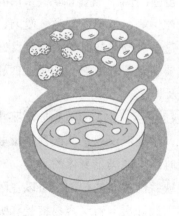

多吃富含叶酸的食物 从孕前3个月开始服用叶酸增补剂，直到怀孕后3个月为止。饮食上注意进食富含叶酸的

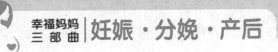

食物，如肝脏、肾脏、绿叶蔬菜及鱼、蛋、谷物、豆制品、坚果等。并且，在做菜时要注意温度不能过高，也不宜烹调时间太久。

多吃有助于铁吸收的食物 水果和蔬菜不仅能够补铁，所含的维生素C还可以促进铁在肠道的吸收。因此，在吃富铁食物的同时，最好一起多吃一些水果和蔬菜，会有很好的补铁效果。另外，还可以在三餐间补充些牛肉干、卤鸡蛋、葡萄干、牛奶、水果等零食，这也是改善贫血的好方法。

妊娠中后期多吃高蛋白食物 妊娠中后期胎儿发育增快，只要孕妇每周体重增加不超过1千克，就要多吃高蛋白的食物，比如牛奶、鱼类、蛋类、瘦肉、豆类等，这些食物对贫血的治疗有良好效果，但要注意荤素搭配，以免过食油腻东西伤及脾胃。

在医生的指导下服用铁剂 对某些孕妇来说，孕期仅仅只是从饮食中摄取铁质，有时还不能满足身体的需要，对于有明显缺铁性贫血的孕妇，可以在医生的指导下选择摄入胃肠容易接受和吸收的铁剂。

做菜多用铁炊具烹调 做菜时尽量使用铁锅、铁铲，这些传统的炊具在烹制食物时会产生一些小碎铁屑溶解于食物中，形成可溶性铁盐，比较容易让肠道吸收。

按时去做产前体检 至少要在妊娠的中期和后期检查2次血色素，多次反复化验血能够及早发现贫血，以便及早采取相应的方法纠正贫血。

白带异常巧应对

妇女的白带是阴道粘膜的渗出物、宫颈腺体及子宫内膜的分泌物混合而成的。正常情况下，白带呈乳白色，排卵期量多稀薄，呈蛋清样。但在妊娠期间阴道的分泌物会比非孕期明显增多，常呈白色糊状，无气味，这属于正常的生理变化，无需治疗。如果白带不但多而且有臭味，且呈豆渣样或灰黄色泡沫状，并伴有外阴瘙痒，则属于异常情况，应及时到医院就诊。

1.应对白带增多的措施

备好自己的专用清洗盆和专用毛巾。清洗盆在使用前要洗净，毛巾使用后晒干或在通风处晾干，因毛巾日久不见阳光，容易滋生细菌和真菌。天天晚上轻轻用温水清洗外阴部。

2.清洗外阴的正确方法

（1）最好采用淋浴，温水冲洗。如无淋浴，可以用盆代替，但要专盆专用。温水清洁阴部最好，水太热容易加剧发炎症状，或用中性、弱酸性或不含皂质清洁用品。不要用消毒药水灌洗阴道，以免破坏阴道正常酸碱性和菌群。

（2）先洗净双手，然后从前向后清洗外阴，再洗大、小阴唇，最后洗肛门四周及肛门。

（3）可使用能够去污灭菌的保健性洁阴用品，但正常情况下用清水就可。

（4）大便后养成用手纸由前向后揩试干净，以免肛门细菌传给阴道和尿道，并用温水清洗或冲洗肛门的习惯。

（5）选用绵织面料或至少底部是棉质的、柔和、宽松的内裤。晚上睡觉时穿四角内裤甚至不穿内裤，让阴部呼吸新鲜空气。少穿紧身牛仔裤、皮裤。

（6）尽量避免久坐，减少使阴部潮湿闷热的机会。少用含香精、有颜色的卫生棉、护垫、卫生纸巾等，这些东西有可能是阴部接触性皮肤炎的元凶。

（7）喝足够的水。平时多喝些果汁、优酪乳，可以预防或舒缓阴道、尿道感染。

🌸 孕早期尿频怎么办

尿频是孕妈妈最容易出现的症状和困扰，尿频的产生主要是因为逐渐增大的子宫和胎头挤压到膀胱，让孕妈妈产生尿意，进而发展为尿频。

膀胱位于子宫的前方，怀孕3个月时，子宫增大，从骨盆腔出来，可以在耻骨联合上方触及到增大的子宫，此时，增大的子宫可以刺激前方的膀胱，出现尿频的症状。到了孕中期后，子宫在腹腔内慢慢增大，对膀胱的刺激也会随之减小。

减少尿频的方法

（1）孕妈妈可以调整饮水的时间，在白天保证水分摄入，控制盐分，为避免在夜间频繁起床上厕所，可以从傍晚时就减少喝水。切记，千万不要因为尿频就刻意少喝水，这样只会导致身体缺水，进而影响胎宝宝的发育。

（2）有了尿意应及时排尿，切不可憋尿。如果憋尿时间太长，而影响膀胱的功能，以致最后不能自行排尿，造成尿潴留。

（3）做凯格尔运动，做此运动不仅可以收缩骨盆肌肉，以控制排尿，还可以减少生产时产道的撕裂伤。此外，排尿时身体向前倾，可以帮助你彻底排空膀胱。

孕3月胎教

🌸 孕3月胎教重点

这个月胎宝宝开始活动了，会踢腿、吃手指、转身等；而且受到刺激后会做出各种反应。因此，这个时候孕妈妈不仅可以抚摸胎宝宝与其沟通信息、交流感情，还应当抚摸胎宝宝，帮助胎宝宝做"体操"。

1.抚摸的方法

孕妈妈平躺在床上，全身尽量放松，在腹部松弛的情况下，用一个手指轻轻按一下胎宝宝再抬起，此时胎宝宝会立即有轻微胎动以示反应；有时则要过一阵子，甚至做了几天后才有反应。

2.抚摸的时间

一般以早晨和晚上开始做为宜，每次时间不要太长，5~10分钟即可。

3.抚摸的注意事项

当你开始轻轻按一下腹部时，如果胎宝宝"不高兴"，他会用力挣脱或蹬腿反射，这时就应该马上停下来。过几天后，胎宝宝对孕妈妈的手法适应了，再从头试做，此时当孕妈妈的手一按，胎宝宝就会主动迎上去做出反应。

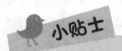
小贴士

准爸爸要剃掉胡须

准爸爸的胡须，特别是浓密的胡须，会吸附并收容许多病菌和空气中的污染物质，如酚、苯、甲苯、氮、铅等。当准爸爸与妻子亲吻时，胡须中的污染物就会顺便进入妻子的呼吸道和消化道。这样，不仅会加大胎儿发育畸形的几率，还容易引起呼吸道或消化道的感染，从而不能保证胎儿能够正常地生长发育。

准爸爸应做到：

(1) 准爸爸在妻子准备怀孕的前半年，要经常注意刮掉胡须。

(2) 妻子怀孕后，准爸爸更要注意经常刮胡须。

🌼 孕3月胎教课程

情绪胎教	良好的情绪在整个孕期都很重要。平和的心态使子宫内供氧充足，孕妈妈仍然可以选择做各种手工、读书、听音乐和朋友聊天等方式让自己心情平静。 遇事不要急着发脾气，先把手放在腹部，这会提醒你，为了这个小家伙，你也要快乐、宁静
营养胎教	因为妊娠反应在本月还在继续，很多孕妈妈即使吐了，也会强迫自己继续吃。其实，不必太过"折磨"自己，胎宝宝现在的营养需要量并不是很大，母体的储存也多半够胎宝宝用了，孕妈妈只需在感觉胃口舒服些的时候，吃些可口的饭菜就可以了，但别忘了饮食均衡
音乐胎教	选择优美的音乐给胎宝宝听，避免听摇滚乐
语言胎教	直到本月末，胎宝宝开始发育听力，孕妈妈和准爸爸聊天时可别忘了胎宝宝。讲故事时也要更加绘声绘色了
运动胎教	这个月的运动仍应以轻柔、慢节奏为主，散步还是最主要的健身方法

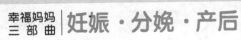

怀孕第4个月

孕4月妈妈宝宝状况

孕13周状况

● 母体的变化

1.从本周开始就进入孕中期了，孕妈妈的腹部开始隆起。

2.妊娠反应缓解，胃口逐渐变好。

● 胎儿的成长

1.身长有75～90毫米，体重增加，胎盘大约有28克。

2.眼睛与耳朵更加接近成人，眼睑仍然紧紧地闭合，视觉在孕期第13周就已经形成。

3.皮肤依旧比较薄，皮肤上有胎脂和毳毛出现。手指开始能与手掌握紧，手指上出现了指纹；脚趾也可以弯曲。

4.条件反射能力加强，如果孕妈妈用手轻轻在腹部碰触，宝宝就会蠕动起来，但孕妈妈感觉不到。

孕14周状况

● 母体的变化

1.乳房明显增大，要随时保持乳头的清洁。若发现乳头凹陷，要特别注意卫生，必要时要请医生处理。

2.腹部已经开始隆起，但还不是很明显。

3.子宫会变大，容易出现尿频，由于骨盆腔充血，并影响结肠，经常会发生便秘。

● 胎儿的成长

1.身长有75～100毫米，体重达到28克。

2.可以做皱眉、鬼脸、斜眼睛、吮吸手指等动作。

3.心脏搏动更加活跃，内脏发育已完成，消化器官与泌尿器官已开始发育，从由肝脏制造血液而转移到由脾脏制造血液。

❀ 孕15周状况

● 母体的变化

1.外形特征越来越明显了。

2.胃口很好，食量大增。

3.脸上的妊娠斑、肚皮上的妊娠纹可能越来越多。

4.有时还会出现牙龈充血或出血的现象。

● 胎儿的成长

1.身长大约有12厘米，体重达到50克。

2.开始打嗝，这是胎宝宝开始呼吸的前兆。

3.胎儿的腿长超过了胳膊，手的指甲完全形成，指部的关节也开始运动。身体可以在羊水中慢慢地游动。

4.现在可以通过B超检查，分辨出孩子的性别了。

❀ 孕16周状况

● 母体的变化

1.子宫膨隆，使腹部向前突出，腰椎前凸增加，骨盆前倾。

2.乳房继续膨胀。身体重心前移，加重背部肌肉的负担，常常会感到腰痛。

3.容易感到疲倦，并且有便秘、胃灼热和消化不良、胀气和水肿等症状。偶尔会有头痛或眩晕、鼻塞、牙龈出血等。

4.有的孕妇可能会出现脚和足踝轻微水肿，腿部静脉曲张，以及有稍许的白带等症状。

● 胎儿的成长

1.身长大约有12厘米，体重150克左右。

2.身体器官发育更加完善，循环系统和尿道已经完全进入了正常的工作状态。

3.能不断地吸入和呼出羊水，会抓、拉脐带玩耍。

专家提示

怀孕第4个月，随着早孕反应的逐渐消失，你的心情应该轻松了许多。本月专家提示如下：

1.用药仍要当心，服药必须经过医生的指示。

2.预防接种要慎重，有可能造成胎宝宝被感染，形成死胎或是危险性流产。预防接种时必须先与医生商量。

3.适度修饰打扮，增加美感。

4.经常散步，到公园、湖边、田野呼吸新鲜空气，保持心情舒畅，有利于胎宝宝健康生长。

5.早孕反应消失，胎宝宝进入急速生长期，需要多摄入优质蛋白质、铁、锌、钙和维生素食品。

6.早孕反应消失，孕妈妈心理相对稳定。

7.本月要进行一次产前检查。

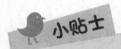 小贴士

为妻子营造良好的环境

许多准爸爸在照顾孕妈妈时，常常会把心思完全放在胎宝宝的身上，却忽略了孕妈妈自身的感受，特别是居家环境的环节。一个好的居家环境不但应该对胎儿没有负面影响，还应该让日渐大腹便便的孕妈妈感到舒适和便利。

不论住房的条件是宽敞舒适还是狭小拥挤，都需要掌握几个重点，即色调要尽量淡雅优美、卧室内的家具应尽量靠墙边摆放、棱角不要突出太多，保持适当的室温和湿度。适当放置绿色植物都可以让空间更舒适。除此之外，还要注意以下几点：①保持室内阳光充足。②保持室内干燥。③排除安全隐患。

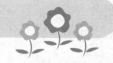

孕4月饮食与营养

孕4月饮食原则

从孕4月开始，胎宝宝的器官组织开始迅速地生长发育，每天需要大量的营养素，以满足胎宝宝迅速生长及母体营养素存储的需要，避免营养不良或缺乏对胎宝宝生长发育和母体健康的影响。虽然孕妈妈现在的身体较之前已经舒服了很多，早孕反应也基本消失了，流产的危险也变小了，但是对于饮食营养的关注却丝毫不能放松。

增加主粮的摄入。应选用标准米、面，搭配摄食些杂粮，如小米、玉米、燕麦片等。一般来说，孕中期每日主粮摄入应在400～500克之间，这对保证热量供给、节省蛋白质有着重要的意义。

多摄入含蛋白质的食物。动物性食物所提供的优质蛋白质是胎宝宝生长和孕妈妈组织增长的物质基础。此外，豆类以及豆制品所提供的蛋白质质量与动物性食品相仿。对于经济条件有限的家庭，可以适当选食豆类及豆制品以满足机体需要。但动物性食品提供的蛋白质应占总蛋白质质量的1/3以上。

由于孕妈妈要负担两个人的营养需要，因此需要比平时更多的营养。同时，应尽量避免过分刺激的食物，如辣椒、大蒜等。每天早晨最好喝一杯温开水。此外，你要避免过多脂肪和过分精细的饮食，一定要保证铁元素和维生素的摄取。此时是胎盘完成的重要时期，为了使胎宝宝的发育良好，必须摄取充分的营养，蛋白质、钙、铁、维生素等营养素也要均衡，不可偏食。此时有可能会出现妊娠贫血症，因此对铁质的吸收尤其重要。

另外，孕妈妈应多吃海产品，多吃鸡蛋。膳食宜粗细搭配、荤素搭配，以免造成某些营养元素吸收不足。

孕4月营养要素

锌 这个月孕妈妈需要增加锌的摄入量。孕妈妈如果缺锌，会影响胎宝宝在宫内的生长，会使胎宝宝的脑、心脏等重要器官发育不良。缺锌会造成孕妈妈味觉、嗅觉异常，食欲减退，消化和吸收功能不良，免疫力降低，这样势必会造成胎宝宝宫内发育迟缓。富含锌的食物有生蚝、牡蛎、肝脏、口蘑、芝麻、赤贝等，其中生蚝中含量尤其丰富。

蛋白质 孕妈妈每天蛋白质的摄入量应增加15克，达到75～95克。食谱中应增加鱼、肉、蛋、豆制品等富含优质蛋白质的食物。特别是孕期反应严重。不能正常进食的孕妈妈更应多摄入优质蛋白质。

热量 自孕4月开始，孕妈妈必须增加摄入热量和各种营养素，以满足胎宝宝各个系统发育中进行的大量复杂的合成代谢的需要。我国推荐膳食营养素供给量中规定，孕妈妈在孕中期每日应增加约200千卡的热量。

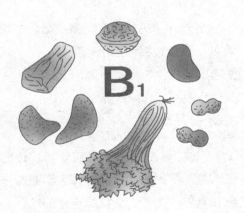

维生素 为了帮助孕妈妈对铁、钙、磷等营养素的吸收，孕4月也要相应增加维生素A、维生素D、维生素E、维生素B$_1$、维生素B$_2$和维生素C的供给。维生素D有促进钙吸收的作用，故每日的维生素D需要量为10毫克。孕妈妈应多选择各种蔬菜和水果，如西红柿、茄子、白菜、葡萄、橙子等。

矿物质 孕4月，孕妈妈对蛋白质、钙、铁的需求量比之前大得多。每天对钙的需求量应增加至1000～1200毫克，铁增加至25～35毫克，其他营养素如碘、锌、镁、铜、硒也要适量摄取。

水 孕妈妈每天饮用6～8杯水，其中果汁的量最好不要超过两杯，因为果汁甜度太高，不利于宝宝的骨骼发育。

🌸 孕妈妈不宜营养过剩

早孕反应结束了，孕妈妈的胃口大开，就会摄入更多的营养，以满足腹中宝宝的成长。但补充营养不可盲目进食，孕妈妈要合理饮食，即不能营养不足，又不要营养过剩，要做到营养适度，荤素搭配，注意活动，防止由于营养过剩造成高血压和巨大儿。

1.不宜进食过多的热量

孕妈妈不应该因为妊娠而改变自己原来的生活方式，每天不应该进食过多的热量，同时还应在医生的指导下消耗足够的热量。要坚持每天进餐三次，不要大吃大喝，要多吃富含叶酸、维生素C和维生素A的水果和蔬菜，少吃油炸食品和经食品工业加工处理过的食品。同时，要保证适宜的脂肪供给。

2. 营养过剩会导致"巨大儿"

孕妈妈如果每天吃过多的食物，特别是摄入糖类和脂肪过多，就会出现营养过剩，这会导致孕妈妈血压偏高和胎宝宝长成巨大儿，造成分娩困难。如果孕妈妈过胖，还容易造成哺乳困难，不能及时喂奶，甚至会造成乳腺管堵塞，引起急性乳腺炎。

🌸 孕妈妈营养不良也不行

孕妈妈孕期应注意合理均衡饮食，否则就有可能造成营养不良，这样会对胎宝宝和母体不利。

1. 贫血

孕妈妈贫血具有一定的危害性，往往容易造成早产，并增高新生儿的死亡率，严重时还会使婴儿肝脏缺少铁储备，易患贫血。由于孕妈妈贫血，抵抗力会降低，所以也容易发生感染。

2. 对胎宝宝智力发育的影响

胎宝宝大脑发育期间，若孕妈妈营养不良会使胎宝宝脑细胞的生长发育延缓，DNA合成过度缓慢，也就会影响脑细胞增殖和髓鞘的形成，所以母体营养状况可能会直接影响下一代脑组织成熟过程和智力的发展。

3. 胎宝宝和新生儿死亡率增高

据世界卫生组织统计，新生儿及产妇死亡率较高的地区，母子营养不良比较普遍。营养不良的胎宝宝出生后的生命力较差，不能经受外界环境中各种不良因素的冲击。

4. 出生先天畸形儿

孕期某些营养素缺乏或过多，可能会导致出生先天畸形儿。其中研究和报道较多的有锌、维生素A、叶酸等。现有的研究资料表明，孕早期叶酸或锌缺乏，可引起胎宝宝器官形成障碍，导致神经管畸形。孕期维生素A摄入过多，也会导致胎宝宝先天畸形。

5. 出生低体重儿和早产儿

调查表明，新生儿的体重与孕妈妈的营养状况关系密切，孕妈妈营养不良易出现早产，或生出低体重儿。

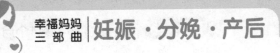

🌸 素食妈妈吃素的讲究

孕妈妈能均衡饮食当然好，不过如果有的孕妈妈必须吃素，在掌握一定的饮食方法后，同样能给胎宝宝提供充足的营养。

1.广泛地选择各类食物，不但要吃得够，而且要均衡。

2.如果动物性食品或蛋、奶类均不能食用，必须采用氨基酸食物营养互补的方式，如豆类及豆制品与五谷类（米饭、面食等）配合食用，或坚果类（如花生、腰果、核桃）与豆类及豆制品配合食用，或豆类、绿叶蔬菜与全谷类配合食用。

3.选择各种不同的蔬菜，特别是深绿色蔬菜，以提供维生素A、维生素C及钙、铁。但草酸含量高的蔬菜，如菠菜，摄取量不能太多，否则体内的钙质与草酸结合将无法被利用。

4.每餐都要吃水果，尤其是富含维生素C的水果，如柳丁、橘子之类的水果及蕃石榴等，以增加铁质的吸收。

5.每天固定吃2份坚果类食物，补充不饱和脂肪酸的摄入。必要时可以补充微量元素、矿物质等营养素片的摄入。

6.多选用未经精制的五谷以及根茎类，例如糙米饭、全麦面包、蕃薯、芋头等，同时摄取量要足够，以获得足够的热量、铁质及B族维生素。

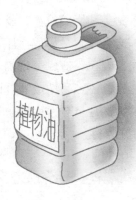

7.烹饪用油虽是植物油，但是要控制用量，避免因摄取过多热量，而导致体重增加过多。整个孕期都应该注意体重增长不宜过多。

8.避免食用加工、腌制或烟熏的食物，如腌黄萝卜、烟熏豆皮、榨菜等。

孕4月生活保健

为孕妈妈制定旅游计划

1.旅行时间妥善安排

孕中期的4～6个月是孕妈妈旅游出行的最佳时间。因为这段时间妊娠反应已经消失，沉重的大肚子与腿脚肿胀尚未出现。孕妈妈的胃口也不错，孕早期的疑惑、忧虑等不良情绪也减少了，心情更加愉悦，比较适合出行。值得注意的是，敏感不稳定的孕早期，以及身体沉重的孕晚期，都不适宜长途旅行。

2.旅游前的准备工作

（1）必须事先咨询产科医生，看自己是否适合旅行，并让医生指导你的旅行计划，以免在旅行中出现突发状况。

（2）带好自己的证件和必备行李，再额外准备一个舒适的小枕头，在旅途中可以倚靠着消除疲劳。

（3）事先了解一下目的地的医院状况，以便发生紧急状况时可以随时去医院。尽量不要去医疗水平落后的地区，以免发生意外情况时无法及时就医。

（4）要选择真正是轻松休息的旅游，逗留期为2～3天的旅行比较理想。

尽量避开热线，选一些较冷的线路出行。对准备去的地方要进行了解，避免前往传染病流行的地区。

（5）应该有家人或朋友全程陪同，以方便照顾孕妈妈。

长途旅行须加倍注意

为了减缓孕妈妈的旅途疲劳，减轻身体的压力，下面介绍几条孕妈妈出行的注意事项，以供孕妈妈参考。

1.减缓旅途劳顿

假设你坐飞机出行，那么你的随身行李最好是少而精的。如果行李很多，要尽量寻求机场工作人员或是随行人员的帮助。你还可以利用等候的时间抓紧休息以补充旅途中消耗的能量。一旦到达目的地一定要让自己先休息，调整一下再安排事情。晚上要早睡以保证第二天精力充沛的活动工作。

2.加倍呵护自己

孕期的身体比以往任何时候都需要格外的体贴和呵护。在旅途中你更应当加倍细致地照顾自己。利用一切可以利

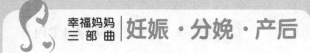

用的时间休息来保存并产生能量。一天的疲劳过后，在酒店里泡一个澡，或做个足部的按摩，都可以帮助你迅速恢复体力，并有助于睡眠。

3.多带可口食物

外出旅行，由于舟车劳顿，孕妈妈更容易饥饿。因此应准备些小零食以备不时之需。可以准备些能慢慢咀嚼的食物，如果仁、葡萄干、甘草柠檬，甚至酸乳酪等。

4.不要憋尿

怀孕的时候由于子宫不断增大而压迫膀胱，孕妈妈会出现尿频的情况。孕妈妈必须在旅行途中充分利用休息停顿的时间来方便一下，长时间的憋尿对身体和胎宝宝都会有不良的影响。

5.保护双脚

长途跋涉会造成孕妈妈脚踝小腿等处乏力酸胀，严重的还会出现水肿等症状。如果开车旅行，请每90分钟停一次车，站到地上轻轻的伸展小腿和双臂以缓解疲劳。如果你是乘飞机，假设身边的位子是空的，可以在征求服务员同意的情况下，将腿平放在座位上，并用手按摩脚踝和小腿肌肉以缓解肢体疲劳，并促进血液循环。

6.注意卫生

由于外出会产生种种不方便，所以外出会大大增加孕妈妈感染病毒和细菌的机会，因此要随时注意个人卫生和饮食卫生，做好保健工作，以避免不必要的麻烦。通常路途中容易患呼吸系统、消化系统及泌尿系统等疾病。一旦感觉身体不适，应立即到最近的医院就诊。

7.注意疫苗问题

孕妈妈如果出国旅游，很多国家在入境时会检查孕妈妈是否注射了该国规定的某种疫苗，这时你一定要询问医生并得到医生的许可后再注射该疫苗。

口腔保健要持之以恒

妊娠期间牙齿容易发生病变，从而会导致很多的口腔问题。但如果孕期做好口腔保健，就可以避免这些问题。具体应该怎样做呢？应注意以下几点：

1.定期检查口腔

孕前应对牙齿的疾病，如龋齿、牙龈炎、牙周病等牙病进行治疗，以防孕期出现发病的情况。

一旦怀孕，最好能定期到牙科医院做口腔检查。同时，孕妈妈要了解自己的口腔情况，掌握正确清洁口腔的方法，弄清口腔清洁的注意事项。口腔问题，如果需要也可以安排在适当的时机进行治疗。

2.摄取牙齿所需的营养物质

孕妈妈在孕期应该加强胎宝宝牙齿发育所需的各种营养物质的摄取，例如维生素A、维生素C、维生素D、钙、磷、铁等。此外，还要保证孕妈妈供应的热量适宜，营养素之间的比例得当，以确保胎宝宝的健康成长。

3.做好口腔清洁

养成良好的口腔清洁习惯，加强口腔卫生。做到"早晚刷牙，饭后漱口"，保持口腔清洁。

通常，刷牙时间不要少于3分钟，并且要按照正确的刷牙方法进行清洁牙齿。另外，因为齿缝和龈线下容易滋生细菌，而这里偏偏是牙刷不易刷到的地方。因此，可以使用漱口水、牙线作为辅助洁牙的工具进行口腔清洁。

❀ 精心护理孕妈妈的头发

怀孕后，孕妈妈的头发可能会更干涩、油腻了。这会使孕妈妈的心情变得很糟糕，心情不好直接影响胎宝宝的健康发育，当然不利于宝宝的生长发育。

孕中期是保养头发的好时期。只要懂得细心呵护，孕妈妈的秀发同样可以飘逸起来。

1.选择合适的发型

如果头发比较厚，脸型比较饱满，就适合留长发，让脸看起来修长一点。

如果原本就留着长发，但发质比较干燥，且容易分岔或断裂，那么最好把头发剪短或打薄一点。

如果是直发，自然分泌的发油可以让头发看起来更有光泽。

2.根据发质选择洗头发的次数

如果头发比较干燥，可以减少洗头发的次数，并使用少量、成分温和的洗发液洗头发。洗完后，也可以抹上一层保湿润发摩丝，以避免头发干裂。

若头发是油性的，可以洗得勤些。

❀ 孕中期可适度进行性生活

怀孕的第4~6个月，也称为怀孕的"蜜月期"，往往是孕妈妈孕期中最值得回味的一段美好时光。

孕中期的性生活应以每周1~2次为宜。性生活时，丈夫务必注意卫生，以免诱发孕妈妈宫内感染。有自然流产和习惯性流产的孕妈妈，应避免性交。

性交时应避免压迫女方的腹部，要减少阴茎的冲撞力及深度。

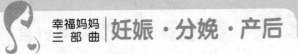
时尚孕妈妈的穿衣之道

传统观念认为，孕妈妈的衣服可以随便穿，不拘束就行了。而不去注意面料和款式的选择，其实孕妈妈也应该选择适合自己的面料，以免影响胎宝宝的成长，同时漂亮大方的穿着也会让孕妈妈更加美丽，心情更加舒畅。

1.面料的选择

孕妇装的面料一定要透气性好、易洗耐洗、舒适大方。随着季节的变化，孕妇装的面料选择也各不相同。一般夏季以棉、麻织物居多，要求面料吸汗且透气，最好选择棉质面料，易与皮肤接触，吸汗力强，避免发生热痱或者过敏等。冬季最好选择各种呢绒或带有蓬松性透气的面料。要有保暖性，同时还要轻柔。另外，胸部、腹部、腰部及下半身处，最好不要有硬物束缚。

2.款式的选择

衣服的款式以身体活动不受拘束为原则。家中的服装以舒适为第一前提，而工作时的孕妇装则多少要透些职业装的气息。

上衣的胸、腹部、袖口要宽松，宜前开襟或肩部开扣、V字领。传统的上小下大的连衣裙装，也因为适合不同月龄的孕妈妈而备受孕妈妈喜爱。另外，上下身分开的衣服易于穿脱，可以减少孕妈妈笨重身体的不便，也应该选用。

最流行的款式还有背带裤。背带裤的带子比较宽，不会勒到胸脯，比较适合孕期腹部膨隆的变化，又不会勒到腰部，穿在身上可以掩盖腹部、腰部、臀部的浑圆，给人以宽松自然的美感。

3.型号的选择

由于怀孕使孕妈妈的血液循环加速，孕妈妈常感到身体发热，尤其是孕晚期腿脚容易水肿；衣服紧小会很难受，所以应该穿着比身体大一个型号的孕妇装。最好选择可以调节的衣裤，这样整个孕期就不用随着身体的变化，而准备很多的孕妇装了。

挑选健康而舒适的内衣

孕妈妈的内衣要选择有透气性、吸湿性、保温性的材料。从这个意义上讲，纯棉制品为最佳，化纤制品应尽量不用。

1.衬裙

可以选择前开式的衬裙。为了在看病、喂奶时都方便，可以选用暗扣式、拉链式的，或者左右掩襟式的。

2.乳罩

为了在产检时方便,乳罩也应该选用前开式的。随着妊娠月份的增加,手很难弯到后面去,从这个意义上讲,也是前开式的好。产后也应该使用前开式的乳罩。

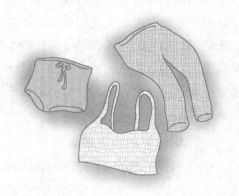

3.内裤

三角内裤有伸缩性,到腹部相当大的时候,平时穿用的仍可以凑合。但是,为了防止腹部着凉,最好选用能把腹部完全遮住的、适于孕妈妈用的短裤。妊娠期间阴道中的分泌物增多,所以要选用有良好通气性和吸湿性,并且经得住洗涤的材料做三角裤,最好用纯棉的。三角裤松紧带不要紧勒腹部和大腿根,最好用带子,可以根据腹部的变化随时调整。

❀ 挑选合脚而舒适的鞋袜

随着体重的增加,孕妈妈腿和脚的压力加重,所以腿脚很容易浮肿。因此,选择合脚而舒适的鞋袜十分重要。孕妈妈选鞋袜应该注意以下几点:

鞋跟的高度 多数孕妈妈都认为平底鞋是最佳选择,实则不然。平底鞋不能维持足弓吸收震荡,容易引起肌肉和韧带的疲劳及损伤。鞋子最好稍微有点跟,适宜的高度为1~2厘米,最好是坡跟样式。

鞋底的防滑性能 鞋底必须是防滑材料且配有防滑纹,以确保行走安全。

稳定性 鞋子的大小松紧要合适,足跟要适度被包裹,以确保稳定性。

透气性 孕妈妈的汗腺分泌旺盛,要选择透气性好的鞋子,以免因脚部潮湿而造成细菌感染或其他皮肤问题。

方便性 由于腹部隆起,孕妈妈不方便弯腰穿鞋,最好选择"一脚蹬"的鞋子,尽量避免需要系带的鞋子。

纯棉袜 对于袜子的选择,同样也是要宽松、吸汗、不易滑倒的纯棉袜,切忌穿尼龙丝袜,因为它既不吸汗又很滑。另外,还要注意袜口一定不要太紧,否则会影响脚部的血液循环。

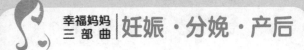
了解羊膜腔穿刺术

1.什么是羊膜腔穿刺

羊膜腔穿刺是目前最常用的一种产前诊断技术。穿刺时，医生在超声波探头的引导下，用一根细长的穿刺针穿过腹壁、子宫肌层及羊膜进入羊膜腔，抽取20～30毫升羊水，通过检查其中胎宝宝细胞的染色体、DNA、生化成分等，以确诊胎宝宝是否有染色体异常，及某些能在羊水中反映出来的遗传性代谢疾病及感染性疾病。

2.需要做羊膜腔穿刺的孕妈妈

（1）年龄在35岁以上的孕妈妈。

（2）本人或直系亲属曾生育先天缺陷儿。

（3）母血筛查唐氏综合征结果异常的孕妈妈。

（4）本人或配偶有遗传性疾病的孕妈妈。

（5）家庭中其他成员有遗传性疾病的孕妈妈。

（6）本人或配偶有染色体异常的孕妈妈。

（7）本次怀孕疑似有染色体异常的孕妈妈。

（8）习惯性流产的孕妈妈。

3.羊膜腔穿刺的时间和流程

如果你需要做羊膜腔穿刺术，最好在孕18～23周时进行，这个时期的羊水量等指标比较方便检查。

在正式抽取羊水前，医生会用超声波为你检查，确定怀孕周数和胎宝宝的大小、位置、数目等。然后找出最适合下针的位置，在皮肤上进行消毒，并盖上无菌单。接着医生就会用穿刺针刺入羊膜腔内，抽取适量的羊水。抽完后你需要坐着休息一会，如果没有不适就可以回家了。

4.羊膜腔穿刺的注意事项

（1）事先了解羊膜腔穿刺的目的和安全性，在征得家人和医生的同意后，在门诊预约检查时间。

（2）先天性畸形儿的成因很多，染色体异常只是其中的一部分。因此，染色体正常并不能保证胎宝宝一定正常，其他该做的产前检查仍需按医生的指示进行。

（3）羊膜腔穿刺作为一种创伤性检查。其最主要的风险就是有可能造成流产或早产，这个概率约为0.5%～1%。所以如果你决定做羊膜腔穿刺，一定要事先了解医院的实力和医生的技术。

孕4月心理保健

消除孕妈妈的致畸幻想

许多孕妈妈都会忧虑胎宝宝的健康问题，比如胎宝宝发育得是否健康，器官是否健全，是否有比较严重的疾病等等，内心无比忧虑。心理学家认为，这是典型的"致畸幻想"的表现。

其实造成胎宝宝畸形的原因主要有两种，一种是遗传基因缺陷导致胎宝宝畸形，属近亲婚配或有家族遗传性疾病者婚配最易发生此类问题；另一种是非遗传性基因缺陷导致胎宝宝畸形，往往是由于孕妈妈在怀孕期间对致畸因素忽视所致。

常见的致畸因素包括微生物（如病毒）、药物和某些化学制剂、某些金属和放射性物质等。

所以，如果孕妈妈在孕前都进行了优生咨询和体检，确认没有致畸因素的威胁，完全没有必要担心胎宝宝的健康问题。而应该保持积极的心态，想象着胎宝宝长得健康又漂亮，这样生出来的宝宝就一定会是健康的。

孕妈妈稳定情绪的呼吸法

孕妈妈良好的情绪是胎宝宝健康的保障。这里介绍一种呼吸训练法，对于孕妈妈稳定情绪和集中注意力较为有效，孕妈妈可以试一试。

场所 实施呼吸法，场所可以随意选择，可以在家庭的任何环境中：床上、沙发上或坐在地板上都可以。

准备 要尽量使自己的腰背舒展，全身放松，微闭双眼，手随意放在身体两侧，只要不引起不适感，也可以放在腹部。

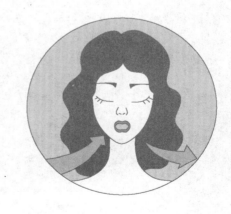

吸气 准备好以后，用鼻子慢慢地吸气，以5秒钟为标准，在心里默数1、2、3、4、5，然后一边大口深深地吸气。肺活量大的人可以延长到6秒钟，如果感觉到吸气时间太长可以改为4秒钟。吸气过程中，要让自己感到气体被储存到腹中。

呼气 然后用8～10秒的时间慢慢地把气呼出去，用嘴或鼻子呼都可以。总之，要缓慢、平静地呼出气。

反复练习 经过几次呼吸以后，再开始作呼与吸时间跨度的调整，延长呼气时间，逐渐把呼气时间调整到吸气时间的一倍。吸5秒钟，就呼10秒钟。这样反复呼吸1～3分钟以后，就会感到心情平静，头脑清醒。

实施呼吸法时，尽量脑子里不要想其他的事情，把注意力集中到自己的吸气和呼气的过程中，逐渐习惯后，注意力就能很快地集中了。

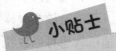

给妻子进行甜蜜按摩

　　孕妈妈会经常出现腰酸背痛、下肢水肿等现象，为了缓解或预防这些情况发生，轻柔的按摩比较有效。最好在每晚临睡前，准爸爸帮孕妈妈按摩腰背、小腿和脚。只需轻轻揉揉就会让孕妈妈感到很舒服。

　　头部按摩：用双手轻轻按摩头和脑后3～5次；用手掌轻按太阳穴3～5次，可以缓解头痛，松弛神经。

　　胸部按摩：从腋下以乳晕位中心聚拢胸部，然后向中央聚拢胸部，反复6次以上，可以促进乳腺分泌，预防产后乳疮。

　　腿部按摩：促进血液循环，可以消除浮肿，预防小腿抽筋。

孕4月不适与疾病防治

孕期防治便秘的方法

怀孕后，胎盘分泌的大量孕激素使胃肠道的平滑肌张力降低，活动减弱，因此孕妈妈常会有消化不良，肠胀气和食物运送延缓现象甚至出现便秘。孕期防治便秘，可以注意以下几个方面。

1.早晨起床后，吃些新鲜水果或喝上一大杯食盐水、天然果汁。这些食品会加速大肠的蠕动，不但富含营养，同时可以促进大肠收缩，有助于通便。

2.多摄取富含纤维素的食物。纤维素（含谷类）经过肠道时不被消化，起着像海绵样的作用，吸满液体。水分增加有助于粪便更快地移动，让粪便得以较轻松地被排出体外。同时多吃蔬菜，如胡萝卜、小胡瓜、黄瓜、芹菜等，以及其他全谷物，如全麦面包和杂粮面包、豆类和玉米等。为了能从水果和蔬菜中得到最多的纤维，应尽量生食或略煮并保留皮吃。

3.适量吃含有脂肪的食品。适量摄食奶油制品，并饮用蜂蜜。

4.喝酸牛奶。酸牛奶对于消除便秘也很有效，而且还营养丰富，孕妈妈每天养成喝酸牛奶的习惯绝对有益无害。

5.增加水分的摄取。增加纤维素摄取的同时，一定得随之增加水分的摄取。太多的纤维和太少的液体会使粪便变硬，加重便秘。

6.如果你喜欢喝果汁，就饮用新鲜果汁（如梅子汁、梨汁和桔汁），这样不仅增加了水分的摄取量，另一方面也同时增加了纤维素的摄取量。不过，要确保你每天再补充6~8大杯水才行。避免饮用含咖啡因的饮料。

7.多运动。让全身动一动，你的肠道也会动一动。经常运动可以让你的生理系统的"运动"更规律，使你的肠道功能不致于失衡。

8.定时排便。养成每天定时排便的良好习惯，每次排便的时间不宜过长。不要在排便时看书，以免分散注意力延长排便时间，致使肛周静脉长时间处于紧张状态，影响血液回流。

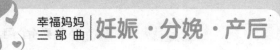

孕期腹泻须及时治疗

正常人每天大便一次。如果孕妈妈怀孕后每天大便次数增多、便稀、伴有肠鸣或腹痛，这就是发生了腹泻。

腹泻常见的原因有肠道感染、食物中毒性肠炎和单纯性腹泻等。对于轻症单纯性腹泻，一般服用止泻药即可治愈，对孕妈妈不会造成太大的伤害。因肠道炎症引起的腹泻，大便次数会明显增多，容易引发子宫收缩，引起流产；细菌性痢疾感染严重时，细菌内毒素还可影响到胎宝宝，导致胎宝宝死亡。

孕妈妈一旦发生了腹泻，千万不要轻视，应尽快查明原因，进行妥善、及时的治疗。

防治孕期滴虫性阴道炎

1.孕前应进行妇科病普查，如发现滴虫，应积极治疗。

2.尽量不要坐浴、坐厕，不要到公共浴池、游泳池洗浴，以减少间接传染。

3.丈夫如果受到滴虫感染，应尽早彻底治愈。

4.可用灭滴灵阴道栓剂，每晚睡前清洗外阴后，置入阴道深处1枚，10天为1个疗程。

5.治疗期间，防止重复感染，内裤和私处专用毛巾、浴巾应煮沸5～10分钟，消灭病原菌。

6.孕早期不宜服驱虫药，以免产生致畸的可能。

防治孕期霉菌性阴道炎

孕期尿糖含量增高，如果合并糖尿病，尿糖会更高。尿糖的增高会使霉菌迅速繁殖，所以孕妈妈特别容易患霉菌性阴道炎。

1.患霉菌性阴道炎的症状

如果患了霉菌性阴道炎，会感觉外阴和阴道瘙痒、灼痛，排尿时疼痛加重，并伴有尿急、尿频，性交时也会感到疼痛或不舒服。其他症状还有白带增多、黏稠，呈白色豆渣样或凝乳样，有时稀薄，含有白色片状物，阴道黏膜上有一层白膜覆盖，擦后可见阴道黏膜红肿或有出血。如果进行涂片检查和培养，便可发现霉菌。

TIPS

注意：如果便秘严重，须看医生，禁用泻药，否则肠蠕动剧增，可导致流产、早产。

2.霉菌性阴道炎的治疗

治疗孕期霉菌性阴道炎时，应选择正确的药物和用药方法。首先要彻底治疗身体其他部位的霉菌感染，注意个人卫生，防止霉菌感染经手指传入阴道。最好采用制霉菌素栓剂和霜剂局部治疗。

防治孕期外阴瘙痒

孕期外阴瘙痒大多与局部因素有关，白带刺激、阴道毒菌感染是常见的原因。孕妈妈会阴部汗腺、皮脂腺的分泌物较多，如不注意局部清洁，不勤换内裤等，可引起外阴瘙痒。

外阴瘙痒的防治要领

（1）备好自己的专用清洗盆和专用毛巾。清洗盆在使用前要洗净，毛巾使用后要太阳下晒干或在通风处晾干，因为毛巾长时间不见阳光，容易滋生细菌和真菌。

（2）注意外阴部的清洁卫生，不用肥皂清洗外阴，保持外阴清洁干燥，尽量克制搔抓和摩擦患处，不要用热水冲洗，忌用肥皂。

（3）避免精神紧张、烦躁、控制情绪变化。内裤宜松软、肥大，并以丝织品、棉质品为主。

（4）加强营养，多吃高蛋白、高维生素的食物，禁忌刺激性食物，如辛辣、酒类等。

（5）喝足够多的水。平时多喝些白开水、果汁、优酪乳，可以预防或舒缓阴道、尿道感染。

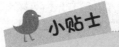 小贴士

包容妻子的"坏脾气"

很多时候，孕妈妈需要把她们的种种不舒服、内心的不良情绪释放出来。这对她们调整心态、从不平衡走向平衡是有好处的。做为准爸爸，应时刻保持宽容、耐心，对孕妈妈的坏脾气视而不见，当个好听众，接纳所有的抱怨，心甘情愿当孕妈妈的出气筒。在孕妈妈的怒气稍稍平息以后，准爸爸不妨搂着孕妈妈温柔地问问："我能替你做什么？"或者递去一杯水，说几句贴心话。

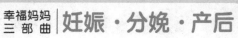
孕4月胎教

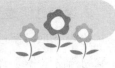

🌸 孕4月胎教重点

这个时期胎宝宝对声音已经相当敏感了，胎宝宝在子宫内就有听力，能分辩和听到各种不同的声音，并能进行"学习"。妈妈或者爸爸，通过动作、声音和语言与孕妈妈腹中的胎宝宝对话，是一种非常有益的胎教手段。对话可以随时进行，每次时间不宜过长，一般以3～5分钟为宜。

每天定时或不定时地和胎宝宝讲话，互相沟通一下信息，不仅可以增添小家庭的欢乐和谐气氛，对胎宝宝正常发育也有颇多的好处。对话的内容可以灵活选择。

🌸 孕4月胎教课程

营养胎教	孕4月，早孕反应的不适基本消失，应增加各种营养素的摄入量，尽量满足胎宝宝迅速生长及母体营养素存储的需要，增加主食的摄入，多食用动物性食品
音乐胎教	以前似有似无的音乐，现在可以有目的地放给胎宝宝听了，听音乐时可以轻轻地抚摩腹部，孕妈妈如果有较强的音乐感知力，可以把音乐描述的场景讲给胎宝宝听
语言胎教	轻唱歌曲或与胎宝宝对话，或是拿漂亮的婴儿画报讲故事给胎宝宝听，会给他良好的刺激
情绪胎教	胎宝宝能感受来自母体的情绪反应，良好的情绪可以使胎宝宝获得足够的安全感，不安的情绪则会使胎宝宝感到焦躁不安。所以，在整个孕期，孕妈妈都不应忘记这一点，学习如何控制自我的情绪，以维持孕期的平静、稳定的心情

怀孕第5个月

孕5月妈妈宝宝状况

✿ 第17周状况

● 母体的变化

1.食量增加，体重逐渐增加（每周增加350克左右为正常，如果超过500克，则应该控制食量）。

2.由于下腹部膨隆，此时宫底高度已平脐。孕妈妈常有心慌、气短的感觉，有时还会有便秘现象，血红蛋白下降。

● 胎儿的成长

1.身长大约有13厘米，体重150～200克。

2.开始长出头发，嘴开始张合，眼睛会眨动。全身长出细毛，眉毛、指甲等也出齐了。

3.已经出现的器官不断增大，日趋成熟。女婴的卵巢里已经存在着最初的卵子了。

✿ 第18周状况

● 母体的变化

1.子宫继续增大，宫底在肚脐下面两横指的位置上。

2.由于体形的变化及身体负荷的增加，变得容易疲倦，偶然还会出现身体失去平衡的情况。

3.体温一般高于正常人，腋下温度可达36.8℃，比孕前略高。

● 胎儿的成长

1.身长大约有14厘米，体重约200克。

2.骨骼都还是软骨，可以保护骨骼的"卵磷脂"开始慢慢地覆盖在骨髓上。皮肤颜色加红并增厚了，有了一定的防御能力。

3.心脏的活动活跃，胃部出现制造黏液的细胞，大脑出现折痕。骨髓中血细胞生长增快，肝内造血功能下降。胰腺开始分泌胰岛素。

第19周状况

● 母体的变化

1.可以明显感到胎动。

2.乳晕和乳头的颜色加深了，而且乳房也越来越大。

● 胎儿的成长

1.身长大约有15厘米，体重200～250克。

2.头发在迅速的生长。味觉、嗅觉、触觉、视觉、听觉从现在开始在大脑中专门的区域里发育。

3.开始能吞咽羊水。

4.体内基本构造已是最后完成阶段。肾脏已经能制造尿液。

5.指尖和脚趾上已发育成各具特色的指纹。眼睛开始向前看，而不是朝左右看。已经有了轮廓分明的脖子。

第20周状况

● 母体的变化

1.子宫像幼儿的头部般大小了，下腹部的隆起开始明显，这时的子宫在脐下二指，高16～17厘米。

2.早孕反应结束，身心皆进入安定期。

● 胎儿的成长

1.身长为18～27厘米，体重为250～300克。

2.大脑皮质结构形成，沟回增多。运动能力增强，已经能和初生儿一样了。

3.味觉、嗅觉、视觉和触觉等感觉器官发育的关键时期。视网膜也形成了，开始对光线有感应。

4.眉毛形成，头上开始长出细细的头发，不是胎毛。

专家提示

怀孕第5个月了，你感觉到宝宝的胎动了吗？是不是很淘气呀！

本月专家提示如下：

1.睡眠时最好侧卧，俯卧会挤压乳房，影响乳房的发育。

2.多到户外晒太阳，特别是冬季。

3.避免腹压增加，如果便秘，排便时不要过于屏气用力，衣带要宽松，咳嗽时应积极治疗。

4.本月要进行一次产前检查。

孕5月饮食与营养

🌸 孕5月饮食原则

从孕5月起，孕妈妈的基础代谢率增加，每天所需的营养也更多了。随着孕妈妈食欲的增加，体重也会明显上升。

如果孕妈妈平时饮食荤素搭配合理，营养一般不会有什么问题。但是如果担心发胖或胎宝宝过大而限制饮食，则有可能会造成营养不良，严重的甚至会患贫血或影响胎宝宝的生长发育。

一般来讲，如果每周体重的增加在350克左右，则属于正常的范围。

由于食欲增加，孕妈妈的进食会逐渐增多，有时会出现胃中胀满。此时可以服用1～2片酵母片，以增强消化功能。也可以少吃多餐，每天分4～5次吃饭，既补充了足够的营养，也可以改善因吃得太多而胃胀的感觉。

孕妈妈要多吃动物内脏，包括肾、肝、心、肚等，它们不仅含有丰富的优质蛋白质，而且还含有丰富的维生素和矿物质。因此，孕中期孕妈妈应至少每周选食一次一定量的动物内脏，但不宜过多。

孕妈妈可以多吃点零食，如红枣、板栗、花生、瓜子、腰果等。但记住不要过量食用水果，以防发生妊娠期糖尿病。

🌸 孕5月营养要素

钙 怀孕的第5个月后，胎宝宝的骨骼和牙齿生长得特别快，是迅速钙化的时期，对钙质的需求简直是剧增。因此从本月起，牛奶、孕妈妈奶粉或酸奶是孕妈妈每天必不可少的补钙饮品。此外，还应该多吃以下这些含钙丰富的食物，如干乳酪、豆腐、鸡蛋或鸭蛋、虾、鱼类、海带等。另外，孕妈妈应该每天服用钙剂。

维生素D 维生素D可以促进钙的有效吸收，孕妈妈要多吃鱼类、鸡蛋，另外晒太阳也能制造维生素D，孕妈妈可以适当晒晒太阳，但是首先要做好防晒工作。

蛋白质 孕妈妈每天蛋白质的摄入量应达到80～90克，以保证子宫、乳房进一步的发育，同时维持胎宝宝大脑的正常发育。

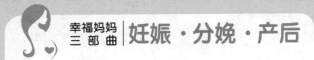

热量 与孕前比需增加10%～15%的热量，即每天增加200～300千卡的热量。为满足热能的需要，应注意调剂主食的品种花样，如大米、高粱米、小米、红薯等。

脂肪 胎宝宝大脑形成需要足量的脂肪，孕妈妈应该多吃些富有脂质的食物，如鱼头、核桃、芝麻、栗子、黄花菜、香菇、紫菜、牡蛎、虾、鸭、鹌鹑等。鱼肉含有两种不饱和脂肪酸，即22碳六烯酸（DHA）和20碳五稀酸（EPA），这两种不饱和脂肪酸对胎宝宝大脑发育非常有好处。在鱼油中的含量要高于鱼肉，鱼油又相对集中在鱼头，所以孕妈妈可以适量多吃鱼头。

维生素 维生素A有促进生长的作用，孕5月需要的维生素A要比平时多20%～60%，每天摄入量为800～1200微克。孕妈妈要多摄入维生素A、维生素C和B族维生素。孕妈妈可以多吃蔬菜、水果来补充维生素。

矿物质 孕中期为保证矿物质的摄入量，每天应饮用500毫升以上的牛奶或奶制品。孕妈妈要多吃蔬菜、水果来补充无机盐和矿物质。

🌸 不发胖的饮食方法

往往我们一提到减肥，就是要吃少，但并非少吃就能够减肥，进食的技巧、食物的烹调方式、食物的选择等，都是控制体重的关键。

1.改变进食习惯

（1）改变进餐顺序：先喝水→再喝汤→再吃青菜→最后吃饭和肉类。

（2）养成三正餐一定要吃的习惯。

（3）生菜、水果沙拉应刮掉沙拉酱后再吃，或要求不加沙拉酱。

（4）只吃瘦肉。

（5）不吃油炸食品。

（6）浓汤类只吃固体，但不喝汤水。

（7）带汤汁的菜肴，将汤汁稍加沥干后再吃。

（8）吃饭勿淋肉燥、肉汤。

（9）以水果取代餐后甜点。

（10）用开水或不加糖的饮料及果汁，取代含糖饮料及果汁。

（11）吃完东西立刻刷牙，刷过牙后就不要再进食。

（12）睡前3个小时不要进食（白水除外）。

（13）煮饭、买菜前，先算好吃饭的人数及份量，避免吃下过多的剩菜。

2.改变烹调方式

（1）尽量用水煮、蒸、炖、凉拌、红烧、烫、烩、卤的烹调方式。

（2）以上烹调方式尽量不要再加油，可加酱油。

（3）烹调时少加糖。

（4）烹调时少用勾芡。

（5）烹调时少加酒。

（6）青菜可以多吃，但最好以烫的为主，或将汤汁滴干以减少油脂的摄取（或用清汤、开水洗）。

（7）少用糖醋、醋溜、油炸、油煎的烹调方式。

❀ 营养不发胖的食物量

构成	说明	附注
5份水果和蔬菜	日常饮食应该至少5份水果和蔬菜，才可以提供足够的维生素、矿物质和纤维素，帮助消化，有效预防便秘。蔬菜不要煮得太久，最好能生吃，这样可以最大程度保留蔬菜的营养价值。但一定要将蔬菜冲洗干净	"份"的量因人而异，例如，如果每日摄取食物总量为1300克，蔬菜、淀粉和蛋白质的摄取比例为5：5：3，则每份食物为100克。也就是说每天应吃500克的水果和蔬菜、500克的淀粉类食物、300克的蛋白质类食物
4～6份淀粉类食物	每天应该吃4～6份热量不高的淀粉食物，如面包、马铃薯或者意大利面条等。这些食物是碳水化合物和纤维的重要来源。但过分加工会破坏这些食物中的营养成分，如有可能应尽量吃全麦面包或者麦片	
2～4份蛋白质类食物	怀孕期间，对蛋白质的需求会上升50％左右，因此日常饮食中应添加2～4份富含蛋白质的食物，如肉类、鱼类、豆类和乳品	

早餐（早上7：00）	主食（包括面食、米饭、稀饭、粥类或面包）100克；鸡蛋（可按自己喜欢的口味做成荷包蛋或炒鸡蛋等）50克；蔬菜（西红柿、海带、黄瓜、卷心菜等）100克
早午餐（早上10：00）	牛奶或豆浆200克（也可以用果汁或新鲜水果代替）；饼干或小点心25克
午餐（12：00）	主食（米饭或面食）150克；蛋类50克；肉类100克；蔬菜100～150克
下午茶（下午15：00）	果汁或新鲜水果200克（可以牛奶或豆浆代替，最好与早、午餐不同）；点心50克
晚餐（下午19：00）	主食（米饭或面食）150克；蛋类100克；蔬菜150克
夜宵（睡前1小时）	水果100克

孕5月补钙是关键

从孕5月起，胎宝宝的牙齿开始钙化，恒牙牙胚开始生长，建造骨骼也需要大量的钙，因此孕妈妈对钙的需求量很大。如果孕妈妈钙摄入不足，不能满足胎宝宝的需要，则会影响胎宝宝的骨骼发育；同时，由于母体的骨钙供给了胎宝宝，也会造成母体缺钙。

1.钙质的重要性

钙具有降低神经肌肉兴奋性的作用，当血钙水平下降时，神经肌肉的兴奋性就会增强，从而导致肌肉出现痉挛，手足抽搐。此外钙还能维持正常的心跳节律。

2.钙的主要来源

含钙丰富的食物中以牛奶最佳。牛奶不仅含钙量高，而且牛奶中的钙极易被人体吸收利用。每100毫升牛奶中含钙约120毫克，因此每天喝一袋牛奶（250毫升），即可补充300毫克钙，约占孕中期孕妈妈每日推荐摄入量的1/3。

除了海产品中富含钙外，豆制品，如黄豆、黑豆、豆腐、豆腐丝、豆腐干等含钙量也较多；芝麻酱、黑芝麻、花生、核桃、葵花子等含钙也很丰富。

妊娠期高血压疾病饮食调理

若发现自己患有妊娠期高血压疾病，不用过分紧张，可通过"1减少、2控制、3补充"的合理饮食来进行调理。

1.减少动物脂肪的摄入

患有妊娠期高血压疾病的孕妈妈应减少动物脂肪的摄入，炒菜最好以植物油为主，每日20～25克。

2.控制钠盐的摄入

钠盐在防治妊娠期高血压疾病中发挥着重要作用。若每天摄入过多的钠，会使血管收缩，导致血压上升，因此患有妊娠期高血压疾病的孕妈妈，每天盐的摄入量应限制在3～5克以内。同时，还要少吃含盐量高的食品。

3.补充蛋白质

患重度妊娠期高血压疾病会因尿中蛋白丢失过多，常有低蛋白血症。因此应及时摄入优质蛋白，如牛奶、鱼、虾、鸡蛋等，以保证胎宝宝正常发育。每天补充的蛋白质量最高可达100克。

4.补充含钙丰富的食物

患有妊娠期高血压疾病的孕妈妈最好多吃含钙丰富的食品，也可以适当补充钙剂。若为低钙血症，每天的钙摄入量可达2000毫克。

5.补充锌、维生素C和维生素E

患有妊娠期高血压疾病的孕妈妈，血清锌的含量较低，因此，膳食中若供给充足的锌能够增强孕妈妈身体的免疫力。另外，维生素C和维生素E能抑制血中脂质过氧化的作用，降低妊娠期高血压疾病的反应，因此也需要适当补充。

孕妈妈切勿随意节食

怀孕期间，胎宝宝从母体流经胎盘的血液中汲取营养，来促进自己的生长发育。营养的成分主要包括氨基酸、糖类、脂肪酸、矿物质、维生素以及复杂的分子，如"抗体"等。胎宝宝不管母体的营养是否充足，会无限制地从母体的血液中汲取正常发育所需要的一切物质。所以，孕妈妈应尽量避免节食，尤其不要减少胎儿必需营养成分的摄取。

孕妈妈节食对母体也有危害。节食往往会导致孕妈妈缺铁、缺叶酸以及其它重要的维生素和矿物质。其实体重上升是孕期健康的一个最为重要的迹象。孕中期是孕妈妈体重明显增加的阶段，一般会增加7～9千克。饮食良好且体重正常增长的孕妈妈更有可能生下健康的宝宝。

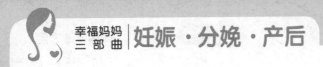

工作餐要精挑细选

本来怀孕期间继续上班就已经很辛苦了，同时还要吃没有营养、千篇一律的工作餐，营养会不会跟不上呢？尤其是到了孕中期，孕妈妈胃口大开，外面卖的清汤寡水的工作餐，根本没有办法满足孕妈妈的好胃口，怎么办？吃工作餐不可避免，但孕妈妈也不必过于担心，只要做到以下三点，工作餐也可以吃得既营养又美味。

首先，对待工作餐要秉持挑三拣四的原则，不吃那些对孕期不利的食物。必须禁忌的食物，如下面表格所示。其次，孕妈妈应该讲究五谷杂粮、均衡膳食，不能再由着性子爱吃什么就吃什么，而应从营养的角度出发来选择食物，降低对口味的要求。最后，自备些零食，如水果、面包、坚果、牛奶等，饿了就吃。

过度油腻的食物	油腻的食物不易消化，会加重肠胃不适
刺激性的食物	刺激性的食物容易刺激胃黏膜，加重怀孕末期的胃灼热感
生冷食物	如生鱼片、生肉等，易引发弓形体感染等疾病
不新鲜的食物	已遭细菌污染、不新鲜的熟食易引发食物中毒，危及孕妈妈及胎宝宝的健康
发霉的食物	真菌所产生的有害物质可以渗入到更深，且不受烹调加热所破坏
过度加工的食物	加工食品往往添加了大量的盐和糖，对孕妈妈不利
含酒精的食物	酒精会通过胎盘进入胎宝宝血液造成流产及"胎宝宝酒精综合"
浓茶	浓茶中的单宁酸会与铁结合，降低铁的正常吸收率，易造成缺铁性贫血。大量的单宁酸还会刺激胃肠，会影响其他营养素的吸收
含咖啡因的饮料	会通过胎盘影响胎宝宝的心跳及呼吸，同时容易刺激孕妈妈的胃酸分泌，加重肠胃的不适症状

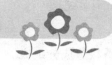

孕5月生活保健

🌸 孕妈妈护肤要领

1.重视皮肤保养

在饮食方面，应均衡摄取营养，不吃刺激性食物，除了必须注意营养均衡外，还要多吃含维生素C及B族维生素的蔬菜水果。

避免过度劳累，充足的睡眠是美容的最佳方法，妊娠期间尤其重要。外出的时候，孕妈妈最好是戴上帽子，或是打遮阳伞。也可以时常往脸上擦些营养水或矿泉水，使皮肤保持湿润。

2.正确使用化妆品

以前使用习惯的化妆品，怀孕之后，仍然可以继续使用。尤其是一些基本的化妆品及保养品，最好不要任意地改变。怀孕期间，孕妈妈的脸部可能会没有光泽，化妆时应强调明快、清爽的感觉。千万不要浓妆艳抹，以免刺激皮肤，产生过敏的现象。

3.注意面部清洁

孕期的美容，主要是洗脸。早晚共两次，使用平时常用的温和型洁面乳，擦出泡沫来，仔细地洗，洗干净以后，擦上护肤品。夏天是容易出汗的季节，可以适当增加洗脸的次数。洗脸时宜用温水或凉水，不宜用热水，热水会使脸上的水分蒸发掉。

4.适当按摩

按摩既可以加快皮肤的血液流通，增进皮肤的新陈代谢，又能预防皮肤病，使皮肤更加细嫩。

🌸 这些化妆品不可用

化妆本来并非禁止之事，可是怀孕之后，就要警惕某些化妆品中的有害成分。孕妈妈应该禁用哪些化妆品呢？有必要作个盘点。

1.染发剂

染发剂不仅会引起皮肤癌、乳腺癌，甚至还可能导致胎宝宝畸形。

2.冷烫精

孕妈妈的头发非常脆弱，而且极易脱落。若再用化学冷烫精烫发，更会加剧头发脱落。冷烫精中常含有一种含硫基的有机酸，属于有毒的化学物质，会影响体内胎宝宝的正常生长发育。

3.口红

口红是由各种油脂、蜡质、颜料和香料等成分组成。其中油脂通常采用羊毛脂，羊毛脂除了会吸附空气中各种对人体有害的重金属微量元素外，还可能吸附大肠杆菌。吸附在嘴唇上的有害物质随着唾液侵入体内，就会危害到腹中的胎宝宝。

4.指甲油

指甲油大多是以硝化纤维为基料，配以丙酮、乙酯、丁酯、苯二甲酸等化学溶剂和增塑剂及各色染料制成，这些化学物质对人体有一定的毒害作用。指甲油中的有毒化学物质很容易随食物进入体内，并能通过胎盘和血液进入胎宝宝的体内，日积月累，就会危害胎宝宝的健康。

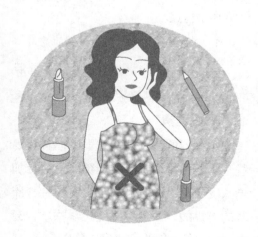

5.脱毛剂

脱毛剂是化学制品，会影响胎宝宝的健康。

6.祛斑霜

怀孕期间，孕妈妈的脸上会出现色斑加深，这是正常的生理现象而非病理现象。孕期祛斑不但效果不好，而且很多祛斑霜都含有铅、汞等化学物质以及某些激素，长期使用会影响胎宝宝的生长发育，有致畸的可能。

7.洗涤剂

洗涤剂中含有酒精硫酸物质，会通过皮肤吸入人体，当达到一定的浓度时，就会导致受精卵死亡，使妊娠终止。

怎样化个健康的淡妆

如果有特殊情况，孕妈妈偶尔可以化淡妆，但绝不能浓妆艳抹。孕期如果要化淡妆时，请参考以下建议。

1.选择透气性好、油性小、安全性强、含铅少、不含激素且品质优良的化妆品，否则天气热时不利于排汗，会影响皮肤的代谢功能。

2.最好用同一品牌的化妆品，不要使用含激素及磨砂类产品。建议孕妈妈最好使用婴儿用的皮肤护理品。

3.孕期不能文眼线、眉毛，不绣红唇，不拔眉毛，改用修眉刀。不要涂抹口红，如有使用，喝水和进餐前应先抹去，防止有害物质通过口腔进入母体。

4.每次妆容的清洗一定要彻底，防止色素沉着。

🌸 感受并关注胎动

如果你是初次怀孕，那么在怀孕满4个月后，即从第5个月开始，你便可以感觉到胎动。胎儿在子宫内伸手、踢腿、冲击子宫壁，这就是胎动。

刚开始的胎动若有若无，像是蝴蝶在扇动翅膀似的。慢慢地，你就会感觉到宝宝的胎动变得越来越有劲，也越来越有规律了。随着宝宝的发育，你会感觉到宝宝胎动时的拳打脚踢，胎动的幅度也会变得越来越有力。

🌸 掌握胎动的规律

正常情况下，一天之中，胎动在上午8～12点比较均匀，下午2～3点时最少，6点以后就开始逐渐增多，到了晚上8～11时最活跃。

胎动的强弱和次数，个体差异很大。有的12小时多达100次以上，有的只有30～40次。但只要胎动有规律，有节奏，变化不大，都说明胎宝宝发育正常。

胎动计数已成为孕妈妈进行自我监护的基本方法之一。孕妈妈可以在固定时间，早、中、晚各计数胎动1小时，3次相加乘4即为12小时胎动数。正常胎动每小时大于等于3次或12小时大于等于30次。若当天的胎动次数较以往减少30%或以上者，为胎动减少。

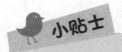

小贴士

感受胎宝宝的活动

做这件事会要求你有相当的耐心，因为还在肚子里的的胎宝宝不会为他的每次表演都做"预告"的。而宝宝的活动非常非常细微，以至于你都不确认自己到底感觉到了些什么。所以你一定要坚持，有的时候胎宝宝可能会让你等足10分钟才会稍有"表示"。不过随着时间的推移，胎儿的活动会越来越明显和强烈。到最后，你可能每一天都会感觉到他有力的"踢腿伸手"操。

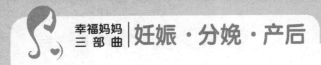
孕期胎动的规律

怀孕16～20周	运动量：小，动作不激烈 孕妈妈的感觉：微弱，不明显 位置：下腹中央
	孕16～20周是刚刚开始能够感知到胎动的时期。这个时候的宝宝运动量不是很大，动作也不激烈，孕妈妈通常觉得这个时候的胎动像鱼在游泳，或是"咕噜咕噜"吐泡泡，跟胀气、肠胃蠕动或饿肚子的感觉有点像，没有经验的孕妈妈常常会分不清。此时胎动的位置比较靠近肚脐眼
怀孕20～25周	运动量：大，动作最激烈 孕妈妈的感觉：非常明显 位置：靠近胃部，向两侧扩大
	这个时候的宝宝正处于活泼时期，而且因为长得还不是很大，子宫内可供活动的空间比较大，所以这是宝宝胎动最激烈的一段时间。孕妈妈可以感觉到宝宝拳打脚踢、翻滚等各种大动作，甚至还可以看到肚皮上突出小手小脚。此时胎宝宝位置升高，在靠近胃的地方了
临近分娩	运动量：大，动作不激烈 孕妈妈的感觉：明显 位置：遍布整个腹部
	因为临近分娩，宝宝慢慢长大，几乎撑满整个子宫，所以宫内可供活动的空间越来越少，施展不开，而且胎头下降，胎动就会减少一些，没有以前那么频繁。胎动的位置也会随着胎宝宝的升降而改变

♀ 孕妈妈体重增长标准

　　随着妊娠月份的增长，孕妈妈的体重会随之增加，其中除了胎宝宝的肌肉、骨骼、内脏及其他组织不断生长外，还有胎盘、羊水、母体的脂肪、乳房等。临近分娩时，不论孕妈妈怀孕前体重是多是少，孕妈妈体重都要比孕前平均增加11～13.5千克，不得少于9千克。其中妊娠前半期增加总量的1/3，后半期增加约2/3。即妊娠1～12周增加2～3千克，妊娠13～28周增加4～5千克，妊娠29～40周增加5～5.5千克。

孕期体重增加表（单位:克）

	孕10周	孕20周	孕30周	孕40周
胎儿	5	300	1500	3400
胎盘	20	170	430	650
羊水	30	250	750	800
子宫	140	320	600	970
乳房	45	180	360	405
血液	100	600	1300	1250
组织间液	0	30	801	680
脂肪	326	2050	3480	3345
总计	666	900	9221	11500

　　一般情况下，妊娠早期因早孕反应，孕妈妈厌食、挑食，甚至呕吐，体重增加不明显。到妊娠13周以后，孕妈妈食欲增加，食量大增，体重逐渐增加，每周增重350克左右，不超过500克，直到足月。

　　如果体重增加明显少于平均数，则胎宝宝宫内发育迟缓、早产、死胎的危险性会增加。如果体重增加过多，则会有羊水过多、多胎妊娠、葡萄胎等可能。

❀ 不宜久在空调环境中

　　妊娠期间，孕妈妈的新陈代谢十分旺盛，皮肤散发的热量也会有所增加，在炎热的夏季或寒冷的冬季，常常要借助空调纳凉或取暖。其实借助空调纳凉或取暖存在着很多隐患。

　　孕妈妈使用空调时，应该注意以下事项：

　　1.保持室内空气的流通，最少每2小时开窗通风一次。

　　2.室内外温差不可过大，温差过大容易引起感冒，影响胎宝宝的生长发育。

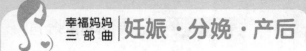
3.开空调时间不宜过长，每次打开时间不要超过30分钟，可关闭1小时以上再打开。

4.尽量避免到开着空调的小房间或人流量大的公共场所，这些地方空气流通不好，容易感染病菌。

5.尽量少用空调，避免得空调病。

孕中期要轻柔运动

进入孕中期，早孕反应过去了，心情舒畅了许多。此时胎盘已经形成，加上胎盘和羊水的屏障作用，可缓冲外界的刺激，使胎宝宝得到有效的保护。这预示着妊娠进入了稳定期。

孕中期，孕妈妈可以适度地进行体育锻炼，游泳、球操、跳慢舞都是可选的运动项目。孕期游泳能增强心肺功能，而且水里浮力大，可减轻关节的负荷，消除浮肿、缓解静脉曲张，不易扭伤肌肉和关节。游泳要选择卫生条件好、人少的室内游泳馆。下水前要先做一下热身，让身体适应水的温度，游泳以无劳累感为佳。这样的运动有益于孕妈妈的消化吸收和胎宝宝的成长发育。

除了游泳外，还可以做一些轻微的活动，比如散散步、跳跳舞、坐坐健身球等，但一定要根据自己的情况来做运动，不能强行运动。孕中期孕妈妈的体重增加，身体失衡的情况还未完全适应，这个时候切记不要做爬山、登高、蹦跳之类的平衡运动，以免发生意外。

孕期运动的注意事项

1.运动前要做好热身运动

孕妈妈由于激素的变化会使得肌肉、关节较为松弛，如果没有做好暖身运动，很容易在运动的过程中造成肌肉、关节的拉伤。因此，运动前一定要做好热身运动，这样可以避免抽筋。

2.穿着运动专用的服装

运动专用的服装往往具有吸汗散热的功能，可以避免不吸汗材质为皮肤带来的不适，有弹性的运动服装才有利于身体的活动及伸展。

3.运动强度要适当

运动时心跳速率需在每分钟140下以内，若是超过这个范围，孕妈妈的血流量较高，血管可能负荷不了。

4.每次不应超过15分钟

一般人运动需维持30分钟以上才会燃烧脂肪，但孕妈妈需在运动15分钟后就稍作休息，即使体力可以负荷也必须在稍作休息后再开始运动。这是因为孕妈妈必须避免过度劳累与心跳过快，并且孕期运动的目的并不是在燃烧脂肪，而是在训练全身的肌力，因此孕妈妈每运动15～20分钟就要停下来稍作休息。

5.运动前中后三阶段要补充水分

补充水分除了能避免脱水外，还可以控制体温上升的速度，一旦孕妈妈体温快速上升，胎宝宝心跳也会加速。孕妈妈体温每上升半度，胎宝宝的心跳约会增加10～20下，会相对增加胎宝宝状况的不稳定性，因此，孕妈妈运动前、中、后三个阶段一定要记得补充水分。

6.避免跳跃和震荡性的运动

震荡或跳跃性的运动都容易使孕妈妈重心不稳，若是滑倒或碰撞到物体，都容易使胎宝宝产生撞击，造成宫缩或者破水，甚至发生早产。

7.天气炎热和闷热时避免做运动

在过分炎热的天气里做运动，可能会使孕妈妈中暑，最适宜运动的温度约为26℃～27℃。

8.怀孕4个月后，禁做俯卧运动

怀孕4个月后，孕妈妈的腹部隆起明显，为避免压迫到胎宝宝，应禁止做俯卧运动。

9.运动时不要喝可乐和运动饮料

孕妈妈在运动期间不宜太疲惫，也不要运动到身体过热，也就是说孕妈妈不宜做出汗的运动。对于孕妈妈来说，运动的限度是以不累、轻松舒适为宜。此外，孕妈妈运动期间要多喝水，但不要只喝白开水，最好补充一些果汁等。可乐以及运动饮料都不适合孕妈妈。

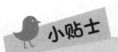

丰富家庭业余生活

和谐的家庭氛围，可以使胎儿在这种快乐轻松的胎教环境中获得良好的心灵感受，从而健康地成长。准爸爸要创造良好的家庭氛围，丰富家庭业余生活。假日里夫妻可以共赏音乐，畅谈感受，或者是一起到河边垂钓，效外踏青，散步谈心，欣赏摄影作品，使孕期生活充满情趣，且富有活力。

孕5月心理保健

🌸 不良情绪对宝宝的影响

1.焦虑

孕妈妈的焦虑情绪主要表现为害怕产痛、难产、胎宝宝畸形，甚至对生男生女也忧心忡忡，也有少数孕妈妈因家庭或工作原因而产生焦虑情绪。如果焦虑情绪持续相当长的时间，孕妈妈就会坐立不安，消化和睡眠也会受到影响，甚至使胃酸分泌过多，发生溃疡病。

焦虑还可以使胎宝宝胎动频率和强度倍增，胎宝宝长期不安，会影响健康发育，出生后可能会有瘦小虚弱、体重较轻、躁动不安、喜欢哭闹、不爱睡觉等表现。

2.悲伤

孕早期孕妈妈如果情绪悲伤，肾上腺皮质激素分泌就会增加，就可能导致流产或生出畸形儿。孕妈妈如果受到强烈的精神刺激、惊吓或忧伤、悲痛，植物神经系统活动就会加剧，内分泌也会发生变化，释放出来的乙酰胆碱等化学物质可以通过血液经胎盘进入胎宝宝体内，影响胎宝宝正常的生长发育。

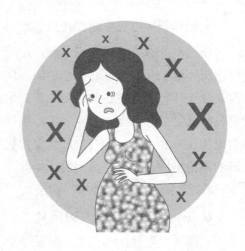

孕妈妈情绪由于悲伤，过于消沉，也会影响食欲，导致消化吸收不好。同时，孕妈妈身体的各个器官都会处于消极状态，会对胎宝宝产生不良的影响。

3.发怒

孕妈妈发怒不仅有害自身健康，而且会殃及胎宝宝，可以使胎宝宝把母亲的情绪"复制"并承袭下来。发怒还会导致孕妈妈体内血液中的白细胞减少，从而降低机体的免疫功能，使胎宝宝的抗病力减弱。

4.大笑

孕妈妈如果大笑，会使腹部产生猛然抽搐，在妊娠初期会导致流产，在妊娠晚期会诱发早产。

🌸 孕妈妈自律训练法

妊娠期间，孕妈妈的一些不良情绪对胎宝宝的危害都是不可小视的，所以，如果孕妈妈情绪不好时，可以试着学用"自律训练法"，在缓解孕期不良情绪的同时，也会让你的胎宝宝感受到你的轻松与愉快。

具体方法

首先拉上窗帘，或将灯光调弱，让房间里的光线变得柔和，找到一个让你感到舒服的姿势，闭上眼睛，做2～3次深呼吸。

然后把下面这些话缓缓地在心里默诵，每句话各重复两遍：心情放松→手臂放松→心情放松→双腿放松→心情放松→手臂温暖→心情放松→双腿温暖→心情放松。

结束之后，两手相握，或弯曲双肘，还原。

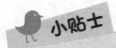
小贴士

适应妻子的情爱转移

就要做妈妈了，二人世界的幸福生活，即将因为小宝宝的出生而改变，其中最为突出的就是妻子对准爸爸的爱的转移。过去温柔体贴的妻子似乎对准爸爸关心不够了，过去经常说的情话减少了，甚至对性生活也有些淡漠了，如此等等。这主要是因为妻子把注意力转移到宝宝身上的原因，并不是因为妻子不爱你了，准爸爸应该适应妻子的这种情爱转移，要理解妻子是在为你们而受苦，是妻子给你带来了新生命的喜悦，要更加体贴妻子。

孕5月不适与疾病防治

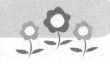

妊娠期高血压疾病的症状

妊娠期高血压疾病是孕妈妈所特有而又常见的疾病，常发生于妊娠20周以后至产后2周。孕妈妈常会出现高血压、水肿、蛋白尿、抽搐、昏迷、心肾功能衰竭等症状，本病会严重威胁母婴的健康。妊娠期高血压疾病按病情的严重程度可以分为轻度子痫前期、重度子痫前期、子痫三个阶段。

1.轻度子痫前期

主要表现为血压轻度升高，但不超过21.3/14.7KPa（160/110mmHg），可能伴有轻度水肿和少量蛋白尿。此阶段可能会持续数日至数周，可逐渐发展或迅速恶化。

高血压 测血压如有升高，需休息0.5～1h后再测。WHO专家认为血压升高需持续4h以上才能诊断，但在紧急分娩或低压>110mmHg时，虽休息不足4h也可诊断。测量血压为140/90mmHg，则可诊断为妊娠期高血压。

水肿 水肿有时是妊娠期高血压疾病最早出现的症状。开始时仅表现为体重增加（隐性水肿），以后逐渐发展为临床可见的水肿。水肿多从踝部开始，逐渐向上发展，按其程度可以分为四级，用"+"表示。其表现为：（+）小腿以下凹陷性水肿，经休息后不消退。（++）水肿延及至大腿。（+++）水肿延及至外阴或腹部。（++++）全身水肿，甚至有胸腹水。

蛋白尿 应留清洁的中段尿检查，如果24h尿蛋白≥0.3g，则为异常。

2.重度子痫前期

血压超过21.3/14.7KPa（160/110mmHg），尿蛋白增加，水肿程度不等，出现头痛、眼花等自觉症状，严重者会出现抽搐、昏迷。包括先兆子痫及子痫。

3.子痫

在上述各严重症状的基础上，抽搐发作，或伴有昏迷。少数患者病情进展迅速，子痫前期症状并不显著，而骤然发生抽搐，发生时间多在孕晚期及临产前，少数在产时，更少的还可能在产后24小时内发生。

防治妊娠期高血压疾病

知道了妊娠期高血压疾病的病症后，对于孕妈妈来说最重要的就是要知道如何防预和应对妊娠期高血压疾病，那么有如下建议以供孕妈妈参考。

1.定期做产前检查

孕早期应测量1次血压，作为孕期的基础血压，以后定期检查，尤其是在妊娠36周以后，应每周观察血压及体重的变化、有无蛋白尿及头晕等自觉症状。

2.重视诱发因素，治疗原发病

仔细想一想家族史，你的外祖母、母亲或姐妹间是否曾经患过妊娠期高血压疾病，如果有这种情况，就要考虑遗传因素了。孕妈妈如果怀孕前患过原发性高血压，慢性肾炎及糖尿病等均易引发妊娠期高血压疾病。如果是在寒冷的冬天怀孕，就更需要加强产前检查，进行及早处理了。

3.孕期合理补充营养

妊娠期间，孕妈妈应进食富含蛋白质、维生素、铁、钙、镁、硒、锌等微量元素的食物和新鲜蔬果，减少动物脂肪及过量盐的摄入，但不限制盐和液体的摄入。对有妊娠期高血压疾病高危因素的孕妈妈，补钙可以预防妊娠期高血压疾病的发生、发展。国内外研究表明，每日补钙1～2克能有效降低妊娠期高血压疾病的发生。

4.保持足够的休息

妊娠期间，孕妈妈要保持愉快的心情，保证充足的睡眠，睡眠时采取左侧卧位，每天休息不少于10个小时。左侧卧位可以减轻子宫对腹主动脉、下腔静脉的压迫，使回心血量增加，改善子宫胎盘的血供。

孕5月胎教

孕5月胎教重点

孕5月，胎宝宝变得活跃了，胎动更加明显了，心跳也更加有力，感知功能明显提高，对外界传入刺激信号的接受能力大大提高了。这时除去继续前几个月的胎教方法外，还可以增加和胎宝宝做游戏、给胎宝宝讲故事等内容。

孕妈妈或准爸爸和胎宝宝做游戏，是利用父母的手掌轻轻拍击胎宝宝以诱引胎宝宝用手推或用脚踢的回击，国外有学者称这种游戏叫"踢肚游戏"。做这种游戏需要经过一段时间的抚摸胎宝宝训练。

"踢肚游戏"的具体方法

当胎宝宝发育至15个月以后，已具备了四肢运动的能力，先轻轻抚摸腹部，与胎宝宝沟通一下信息，当胎宝宝用小手或小脚给以"回敬"时，再轻轻拍打被踢或被推的部位，然后等待胎宝宝再一次踢打孕妈妈的腹部。一般等1~2分钟后胎宝宝会再踢，这时再轻拍几下，接着停下来。

如果你拍的位置变了，胎宝宝会向你改变的位置再踢，须注意改拍位置离原胎动的位置不要太远。

游戏时间也不宜过长，一般每次10分钟左右即可。

有人观察了做这种胎宝宝游戏的150名孕妈妈，结果她们所生下来的孩子，在听、说和使用语言技巧方面都获得了高分，并且出生后坐、立、行学得比一般的孩子要快些。这表明做胎宝宝游戏既可以提高孩子的健康灵敏程度，又有利于孩子智力的发育。

🌸 孕5月胎教课程

音乐胎教	继续做音乐胎教，而且音乐胎教可以贯穿整个孕程；要适当了解一些音乐的基本知识，对胎教音乐最好能有一个大体的认识，以免选错音乐对胎宝宝造成伤害
语言胎教	本月，胎宝宝的感受器官已初具功能，在子宫中能接受到外界刺激，能以潜移默化的形式储存于大脑之中，继续和胎宝宝对话，进行语言交流，促进胎宝宝出生后的语言和智能发育
营养胎教	本月起，孕妈妈的基础代谢率增加，每天需要的营养增多，应注意补钙，还要加服鱼肝油，多食富含蛋白质、矿物质和维生素的食物
抚摸胎教	此时可为胎宝宝进行触压拍打运动胎教，激发胎宝宝运动的积极性，促进胎宝宝的身心发育

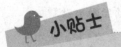
小贴士

让宝宝听到你的声音

我们还不知道胎儿在子宫里是否能够理解摇篮曲的含义，但可以肯定的是，从怀孕第5个月开始，胎儿就已经能听到你的声音了。所以，准爸爸应多对着妻子的大肚子说说话。

准爸爸可以在每次对宝宝说话的时候多重复一些简短的句子，比如"你好啊！小家伙"，"我的乖宝宝"，"爸爸来了"等等。等宝宝出生后再重复同样的话，你会惊讶地发现宝宝会回过头来找你。即使是新生儿也知道循声去寻找他的"老熟人"了。

08 怀孕第6个月

孕6月妈妈宝宝状况

第21周状况

● **母体的变化**

1.孕妈妈的肚子越来越大，子宫底高18～21厘米。

2.体重增长快，容易感到疲劳，腰部疼痛。

3.乳房也有明显的变化，偶有淡初乳溢出。

4.头发会比以前更柔软发亮，皮脂溢出也有所减轻。

● **胎儿的成长**

1.胎宝宝身长大约18厘米，体重300～350克。

2.胎宝宝外表面目清楚、骨骼健全、体瘦、皮肤红而皱。

3.用听诊器可以听到宝宝的胎心音了。

4.脐带中的血液流动快速。

第22周状况

● **母体的变化**

1.孕妈妈身体越来越重，大约以每周增加250克的速度迅速增长。

2.由于子宫日益增高压迫肺，在上楼时会感到呼吸相对困难。

3.感受到宝宝的胎动次数增加，胎宝宝的心跳十分有力。

● **胎儿的成长**

1.胎宝宝身长大约19厘米，体重350克左右。

2.胎宝宝已经长出浓浓的头发、眉毛和睫毛等。

3.骨骼已相当的结实，骨关节开始发育，身体逐渐匀称。

4.皮肤上覆盖了一层白色的滑腻的物质，皮下脂肪少，皮肤呈黄色。

5.牙齿开始发育。

🌸 第23周状况

●母体的变化

1.孕妈妈身体越来越重,上楼很吃力,呼吸相对困难。

2.阴道的分泌物增加,泌尿道的平滑肌变得松弛了,膀胱感染的危险性增高。

●胎儿的成长

1.胎宝宝身长大约19厘米,体重400克左右。

2.开始出现呼吸样运动、能啼哭,此时出生可存活数小时。

3.胎宝宝听力基本形成,还会不断的吞咽。

4.大脑继续发育,大脑皮质已有6层结构,沟回明显增多。

5.手足的活动逐渐增多,身体的位置常在羊水中变动,如果出现臀位也不必害怕,因为此时胎位可不断的发生变化。

🌸 第24周状况

●母体的变化

1.孕妈妈身体越来越沉重,宫高约24厘米。

2.脸上和腹部的妊娠斑更加明显并且增大。

3.孕妈妈有时会有以下症状:如感觉眼睛发干、畏光、胎动明显、白带增多、下腹疼痛、便秘、胃灼热和胀气、头痛、晕眩、牙龈出血、腿抽筋、腰酸背痛、腿部静脉曲张、腹部瘙痒、憋闷、睡不稳,尿频等现象。

●胎儿的成长

1.胎宝宝身长大约为25厘米,体重500克左右。

2.宝宝的身体逐渐匀称,皮下脂肪的沉着进展不大,因此还很瘦,脸蛋儿开始变得丰满,睫毛、眉毛等都已长成。

3.骨骼已经相当结实,如果拍射X线照片,可清楚看到头盖骨、脊椎、肋骨及四肢的骨骼。

🌸 专家提示

怀孕第6个月了，你是不是觉得自己越来越"笨拙"了，身体重心也前移了，可能你还发现原来凹进去的肚脐开始变得向外突出了，没关系，这都是正常的，等分娩之后就会恢复原样。

本月专家提示如下：

1.站立时两腿要平行，两脚稍稍分开，要把重心放在脚心上。

2.走路时要抬头挺胸，下颌微低，后背直起，臀部绷紧。

3.走路时要一步一步踩实，上下楼时切忌哈腰和腆肚，尤其是到了怀孕晚期。

4.下楼时一定要扶着扶手，看清台阶踩稳了再迈步。

5.坐时要深深地坐在椅子上，后背伸直靠在椅背上，髋关节和膝关节呈直角状，切忌只坐在椅子边上。

6.拾取东西时注意不要压迫肚子，不要采取不弯膝盖只做倾斜上身的姿势。要先弯曲膝盖，然后弯腰，蹲好后再拾。

7.避免做危险的动作，如站在小凳子上够取高处的东西，长时间蹲着做家务，双手拾重东西，做使腰部受压迫的家务等。

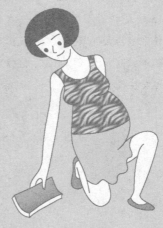

8.住在高层建筑里的孕妈妈，在没有电梯时应尽量减少上下楼的次数，爬楼梯易增加脊髓压力及膝关节损伤，尤其是下楼梯。

9.运动应适度不可过劳，严禁从事剧烈活动，避免挤压和震动腰部，如急跑、跳跃、举重、滑雪、登山、溜冰等。

10.去医院做彩超排畸检查。

11.注意定期做产前检查。本月要做一次产前检查。

孕6月饮食与营养

孕6月饮食原则

妊娠6个月了，孕妈妈和胎宝宝都需要增加蛋白质和维生素的供给。进入孕6月，孕妈妈的体型会显得更加臃肿，到本月末将会是大腹便便的标准孕妈妈模样。此时，孕妈妈和胎宝宝的营养需要猛增，许多孕妈妈从这个月起可能会发现自己有些贫血。

由于胎宝宝的快速发育使孕妈妈的消耗增加，需要增加适当的营养，以保证身体的需要。在增加营养的同时，要重点增加维生素的摄入量。

孕妈妈还应对食物有所选择，并限制一些不利于健康的食物。应忌吃辣椒、胡椒等辛辣食物；应忌喝咖啡、浓茶、酒等，因为咖啡、浓茶有刺激神经兴奋的作用，不利于孕妈妈休息，酒对胎宝宝还有毒性作用；孕中期应注意，不要吃得过咸，以免加重肾脏的负担或引发妊娠期高血压疾病。这个时期孕妈妈容易便秘，应多喝水，并经常吃富含纤维素的果疏。

孕6月营养要素

1. 铁

此时的孕妈妈和胎宝宝的营养需要量都在猛增，许多孕妈妈会开始出现贫血的症状。铁是组成红细胞的重要元素之一，所以，本月尤其要注意铁元素的摄入。为避免发生缺铁性贫血，孕妈妈应该注意膳食的调配，有意识地吃一些含铁质丰富的蔬菜、动物肝脏、瘦肉、鸡蛋等。还可以从这个月开始每天口服0.3～0.6克硫酸亚铁片。

2. 蛋白质

世界卫生组织建议，孕中期，孕妈妈每日应增加优质蛋白质9克，相当于牛奶300毫升或两个鸡蛋或50克瘦肉。孕妈妈的膳食中，动物性蛋白质应占全部蛋白质的一半，另一半为植物性蛋白质。

3. 热量

一般来说，孕6月孕妈妈热量的需要量比孕早期增加200千卡。考虑到多数孕中期女性工作减轻，家务劳动和其他活动也有所减少，所以热量的增加应因人

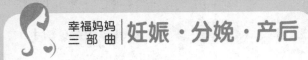

而异，根据体重的增长情况进行调整。孕妈妈体重的增加一般应控制在每周0.3～0.5千克。建议孕妈妈用红薯、南瓜、芋头等代替部分米、面，可以在提供能量的同时，供给更多的微量元素和维生素，南瓜还有预防妊娠糖尿病的作用。

4.脂肪

孕6月孕妈妈每日食用植物油以25克左右为宜，总脂肪为50～60克。

5.B族维生素

孕6月孕妈妈对B族维生素的需要量增加，而且B族维生素无法在体内存储，必须有充足的供给才能满足机体的需要。孕妈妈要多吃富含B族维生素的食品，如瘦肉、肝脏、鱼类、乳类、蛋类及绿叶蔬菜、新鲜水果等。

6.矿物质

此时还应强调钙和铁的摄入量，另外碘、镁、锌、铜等对孕妈妈和胎宝宝的健康也是不可缺少的。因此，孕妈妈要多吃蔬菜、蛋类、动物肝脏、乳类、豆类、海产品等。

7.水

孕妈妈每天至少要喝6杯白开水。有浮肿的孕妈妈晚上要少喝水，白天要喝够量。多喝水也是保证排尿畅通、预防尿路感染的有效方法。

🌼 吃水果不宜过多

1.要少吃或不吃的水果

菠萝、香蕉、葡萄 含糖量较高，如果孕妈妈比较胖或者有糖尿病家族史，则要少吃。

荔枝、桂圆 性热，怀孕后孕妈妈的体质一般会偏热，过量食用热性水果，容易出现便秘、口舌生疮等上火的症状，因此要少吃。

西瓜 有利尿作用且含糖量高，吃太多会造成脱水及引发妊娠糖尿病，建议少吃。

柑橘 性温味甘，容易引起燥热而使人上火，发生口腔炎、牙周炎、咽喉炎等，不要过多食用。

柿子 多吃易引起大便干燥。

石榴 多吃会损伤牙齿，还会助火生痰，引发便秘、糖尿病等，宜少吃。

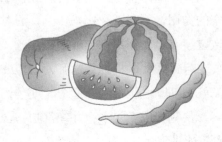

2.每天吃水果不超过500克

水果普遍含糖量较高，其中的葡萄糖、果糖经胃肠道消化吸收后可转化为中性脂肪，如果吃过太多，会使你的体重增长过快，胎宝宝过大，增加顺产的难度。还会使你体内的糖代谢发生紊乱，患上妊娠糖尿病，危害你和胎宝宝的健康。因此，每天各种水果的摄入总量还是不要超过500克为好。

3.水果不能代替蔬菜

虽然水果可以补充蔬菜摄入的不足，但还是不能代替蔬菜，两者有很多的不同之处。

糖分不同 大部分水果所含的碳水化合物是葡萄糖、蔗糖和果糖之类的双糖和单糖，吃后容易使血糖浓度快速上升；而蔬菜所含的碳水化合物主要是淀粉的多糖，不容易引起血糖出现较大的波动。

纤维不同 水果所含的膳食纤维主要是果胶、纤维素和半纤维素；而蔬菜类所含的膳食纤维主要是纤维素、半纤维素和木质素，这些粗纤维能刺激肠蠕动，防止便秘。

性质不同 水果属于酸性食物，不利于保持人体的酸碱平衡；而大多数蔬菜都是碱性的，能够中和人体中的酸。

减少食盐摄入的方法

孕期孕妈妈需要注意的东西比较多，其中，食盐的摄入就是不可忽视的一条。孕妈妈摄入食盐要适度，如果过量则很容易引发妊娠期高血压疾病等病症，同时还会增加肾脏的负担、加重妊娠浮肿。

平时孕妈妈可以通过以下的方法，减少盐的摄入量。

1.多用天然的调味品，如葱、姜、蒜、肉桂、五香粉、香草片等，或者购买低盐或无盐酱油。

2.在烹饪的过程中注意盐的用量，千万不要因为一时的味道喜好而过量用盐。同时，烹饪方法可以多采用蒸、炖等多种方法，保持食物的鲜美，而不要加入太多的调料。

3.选择本身就含有甜味的蔬菜，如西红柿、瓜类、芋头、胡萝卜、新鲜的甜玉米等，即使不加入调味品，味道也会很可口。

4.不要选择含钠量较高的蔬菜，如胡萝卜、发芽的蚕豆等。这些蔬菜含钠量还是比较高的，应该少量食用。

孕妈妈要科学补水

水约占人体体重的65%，是人维持生命的必需品。对于孕妈妈来说，怀孕的时候水比任何时候都显得更加重要。怀孕时女性的血容量比没有怀孕时增加了40%，其中以红细胞为主的成分增加了20%，而以水为主的成分则增加了50%。这就是说女性在怀孕后血液中水分大量减少了，需要及时补充水分。孕中期是胎宝宝快速发育的时期，活动量很大，也急需水分。所以孕妈妈平时要注意及时补水，不要等到口渴了再喝水。补充水分要注意以下几点。

1.水要喝够

孕妈妈每天摄入的水分以1000～1500毫升为宜。因为孕妈妈需要足够的水分供身体循环和消化的需求，并保持皮肤健康。如果水分摄入过少，血液浓缩，血液中代谢废物的浓度也会相应升高，从而会增加尿路感染的机会，对胎宝宝的新陈代谢不利，对孕妈妈的皮肤护理也不利。

2.定时定量

早上起床后饮用一杯水，上午10点左右一杯，午餐后1小时补充一杯，下午4点一杯，晚餐后1小时补充一杯。

3.果汁不能代替水

果汁除了含有水分，还含有果糖、葡萄糖、蔗糖，具有很高的热量，不但会增加体重，还易引起高脂血症。建议孕妈妈每天饮用果汁的量不应超过300～500毫升。

4.必要时减少饮水量

如果孕妈妈出现水肿，就应该注意控制饮水量，每天在1000毫升以内为宜，以免加重妊娠水肿。

糖尿病孕妈妈饮食原则

1.注意热量需求

妊娠初期不需要特别增加热量，妊娠中、晚期必须在孕前所需的热量的基础上再增加300千卡/天。

2.注意餐次分配

为维持血糖值平稳及避免酮血症的发生，餐次的分配非常重要。因为一次进食大量食物会造成血糖快速上升，且母体空腹太久时，容易产生酮体，所以建议孕妈妈要少食多餐，将每天应摄取的食物分成5～6餐。特别要避免晚餐与隔天早餐的时间相距过长，所以睡前要补充点点心。

3.正确摄取糖类

糖类的摄取是为了提供热量、维持代谢正常，并避免酮体产生。不应误以为不吃淀粉类食物就可以控制血糖或体重。而是应尽量避免食用加有蔗糖、砂糖、果糖、葡萄糖、冰糖、蜂蜜、麦芽糖之类含糖饮料及甜食，以免餐后血糖快速增加。如有需要可以加少许代糖，但应使用对胎宝宝无害的成分。

尽量选择纤维含量较高的未精制主食，更有利于血糖的控制。患妊娠糖尿病的孕妈妈早晨的血糖值较高，因此早餐应尽量少吃淀粉类的食物。

4.注重蛋白质摄取

如果在孕前已摄取了足够的营养，则妊娠初期不需过多增加蛋白质的摄取量，妊娠中、晚期每天需增加蛋白质的量各为6克、12克，其中一半来自高生理价值蛋白质，如：鸡蛋、牛奶、牛肉、鱼类及豆浆、豆腐等黄豆制品。

5.少吃油脂类食物

烹调用油以植物油为主，要少吃油炸、油煎、油酥的食物，以及动物的皮、肥肉等。

6.多摄取高纤维食物

在可摄取的份量范围内，多摄取高纤维食物，如：以糙米或五谷米饭取代白米饭、增加蔬菜的摄取量、吃新鲜水果而勿喝果汁等，如此可延缓血糖的升高，帮助控制血糖，也比较有饱足感。但千万不可无限量地吃水果。

❧ 孕妈妈不宜贪吃冷饮

妊娠期间，孕妈妈的胃肠对冷热刺激非常敏感。多吃冷饮能使胃肠血管突然收缩，胃液分泌减少，消化功能降低，从而引起食欲不振、消化不良、腹泻，甚至引起胃部痉挛，出现剧烈腹痛。

另外，孕妈妈的鼻、咽、气管等呼吸道黏膜往往充血并有水肿，如果大量贪吃冷饮，充血的血管突然收缩，血流减少，可导致局部抵抗力降低，使潜伏在咽喉、气管、鼻腔、口腔里的细菌与病毒乘机而入，引起嗓子痛哑、咳嗽、头痛等，严重时还能引起上呼吸道感染或诱发扁桃体炎。

吃冷饮除引起孕妈妈发生以上病症外，胎宝宝也会受到一定的影响。有人发现，胎宝宝对冷的刺激也很敏感。当孕妈妈喝冰水或吃冷饮时，胎宝宝会在子宫内躁动不安，胎动会变得频繁。因此，孕妈妈吃冷饮一定要有所节制，切不可因贪吃冷饮，而影响自身和胎宝宝的健康。

孕6月生活保健

孕妈妈正确姿势大集合

1.俯身弯腰的正确方法

孕妈妈要尽量避免俯身弯腰的动作，以免给脊椎造成重负。如果孕妈妈需要从地面捡拾起什么东西，俯身时不仅要慢慢地向前，还要屈膝，同时把全身的重量分配到膝盖上。孕妈妈在清洗浴室或是铺沙发时也要参照此动作。

2.起身站立的正确方法

妊娠中晚期，孕妈妈起身站立时要缓慢有序，以免腹腔肌肉过分紧张。仰躺着的孕妈妈起身前要先侧身，肩部前倾，屈膝，然后用肘关节支撑起身体，盘腿，以便腿部从床边移开并坐起来。

3.徒步行走的正确方法

徒步行走对孕妈妈很有益，可以增强腿部肌肉的紧张度，预防静脉曲张，还可以强壮腹腔肌肉。一旦孕妈妈行走时感觉疲劳，就要马上停下来，找身边最近的凳子坐下歇息5～10分钟。在走路时，孕妈妈的身体要注意保持直立，双肩放松。散步前要选择舒适的鞋，以低跟、掌面宽松为好。

4.正确的站姿

孕妈妈站立时，应选择一种最舒适的姿势。比如收缩臀部，就会体会到腹腔肌肉支撑脊椎的感觉。需要长时间站立的孕妈妈，为促进血液循环可以尝试把重心从脚趾移到脚跟，从一条腿移到另一条腿。

5.正确的坐姿

孕妈妈正确的坐姿是要把后背紧靠在椅背上，必要时还可以在背后放一个小枕头。

孕妈妈不宜常去公共场所

女性怀孕后身体抵抗力会下降，易招病毒，易感染细菌。公共场所中各种致病微生物密度远远高于其他地区，所以孕妈妈应尽量少去公共场所。

1.人多拥挤，易出意外

孕妈妈在人多拥挤的地方，要避免挤来挤去，一旦腹部受压，很容易诱发流产、早产。去商场、乘公车，最好要有人陪护。

2.易感染上病毒

孕妈妈很容易感染上病毒和细菌性疾病。公共场所人多嘈杂，很难防范病菌的传染，所以对于孕妈妈和胎宝宝来说是很危险的。

3.空气污浊，氧含量减少

公共场所会使孕妈妈感到胸闷气短，胎宝宝也容易供氧不足。

4.人声嘈杂，噪音分贝高

公共场所的噪音污染会影响孕妈妈的情绪及胎宝宝的生长发育。

🌸 孕妈妈应做好乳房护理

母乳是婴儿最理想、最经济的食物。母乳中除了含有婴儿所需要的一切营养成分以外，还含有能抵抗疾病的免疫物质。母乳喂养婴儿是每个母亲所期望的，也是当前婴幼儿保健工作中大力提倡的。

要实现母乳喂养，保持健康完好的乳房及乳头是很关键的。因此，如何在妊娠期间保养和护理好乳房，确实是一个至关重要的问题。

1.乳房的保护

妊娠期间，孕妈妈的乳房逐渐变大、变重，如果不好好护理，乳房组织就会松弛，乳腺发育会不正常。孕妈妈可以选用合适的乳罩将乳房兜托起来。乳罩类型应以不过于压迫乳头，也不影响乳房的血液循环为原则，如选用背带较宽的大号乳罩。

为了保持乳房清洁，孕妈妈需要经常清洗乳房，但不可以用香皂来清洗。因为香皂类清洁物质可以通过机械与化学作用除去皮肤表面的角化层，损害其保护作用，促使皮肤表面"碱化"有利于细菌生长。时间一长，可能招来乳房炎症。为了避免不好的情况，最好还是用温开水清洗。

2.乳头的保护

外突并有一定长度的乳头是母乳喂养取得良好效果的必备条件。进入孕中期，孕妈妈就要开始进行乳头的保养及准备工作。

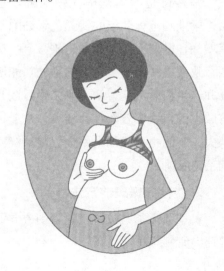

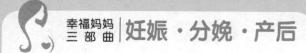

保养的方法是经常清洗乳房，用稍粗糙的毛巾擦洗乳头，可稍用力，以不擦破乳头为宜。每次擦洗完毕后可在局部涂些油膏。

乳头过短，甚至凹陷，或乳头有裂纹的孕妈妈，应及早采用乳头矫正法。矫正可从妊娠17周开始，方法如下：

（1）提起乳头，停留片刻，每日进行数次。如果乳头揪出有困难时，可压迫乳晕周围部分，这样就容易揪出。揪出后可按乳头保护法进行磨擦。

（2）用上述方法不能矫正时，可使用乳头吸引器将乳头吸出。

预防并淡化妊娠斑

1.妊娠斑的形成

妊娠斑也叫黄褐斑或蝴蝶斑。是由于孕期脑垂体分泌的促黑色素细胞激素增加，以及大量孕激素、雌激素的作用，致使皮肤中的黑色素细胞的功能增强并产生色素沉淀。孕妈妈分娩后数月皮肤上的色素沉着颜色会变浅，并最终消失，有的也可能消退不全，留下淡淡的茶色痕迹。

2.淡化妊娠斑的方法

（1）不要服用安眠药，否则会导致脸部出现黄褐斑。

（2）洗脸时，冷水和热水交替使用，以促进面部血液循环，降低妊娠斑的出现概率。

（3）多吃富含维生素C的蔬菜水果，如番茄、猕猴桃等。维生素C能够防止色素沉淀，美白皮肤。

（4）夏季外出时，要带上遮阳帽或涂抹相对安全的物理防晒霜，避免阳光直射面部，加重妊娠斑。

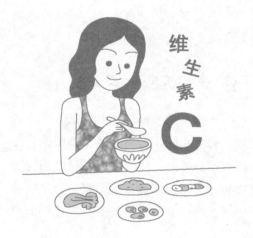

（5）自制祛斑面膜。冬瓜适量，去皮捣烂，加入一个蛋黄、半匙蜂蜜，搅匀敷面20分钟后洗净面部；黄瓜磨成泥，加入一匙牛奶和面粉，调匀敷面20分钟后洗净面部。

❀ 预防并淡化妊娠纹

1.妊娠纹的形成

孕期受荷尔蒙的影响，腹部不断增大会使皮肤的弹力纤维与胶原纤维因外力牵扯而受到不同程度的损伤或断裂，皮肤变薄变细，腹壁皮肤出现一些宽窄不同、长短不一的粉红色或紫红色的波浪状花纹。这些花纹在产后会逐渐消失，留下白色或银白色的有光泽的妊娠纹。妊娠5～6个月时，大腿上部、腹部和乳房很容易出现妊娠纹。

2.淡化妊娠纹的方法

（1）适当吃一些富含胶原蛋白和弹性蛋白的食物，如猪蹄、猪皮、动物蹄筋和软骨等，以增加皮肤的弹性。

（2）使用专业的托腹带承担腹部的重力负担，以减轻重力对皮肤的过度延展拉伸。

（3）从怀孕初期开始就坚持在身体较易出现妊娠纹的部位，如大腿内侧、腰臀部、腹部和乳房进行按摩，以增加皮肤、肌肉的弹性，并保持血液循环的通畅。

配合按摩的按摩油可以用橄榄油、加入美容用的维生素E油的婴儿油，或专门用来预防或消除妊娠纹的妊娠霜。

❀ 拍孕妇照将美丽珍藏

孕期是每个女人最"美丽"的时候，孕期十月，你都可以留下孕影，但适合拍专业写真的时间要到6个月以后，此时孕妈妈的肚形与孕味才充分显现。在最后的两三个月里，孕妈妈应该去专业的孕妇馆拍孕妇照。

1.记录你最美丽的瞬间

孕中期，孕妈妈的腹部开始凸显出美丽的曲线，行动也比较方便，因此，此时是拍写真最好的时间。孕妈妈们，赶快趁着这个珍贵和难得的时刻，和准爸爸一起带着腹中的宝宝拍个写真吧，留下这珍贵和难得的瞬间，它将成为你们永恒的记忆。

2.写真照的类型

通常的写真照包括个人写真与夫妻写真两部分内容，个人写真只单独拍摄孕妈妈；夫妻写真就要求准爸爸来做陪衬了，共同记录两人迎接小生命即将到来的幸福与甜蜜。

3.拍写真照注意事项

孕妈妈们注意在拍摄前一定要休息好，最好选择就近的照相馆进行拍摄，避免路途遥远而产生疲劳。拍摄时，可以让照相馆专业的化妆师化淡妆就好

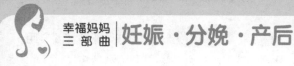
了。孕妈妈们可以选择漂亮舒适的孕妇装。切不可选择过于紧绷的衣服，以免对胎宝宝不利。孕妈妈们，要拍照了，绽放你脸上自豪而灿烂的笑容吧，这一刻将为你的人生增添更加绚丽的色彩。

孕妈妈可以用托腹带了

孕妇托腹带的主要作用是帮助孕妈妈托起腹部，并对背部起到支撑的作用，减轻孕妈妈的负担。

1.使用托腹带减轻身体负担

一般情况下孕妈妈不需要用托腹带，只有在以下特殊情况下，孕妈妈可以使用托腹带。

（1）连接骨盆的各条韧带发生松弛性疼痛的孕妈妈。

（2）胎位为臀位，经医生做外倒转术转为头位后，为防止其又回到原来的臀位，可以用托腹带来限制。

（3）多胞胎，胎宝宝过大，站立时腹壁下垂比较剧烈的孕妈妈。

TIPS

注意：为了不影响胎宝宝的发育，托腹带不可以包得过紧，晚上睡觉时应解开托腹带。

（4）有过生育史，腹壁非常松弛，成为悬垂腹的孕妈妈。

2.怎样选购合适的托腹带

（1）选择伸缩性强的托腹带，这样才可以从下腹部托起增大的腹部，从而阻止子宫下垂，保护胎位并能减轻腰部的压力。

（2）选用可随腹部的增大而增大，方便拆下及穿戴，透气性强不会闷热的托腹带。

孕妈妈要警惕身边的噪音

越来越多的研究表明，噪音会严重影响人类优生，导致畸形胎宝宝增多。因此，专家们呼吁孕妈妈要警惕身边的噪音。

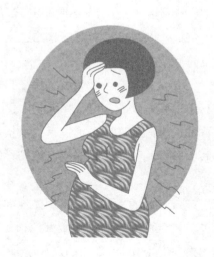

1.噪音会损伤胎儿的听觉器官

噪音对胎宝宝危害极大，因为高分贝的噪音能损坏胎宝宝的听觉器官。研究证明，那些曾经接受过85分贝以上（重型卡车音响是90分贝）强噪音的胎宝宝，在出生前就丧失了听觉的敏锐度。有关专家对131名4～10岁男女儿童进行了检查，结果表明，那些出生前在母体内接受最大噪音量的儿童对400Hz声音的感觉是没有接受过噪音儿童的1/3。

2.噪音会影响胎宝宝智力

研究指出，构成胎宝宝内耳一部分的耳蜗从妊娠第20周起开始生长发育，其成熟过程在婴儿出生30多天时间内仍在继续进行。由于胎宝宝的内耳耳蜗正处于成长阶段，极易遭受低频率噪音的损害，外环境中的低频率声音可传入子宫，并影响胎宝宝。研究表明，胎宝宝内耳受到噪音的刺激，能使脑的部分区域受损，并严重影响大脑的发育，导致儿童期出现智力低下。

3.噪音会导致胎宝宝畸形

有关专家对万余名婴儿做了研究，结果证实，在机场附近地区，婴儿畸形率从0.8%增至1.2%，主要属于脊椎畸形、腹部畸形和脑畸形。有关资料表明，在噪音污染区的新生儿体重平均在2000克以下（正常新生儿体重为2500克以上），相当于早产儿的体重。

4.噪音会导致流产或早产

噪音会导致孕妈妈内分泌腺体的功能紊乱，从而使脑垂体分泌的催产激素过剩，引起子宫强烈收缩，甚至导致流产、早产。

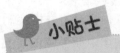

小贴士

按时陪妻子做产检

准爸爸和孕妈妈一起去进行产前检查时，可以听到宝宝的心跳声，通过超声波看到宝宝在子宫里的情况，那份即将成为人父的兴奋心情，实在是不能言喻。而准爸爸也可以通过产检，产前班及产前讲座获得最新的生产及育儿资讯，对照顾孕妈妈和新生儿有莫大的帮助。所以准爸爸无论工作多忙，都应抽时间参与这些活动，这对孕妈妈及胎儿都十分有益。

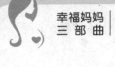
孕6月心理保健

避免对分娩的过度恐惧

怀孕第6个月，虽然距分娩还有一段时间，但不少孕妈妈已经开始承受分娩的压力。有些孕妈妈因为听信了"过来人"讲的分娩如何痛苦的传言，或受到影视作品对分娩场面的过分渲染，因而开始感到惶恐不安。虽然说在现在的医疗条件下，分娩无痛苦是不可能的，但过分恐惧所产生的不良后果比分娩本身还可怕，所以，过度的忧虑与担心是不可取的。

正确的做法是，孕妈妈应该学习一些关于分娩的医学常识，对分娩是怀孕的必然结局有所了解。另外，如果孕妈妈和家人一起为未出世的宝宝准备一些被褥、衣服、玩具，也许能使孕妈妈精神轻松些，心情好转。事实证明，这样做往往能使孕妈妈把对分娩的恐惧转变为热切的盼望。

不要凡事都依赖丈夫

妊娠中期的孕妈妈应该适当地做一些工作，干些家务，并参加一些舒缓的运动，这样做不仅对胎宝宝的安全没有危害，而且还能使孕妈妈自己身心健康、愉悦。

但是，有些孕妈妈因体形显露，怕引起别人关注的目光而不愿活动，每天不干任何事情，凡事都让丈夫包办，认为这样才会对胎宝宝有利。事实上，这样做很容易引起心理上的郁闷、压抑、孤独，对胎宝宝是非常有害的。

医学界认为，孕期适当的劳动可以增强孕妈妈的肌肉力量，对顺利分娩有一定的帮助。所以，在没有异常疾病的情况下，孕妈妈在孕中期仍应正常上班，经常从事力所能及的家务劳动，这对改善心理状态大有益处。

孕6月不适与疾病防治

🌼 如何缓解孕期背痛

怀孕期间，韧带组织因为要让宝宝比较容易通过骨盆，逐渐放松，而松弛的韧带会造成肌肉负担过重，尤其是支撑脊柱的那些肌肉。另外，过度拉扯的腹部肌肉迫使孕妈妈依靠背部来支撑体重，从而增加了背部肌肉的工作负担。尤其在孕晚期，一些工作过度的肌肉和背部韧带会因此而产生疼痛。

1.背痛预防

（1）穿柔软合适的低跟或坡跟鞋，不要穿高跟鞋，防止下肢浮肿。

（2）避免在坚硬的路面上慢跑。

（3）不要扭转脊椎。

（4）避免长时间的站立或坐着，不要走过多的路，下腹部要使用腹带。

（5）晚上睡的床垫应硬度适中。采取侧睡，每次醒过来就更换姿势。

（6）以正确的方式搬重物，即在搬重物时，要像一个刚学步的孩子，用大腿使劲。不要把腰背部当成了起重机。

（7）注意休息和睡眠，饮食方面多吃些猪腰、芝麻、核桃等补肾利腰的食物。

2.背痛治疗

（1）在疼痛的地方冷敷或热敷。

（2）淋浴时，可以用热水淋冲疼痛的地方。

（3）请丈夫按摩背部：丈夫可以沿着妻子的脊柱两侧，利用拇指按压的方式，由上往下按摩。接下来，继续往她的下背部两侧，沿着她的骨盆上缘按摩。最后按摩肩膀，揉捏她的颈部和肩膀肌肉，然后往下按摩她的脊柱，以及横向按摩她的下背部。假如疼痛向下延伸到腿部，甚至到脚上，就应该去看骨科医生，进行进一步的检查和治疗。

🌼 如何缓解孕期腰痛

怀孕晚期，孕妈妈的腰痛通常局限在下腰部，每天只痛一会，或每周只痛一次。有些孕妈妈则稍重一些，站、坐、弯腰或提重物时，都会感到腰痛。走路、打喷嚏、用力解大小便时，疼痛会更加厉害，或引起臀部和大腿酸痛，以致不能走远路、做家务，极少数孕妈妈还需要住院治疗。

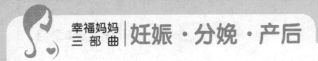
孕妈妈腰痛基本上是一种生理性反应，不必过于忧虑。怀孕前应注意经常锻炼，增强体质。要注意劳逸结合，特别是不要增加腰部负担。平卧睡觉的时候，可以在膝关节后方垫以枕头或软垫，使髋关节、膝关节屈曲起来，帮助减少腰腿后伸，使腰背肌肉、韧带、筋膜得到更充分的休息。孕妈妈不要穿高跟鞋，防止因此加重挺腰的姿势，又影响足部的血液供应。

孕妈妈腰痛绝大部分不需要治疗，如症状严重，除了休息外，可以对症治疗。但要注意，不少治疗腰痛的中药常含有活血化淤的成分，孕妈妈不宜服用，也不宜贴膏药，以免影响胎宝宝发育，甚至导致流产。分娩以后，这些症状就会消失。

个别孕妈妈腰痛是患了腰椎间盘突出症，宜采用卧硬板床休息、牵引等方法治疗。

筛检妊娠期糖尿病

妊娠期糖尿病是在妊娠期间形成的糖尿病，是由于孕妈妈体内不能产生足够水平的胰岛素而使血糖升高的现象，可能会引起胎宝宝先天性畸形、新生儿血糖高及呼吸窘迫症候群、死胎、羊水过多、早产、孕妈妈泌尿道感染、头痛等，不仅会影响胎宝宝发育，还会危害孕妈妈的健康。其发生率约为2%～7%。

1.妊娠糖尿病的高危人群

有糖尿病家族史、过于肥胖、过去有不明原因的死胎或新生儿死亡、前胎有巨婴症、羊水过多症的孕妈妈，以及年龄超过30岁的孕妈妈，都属于妊娠糖尿病的高发人群。建议这些孕妈妈要重视妊娠期间糖尿病的筛检。

2.妊娠糖尿病的检查方式

妊娠糖尿病筛检虽然并未纳入产前检查的必做项目，但仍然建议孕妈妈于妊娠24～28周间，接受50克葡萄糖耐糖试验。事前无需刻意禁食空腹，喝了糖水1小时后抽血，血糖值超过140mg/dl以上者为阳性反应。

这些孕妈妈必须安排进一步的耐糖试验，于前一夜至少禁食空腹八小时，先抽一次血糖值后，喝下100克葡萄糖水，三个小时内每隔一个小时再抽一次血，四个血糖值中若有两个异常偏高，即可确诊为妊娠糖尿病患者。

尿糖试纸"有备无患"

尿糖试纸是糖尿病患者用来检查自己尿糖情况的专用试纸。由于尿糖试纸具有快速、方便、价廉的优点，现在已被广大糖尿病患者所采用，通过尿糖试纸检查，可以自我掌握尿糖的变化情况，以利于控制病情的发展。

1.试纸的正确用法

首先将尿糖试纸浸入尿液中，湿透约1秒钟后取出，1分钟内观察试纸的颜色，并与标准色版进行对照，即能得出测定的结果。

2.尿糖测试的缺点

（1）只有血糖超过肾糖阈（180mg/dl）时，才能从肾脏内滤出并在小便内排泄，但当空腹测定时，虽然血糖控制未达到要求，但尿糖却为阴性。

（2）尿糖仅在控制高血糖时有一定的帮助，而在低血糖时几乎没有任何价值。

（3）尿糖试纸都是半定量，不像血糖那么精确。

（4）尿糖增高反映几小时前血糖水平，而不能反映当时的血糖情况。

（5）有神经病变、前列腺炎、肾性糖尿等情况时，糖尿病病人尿液不能完全排空，此时所测的尿糖还会包括更早滤出的糖，因而会在判定结果时引起误解。

3.化验结果的情况

根据尿中含糖量的多少，试纸呈现出深浅不同的颜色变化。由于试纸的颜色变化各异，故得出的化验结果也不一样，有阴性和阳性之分。参见下表。

试纸颜色	试纸说明	化验结果
蓝色	尿中无糖，代表阴性结果	一个负号（－）
绿色	尿中含糖0.3%~0.5%	一个加号（＋）
黄绿色	说明尿中含糖0.5%~1.0%	两个加号（＋＋）
橘黄色	尿中含糖1%~2%	三个加号（＋＋＋）
砖红色	尿中含糖2%以上	四个加号（＋＋＋＋）或以上

妊娠期糖尿病的防治

1.妊娠期糖尿病的预防

多数患妊娠期糖尿病的孕妈妈，尽管血糖已经升高，但常无不适症状，因此多查血糖至关重要。应密切监测三餐后的血糖水平，必要时还要查一下睡前血糖的情况，一般每天至少查一次血糖，并作好记录。就诊时要将记录的结果带给医生看。

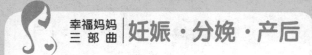

2.妊娠期糖尿病的应对方法

运动疗法 运动疗法不仅有益于母子健康，而且可以控制糖尿病。因此，除去有糖尿病急性并发症、先兆流产、习惯性流产而需保胎者及有妊娠高血压疾病者，孕妇应参加适量的运动。运动宜在饭后半小时左右，持续时间不宜过长，一般30分钟较合适。应选择较舒缓的运动项目，如散步、缓慢的游泳等。

胰岛素疗法 如果经过饮食管理与运动疗法仍不能控制血糖时，应进行胰岛素治疗，既可有效控制血糖，又不通过胎盘，对母子来说都是安全的。在应用胰岛素时应注意，最好用人工合成的人胰岛素，须知道所用胰岛素的类型、剂量和注射时间，并注意注射部位的轮换。掌握避免低血糖的方法和一旦发生如何处理的方法。继续控制饮食、适当运动，更加密切监测血糖并详细记录。

患妊娠期糖尿病的孕妈妈，为了及时发现产后血糖的异常，产后42天应复查75克葡萄糖耐量试验，若检查正常，还应每2～3年复查葡萄糖耐量试验。

饮食疗法 饮食疗法是最重要的应对方法，其内容在本书164页"糖尿病孕妈妈饮食原则"中有具体的介绍。

孕期尿道感染的防治

尿道感染也称尿路感染，是孕妈妈在妊娠期间出现的常见病症之一。该病多半是由孕妈妈特殊的生理特征和孕期的主要变化所致。孕妈妈一定要留心尿道感染的发生。

1.正确的饮食习惯

孕妈妈应该多喝水，养成良好的饮水习惯。孕妈妈也可以用西瓜、冬瓜、青菜等一些具有清热解毒、利尿通便功效的食物代替白开水。另外，喝一些清热利尿的汤品，如绿豆汤、银耳莲子羹等，也可以减轻尿道感染。

2.良好的个人卫生

细菌经常会侵入不洁的尿道里，因此保持外阴部和尿道的清洁，对于防治尿道感染是至关重要的一步。孕妈妈要注意经常洗澡，勤换内衣裤，保持清洁。孕妈妈的内裤最好选用棉材质，透气性要好。每次清洗的时候要用沸水消毒，并放置在阳光下暴晒杀菌。裤子不要过紧，以免裤子直接压到外阴部而滋生细菌。

孕6月胎教

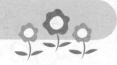

孕6月胎教重点

孕6月时，孕妈妈往往会沉浸在美好的想象之中，格外珍惜腹中的宝宝，胎宝宝通过感观得到的是健康的、积极的、乐观的信息。

此时胎宝宝大脑已经比较发达，并产生了自我意识，还能很快地对外界刺激作出反应，渐渐形成了胎宝宝的个性特征与爱、憎、忧、惧、喜、怒等不同情感，也可以说这时候孩子已经"懂事"了，这个时期胎宝宝的肌肉也正在加紧形成，皮下也开始有了脂肪，胎动的频率更高了。

从现在开始孕妈妈应该像对待已出生的婴儿那样对待胎宝宝，要考虑给宝宝起个乳名并经常地去呼唤对话，并为胎宝宝唱儿歌、放音乐以及增强胎宝宝的运动训练，提高运动能力，或者教胎宝宝学知识等。

这一时期正是胎教任务最重的时期，年轻的夫妇应有明确的"人父"、"人母"意识，要提高自我修养，抓住时机进行胎教。

孕6月胎教课程

营养胎教	孕6月里，孕妈妈和胎宝宝的营养需求都会猛增，因此孕妈妈要注意适当地增加营养，以保证身体的需要，孕妈妈体内能量及蛋白质代谢加快，对B族维生素的需要量增加，所以要多食用富含B族维生素的食物
情绪胎教	这个阶段的胎宝宝较为安定，孕妈妈也已经习惯了挺着越来越大的肚子到处走，所以可以把握这个阶段的稳定情绪灵活行动，安排外出旅游来调节身心，注意选择空气清新、宁静的地方
语言胎教	每天尽可能与胎宝宝聊天、讲故事、听音乐，并结合这些内容抚摸肚皮。抚摸肚皮除了可以了解胎动的情况外，还可以让子宫内的胎宝宝感受到妈妈的关怀
运动胎教	孕6月，胎宝宝的发育处于稳定时期，孕妈妈应顺其自然地进行适量运动，这有助于顺利分娩。孕妈妈可以适当做孕妈妈体操、游泳等运动

怀孕第7个月

孕7月妈妈宝宝状况

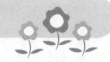

第25周状况

● **母体的变化**

　　1.孕妈妈的腹部变得更大了，腹部由于过度隆起会出现少许的"妊娠纹"。

　　2.增大的子宫会压迫盆腔静脉，使下肢静脉曲张更加严重，有的孕妈妈还会出现便秘、痔疮、腰酸、背痛等症状。

● **胎儿的成长**

　　1.妊娠第25周的胎宝宝，身长约为30厘米，体重约600克。

　　2.舌头上的味蕾正在形成。大脑的发育也进入了一个高峰期，大脑细胞迅速增殖分化，体积增大。

　　3.胎宝宝的传音系统完成，神经系统发育到一定程度，声音、光线及母亲的触摸都能引起胎宝宝的反应，这时胎宝宝已有了疼痛感。

第26周状况

● **母体的变化**

　　1.子宫高度为24～26厘米，肚子感到特别沉重。

　　2.受激素水平的影响，有的孕妈妈髋关节松弛而导致步履艰难。有些孕妈妈则可能会发生水肿、高血压和蛋白尿等。

● **胎儿的成长**

　　1.妊娠第26周的胎宝宝身长约32厘米，体重约800克。

　　2.胎宝宝开始有了呼吸，但呼出吸入的不是真正的空气。

　　3.味觉神经、乳头在孕期第26周形成。

　　4.听觉有了反应的能力，记忆意识萌芽开始出现。

　　5.胎动更加协调，而且多样，体力增强，胎动越来越频繁。

🌸 第27周状况

● 母体的变化

　　1.子宫更加的膨大，子宫在肚脐上7厘米的位置，宫高27厘米。

　　2.子宫接近了肋缘，孕妈妈有时候会感觉气短。

　　3.孕妈妈的食欲会降低，这是因为子宫对胃部的压迫，让孕妈妈很容易有饱胀感。

● 胎儿的成长

　　1.妊娠第27周的胎宝宝，身长大约38厘米，体重约900克。

　　2.胎宝宝这时候眼睛已经能睁开和闭合了，同时有了睡眠周期。

　　3.胎宝宝大脑活动在27周时非常活跃。

　　4.这个时候，胎宝宝已经长出了头发。

　　5.胎宝宝在6~7个月时，开始能细微地辨别母亲的态度和情感，并能对其做出反应。

🌸 第28周状况

● 母体的变化

　　1.孕妈妈对胎动的感觉更加明显了。

　　2.子宫底到达了肚脐上8厘米。

　　3.孕妈妈的体重较妊娠前增加了7~9千克。

● 胎儿的成长

　　1.妊娠第28周时，胎宝宝坐高约26厘米，体重约1000克，几乎占满了整个子宫。

　　2.胎宝宝重要的神经中枢，如呼吸、吞咽、体温调节等中枢都已经发育完备。

　　3.皮下脂肪增多，皮肤皱纹消失，皮脂形成。

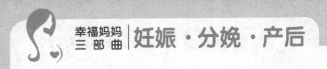
专家提示

已经到了怀孕第7个月了，马上就要进入孕晚期了，现在你应该避免长期外出和旅游。

本月专家提示如下：

1.如果乳头经过护理后仍然有内陷，应该与医生认真商谈，采取更为有效的措施。

2.再查一次血色素，如果含量低要加紧纠正。

3.夫妇需测查双方的血型，血型不和者要定期做血清抗体效价测定。

4.血型Rh为阴性的孕妈妈，还需检查丈夫的Rh血型。如果丈夫为Rh阳性，孕妈妈需要去测查自己血液中Rh抗体效价。

5.睡眠或躺卧位时应取左侧卧位。

6.注意多去户外进行散步运动。

7.注意定期做产前检查。本月应做一次产前检查。

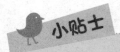
小贴士

不要给妻子精神压力

准爸爸要注意自己的一言一行，以免给孕妈妈造成精神压力。比如有时你经常唠叨说希望生个男孩，孕妈妈怕自己生的宝宝不能满足你的要求，心里就会产生很大的压力。

不防花点时间计划一下在未来的日子里给孕妈妈什么支持和惊喜。夫妻之间要真诚相处，多体贴、关心孕妈妈，让孕妈妈在你的细心呵护、关怀下平安孕育，这才是作为一个准爸爸应尽的责任和义务。

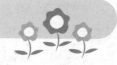

孕7月饮食与营养

孕7月饮食原则

怀孕第7个月，孕妈妈的食欲大增，体重开始增加，应注意在均衡饮食的基础上，减少高脂肪的摄入。进入孕7月，孕妈妈应预防妊娠期高血压疾病，所以在饮食方面需要额外小心。

不宜多吃动物性脂肪，减少盐的摄入量，日常饮食应以清淡为宜，忌吃咸菜、咸蛋等盐分高的食品。水肿明显者要控制每日盐的摄取量，每日限制在2~4克之间。同时，要保证充足、均衡的营养，必须充分摄取蛋白质，适宜吃鱼、瘦肉、牛奶、鸡蛋、豆类等。忌吃辛辣的调料，多吃新鲜蔬菜和水果，适当补充钙质。

另外，要注意增加植物油的摄入。此时，胎宝宝机体和大脑发育速度加快，对脂质及必需脂肪酸的需要增加，必须及时补充。因此，增加烹调所用植物油即豆油、花生油、菜油等的量，既可以保证孕中期所需的脂质供给，又能提供丰富的必需脂肪酸。孕妈妈还可以吃些花生仁、核桃仁、葵花子仁、芝麻等油脂含量较高的食物，并控制每周体重的增加在350克左右，以不超过500克为宜。

孕7月营养要素

脑黄金 DHA、EPA和脑磷脂、卵磷脂等物质合在一起，被称为"脑黄金"。"脑黄金"对于怀孕7个月的孕妈妈来说，具有双重的重要意义。首先，"脑黄金"能预防早产，防止胎宝宝发育迟缓和低体重儿的出生。其次，此时的胎宝宝，神经系统逐渐完善，全身组织尤其是大脑细胞发育速度比孕早期明显加快。而摄入足够的"脑黄金"，能保证婴儿大脑视网膜的正常发育。

为了补充足量的"脑黄金"，孕妈妈可以交替地吃些富含DHA类的物质，如富含天然亚油酸、亚麻酸的核桃、松子、葵花子、杏仁、榛子、花生等坚果食品，此外还包括海鱼、鱼油等。这些食物富含胎宝宝大脑细胞发育所需要的必需脂肪酸，有健脑益智的作用。

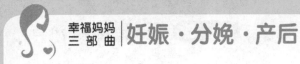

蛋白质 孕7月孕妈妈蛋白质的需要量和孕6月一样，每天宜摄入75～95克。

脂肪 平均每天要摄入主食（谷类）400～450克，植物油25克左右，总脂肪量60克左右。

维生素和矿物质 孕妈妈要注意维生素、钙、铁、钠、镁、锌、硒等营养素的摄入。

✿ 孕期浮肿的饮食调理

这个时期，孕妈妈往往容易出现下肢甚至全身浮肿，同时伴有各种各样的不适，如心悸、气短、四肢无力、尿少等症状，出现这些情况就应该引起警惕了。所以当孕妈妈出现浮肿时，应该注意从饮食方面进行调理。

1.进食足够量的蛋白质。由营养不良引起水肿的孕妈妈，每天一定要保证进食畜、禽、肉、鱼、虾、蛋、奶等动物类食物和豆类食物。这类食物含有丰富的优质蛋白质。贫血的孕妈妈每周要注意进食1次动物肝脏以补充铁。

2.进食足够量的蔬菜水果。孕妈妈每天别忘记进食蔬菜和水果，蔬菜和水果中含有人体必需的多种维生素和微量元素，它们可以提高肌体的抵抗力，加强新陈代谢，还具有解毒利尿等作用。

3.不要吃过咸的食物。水肿时要吃清淡的食物，不要吃过咸的食物，特别是不要多吃咸菜，以防止加重水肿。

4.控制水分的摄入。如果孕妈妈的水肿情况较为严重，则应适当的控制水分的摄入。

5.少吃或不吃难消化和易胀气的食物，如油炸的糯米糕、白薯、洋葱、土豆等。以免引起腹胀，使血液回流不畅，加重水肿。要多吃冬瓜、萝卜等可以利尿、消水肿的蔬菜。

✿ 妊娠后半期要补充蛋白质

孕期蛋白质的贮存量随着孕周的增长而逐渐增加，在孕1月时每日仅贮存0.6克，至妊娠后半期每日需贮存6～8克，以满足胎宝宝组织合成和快速生长的需要。

妊娠后半期蛋白质的补充要更充足，不仅胎宝宝生长需要蛋白质，而且孕妈妈本身也需要一定数量的蛋白质供给子宫、增大的乳房以及胎盘、羊水和血容量增加的需要。如果孕妈妈蛋白质供应不足，不但会导致胎宝宝发育迟缓，而且容易引起流产或者发育不良，造成先天性疾病和畸形。实验结果表明，如果孕妈妈孕期缺乏蛋白质，新生儿体重、肝脏和肾脏重量就会降低，有的肾小球发育不良，结缔组织增多，肾功能就会出现不良。

富含蛋白质的食物有牛肉、猪肉、鸡肉、鲤鱼、肝类、蛋、牛奶乳酪等，豆腐、黄豆粉、百叶、炒花生仁、赤小豆、紫菜等植物性食物含蛋白质也较丰富。如果孕妈妈能把以上的动物、植物性食物结合食用，将是补充蛋白质极好的方法。

不宜长期摄入高脂肪食物

日常生活中，孕妈妈不仅要重视加强营养，适量多吃些营养丰富的食物，而且膳食结构及食品选择等方面也应当注意，应注意不宜长期采用高脂肪饮食，以保证自身健康及优生。

在妊娠期间，孕妈妈肠道吸收脂肪的功能有所增强，血脂相应升高，体内脂肪堆积也有所增多。但是，妊娠期间能量消耗较多，而糖的贮备减少，这对分解脂肪不利，因而常会因氧气不足而产生酮体，容易引发酮血症，孕妈妈可出现尿中酮体、严重脱水、唇红、头昏、恶心、呕吐等。

不宜长期摄入高糖食物

糖是热能的主要来源，具有保护肝脏和解毒的作用，是构成细胞质和细胞核的重要成分，也是构成软骨、骨骼等其他组织的成分，故孕妈妈适当摄取糖类食物有利于母体健康与胎宝宝正常发育，但不宜长期采用高糖饮食。

医学专家发现，血糖偏高的孕妈妈生出体重过重胎宝宝的可能性、胎宝宝先天畸形的发生率分别是血糖偏低孕妈妈的3倍、7倍。另一方面，孕妈妈在妊娠期间肾的排糖功能有不同程度的降低，如果血糖过高，则会加重孕妈妈的肾脏负担，不利于孕期保健。

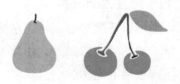

孕7月生活保健

♀ 孕期要采取左侧卧位

妊娠中晚期孕妈妈的睡姿会影响到子宫的位置及胎宝宝的健康，不正确的睡姿会增加妊娠子宫对周围组织及器官的压迫，会影响子宫和胎盘的血流量。孕妈妈在妊娠中晚期，应采取左侧卧位的最佳睡眠姿势。

1.保证胎盘血液供给

左侧卧位可以减轻增大子宫对动脉的压迫，可以维持子宫正常的血流量，保证胎盘血液供给，给胎宝宝提供生长发育所需的营养物质。

2.减轻妊娠期高血压疾病

左侧卧位可以减轻子宫对下腔静脉的压迫，增加回心血量，使肾脏血流量增多，改善脑组织的血液供给，有利于避免和减轻妊娠期高血压疾病的发生。

3.有利于胎宝宝的发育

妊娠中晚期，子宫呈右旋转，左侧卧位可改善子宫的右旋转程度，由此可减轻子宫血管张力，增加胎盘血流量，改善子宫内胎宝宝的供氧状态，有利于胎宝宝的生长发育，这对于减少低体重

儿的出生和降低围产儿死亡率有重要的意义。特别是在胎宝宝发育迟缓时，采取左侧卧位可以取得更好的效果。

♀ 促进睡眠的好方法

孕妈妈睡眠充足是孕育健康宝宝的前提，因此孕妈妈在妊娠中晚期更应该注意自己的睡眠质量。下面就为经常失眠的孕妈妈介绍几种睡眠促进法。

1.放松心情促进睡眠

孕妈妈放松心情的方法有很多，如睡前洗个热水澡以放松全身、睡前不要过于兴奋、听一些和缓的音乐，都可以使自己完全地冷静下来，从而促进入睡。另外，孕妈妈还可以参加一些经验交流活动，如妈咪课堂等，以克服自己的产前恐惧心理，从而提高孕妈妈的睡眠质量。

2.六种睡姿促进睡眠

（1）若要采取仰卧位的姿势入睡，最好在膝盖下垫一个枕头或靠垫，以帮助更好地入睡，也可以睡得更踏实。

（2）当孕妈妈腹部越来越大时，可以适当地改变睡姿，采取侧卧位，同时

为了让自己睡得更舒服，也可以在两腿之间夹一个枕头或靠垫等。

（3）妊娠中晚期，孕妈妈最好完全采取侧卧位睡姿，同时，将上面的那条腿向前弯曲，紧紧地与床贴着，让腹部也紧紧地贴在床上，这样可以帮助孕妈妈更好地入睡，且睡得更加安心。

（4）孕妈妈的腹部变得更大的时候，可以放一个长长的枕头，以供孕妈妈倚靠，起到安心的效果，也可以将枕头夹在孕妈妈的两腿之间，以帮助其舒服地入睡。

（5）若孕妈妈的腿部出现大面积的水肿现象，则应该在侧卧位时，拿一个

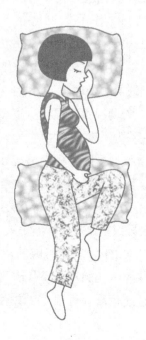

枕头或靠垫放在脚下，帮助孕妈妈抬高双脚，促进血液循环，达到消肿的目的。

（6）妊娠中晚期，因为腹部越来越大，孕妈妈在选择左侧卧位时，应该将枕头叠起来或将枕头垫高于头部，并在背部靠一个枕头，以缓解腰部不适，减轻腹部的压力，从而促进睡眠。

孕妈妈不宜睡软床

软床因其弹性好以及良好的睡卧、柔软、舒适感等特点而成为当今家庭常用卧具，但孕妈妈不适宜睡过软的床。

怀孕后胎宝宝逐渐长大，腹内压力也会随之增大，从而会压迫孕妈妈的腰肌。加上软床的弹性，使腰肌更加紧张和得不到稳妥的支撑，久而久之腰肌会发生疼痛和劳损。腰肌张力会出现减弱的现象，分娩时还可能导致腰痛及生产不顺利的情况发生。

一般人夜间睡眠时体位经常变化，辗转反侧可达20次左右，这有助于大脑皮质抑制扩散，调节肌肉疲劳，提高睡眠效果。而孕妈妈睡软床会深陷其中，不易翻身。妊娠中晚期为避免仰卧综合征的发生，孕妈妈宜采用左侧卧位或左右交替侧卧，但睡软床恐怕难以做到。

为了让孕妈妈睡着舒适，可以在棕

棚床或木板床上铺上9厘米厚的棉垫，枕头松软、高低适宜，这样既有利于孕妈妈本人，对胎宝宝也有利。

♀ 孕妈妈要学会自数胎动

自数胎动是孕妈妈了解胎宝宝宫内变化、自我监测胎宝宝安危的最简单、最直接的方法。

通常每天早、中、晚3次，每次各数1个小时，将3次胎动数相加的总和，乘以4，则为12小时的胎动数，胎动计数＞30次/12小时为正常。

监测胎动是一项严肃而认真的工作，一边数胎动，一边做其它的事情，这样数出来的胎动是不准确的。孕妈妈自数胎动时应该取卧位或坐位，保持思想集中，专心体会，可以用纸笔划"正"字。若连续胎动或在同一时刻感到多处胎动，只能计做一次，等待胎动完全停止后，再接着计数。胎动的强弱和次数，个体差异会很大。

♀ 注意胎动异常的信号

1.什么是胎动异常

从怀孕第5个月开始，孕妈妈就能明显地感受到胎儿的活动，胎儿在子宫内伸手、踢腿、冲击子宫壁，这就是胎动。胎动的次数并非恒定不变的，妊娠28～38周，是胎动最活跃的时期，以后会稍减弱，直至分娩。

胎动正常，表示子宫胎盘功能良好，输送给胎儿的氧气充足，胎儿在子宫内健康地生长发育，很愉快地活动着。如果胎动突然减少、增多、变快或变慢都表明胎动异常，是胎儿给你发出的求救信号，这时你一定要引起重视。

2.如何判断胎动异常

（1）如果在12个小时内胎动少于20次，则为胎动异常；若胎动少于10次，则表明胎儿有危险，在子宫内可能有缺氧的现象。

（2）如果在一段时间内胎动超过正常次数，胎动频繁，或无间歇地躁动，也是宫内缺氧的表现。

（3）胎动次数明显减少直至停止，是胎儿在宫内重度窒息的信号。

异常胎动是因为病理情况和功能障碍，如脐带绕颈较紧、胎盘功能障碍，或孕妇不正常用药及外界的不良刺激等，都会导致胎儿在子宫内缺氧。

当胎儿的生命受到威胁时，胎儿便会出现异常的胎动，不仅表现在次数上，而且还体现在性质上，如强烈的、持续不停的推扭样的胎动或踢动，甚至是微弱的胎动，这些都是不祥之兆。如果出现异常胎动，孕妈妈一定要到医院及时就诊。

♀ 孕期时刻关注宫高

孕期子宫的增大有一定的规律性，每月的增长是有一定标准的。到孕晚期通过测量宫高和腹围，还可以估算胎宝宝的体重。因此，从宫高的增长情况也可以推断妊娠月份和胎宝宝的发育情况。

孕期10个月子宫大小和宫底的大致变化

月份	子宫大小与宫底变化
孕1月末	子宫比孕前略增大一些，像个鸭蛋
孕2月末	子宫增大至拳头般大小
孕3月末	子宫底约在耻骨联合上缘2～3横指
孕4月末	子宫底达脐和耻骨联合上缘之间
孕5月末	子宫底在脐下2横指
孕6月末	子宫底与肚脐持平
孕7月末	子宫底在脐上3横指
孕8月末	子宫底在脐和剑突之间
孕9月末	子宫底在本月达到最高点，在剑突下2横指
孕10月末	本月胎头下降入骨盆，宫底下降回复到孕8月末的水平

在家自测宫底高

孕妈妈测宫底高前，应该先排空膀胱，然后平躺在床上，保持全身放松。然后将测量尺的末端放置于耻骨联合的上缘顶端，测量尺平置在腹部上，到达宫底顶端，读取两者之间的距离。

宫底高度可以每周测量一次。若连续2～3周宫底高度无变化，或宫高明显低于怀孕月份，应及时到医院查找病因。如果过分高于怀孕月份也应到医院检查，以排除羊水过多、滋生细胞疾病等，还可以了解是否是多胎妊娠。

由于家庭监护往往需要有准爸爸的配合来完成，所以，自测宫底高不仅可以保障母体和胎儿的健康，还可以增进准爸爸对胎宝宝的感情。

孕7月心理保健

加入孕妈妈俱乐部

孕妈妈俱乐部所服务的对象都是孕妈妈，在网络上和现实生活中都有，网络上主要以论坛的方式组织，现实生活中则以普通俱乐部的形式组织，有点类似于培训班。

孕妈妈俱乐部里一般都有关于如何怀孕、孕期保健等怀孕知识和孕妇知识。孕妈妈可以在里面看到孕期保健知识、均衡营养的摄取、新生儿护理、孕妈妈孕期常见的心理问题，甚至还有新生儿期和婴儿期早教的理念、方法，有助于孕妈妈愉快地度过这个特殊的时期。

在俱乐部里，孕妈妈怀胎十月里的每一个细微变化与感受都会有分享者，积极参与孕妈妈俱乐部活动，广交朋友是调节情绪的好方法。

唠叨可以释放紧张情绪

一般，女性喜欢跟丈夫或者好友倾诉内心的痛苦和烦恼，这是对健康有利的。相反，若以酗酒、吸烟等方式来缓解压力，都会不同程度地导致情绪低落、神经衰弱等。可见唠叨对于调节情绪是比较有效和健康的。

此外，爱撒娇和唠叨的女性血液中血清素、乙酰胆碱的含量会相对较高，这使得她们性格温柔、待人和气、不易发脾气，也较少发生身心疾病。

女性怀孕以后，因为各种原因情绪和压力会变得更大，因此在生活中，孕妈妈不妨试试唠叨宣泄法，尽量把自己的不良情绪发泄出来，有烦恼就倾诉，让紧张情绪及时得到释放。

孕7月不适与疾病防治

🌻 正确调理妊娠浮肿

很多孕妈妈到了妊娠中晚期常会有轻度下肢浮肿，这是由于增大的子宫压迫了下腔静脉，使血液回流受阻引起的。一般白天有水肿，经一夜卧床休息后，浮肿即能消退。如果休息后仍不能消退，就属于不正常的现象。孕妈妈下肢皮肤紧而发亮，弹性降低，用手指按压后出现凹陷。浮肿的程度分轻重，由踝部开始，逐渐向上扩展到小腿、大腿、腹壁、外阴，严重的可蔓延至全身，甚至伴有腹水。

下肢浮肿是孕期的正常现象，但并不一定每位孕妈妈都要忍受这些不适，下面我们就为孕妈妈们介绍一些方法来预防和控制浮肿。

1.睡觉时——左侧卧位

消除浮肿最有效的办法是静养和充足睡眠。因为静养时心脏、肝脏、肾脏等负担都会减小，排尿量也会由原来的500～600毫升逐渐增加到1000毫升，帮助排出体内多余的水分。另外，孕妈妈采取左侧卧位有利于消退浮肿。

2.坐着时——把脚稍稍垫高

为了使腿部积存的静脉血能够回到心脏，坐在椅子上的时候，可以把脚放到凳子上，与臀部同高；坐在地板上时，可以用坐垫把脚垫高。

3.平躺时——把脚抬高

下半身的静脉血很难返回心脏是因为人类的心脏离脚实在太远了。静脉血是依靠肌肉的收缩和血管里的某种"阀门"而被送回到心脏的，因此平躺时把脚稍稍抬高能够使血液更容易回到心脏，浮肿也就比较容易消除了。

4.踏步抬腿运动

可以抓住一个支点保持身体平衡，然后进行踏步抬高大腿的运动。

5.按摩小腿、脚背

可以由准爸爸帮忙做一下按摩，按摩时要由下往上，这样才有助于血液返回心脏，力度以舒服为宜。睡前的按摩，可以缓解腿部酸痛，有助于睡眠。另外，洗澡时按摩也是个不错的选择。

6.热水泡脚

当血液循环不畅时，体内多余的

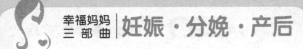

水分就很难排出。而用热水泡脚，有助于血液循环。足浴后擦干脚，再进行按摩，效果会更好。

7.经常散步

借助小腿肌肉的收缩可以使静脉血顺利地返回心脏，因此，散步可以有效地预防浮肿。

8.偶尔游泳

游泳也是锻炼腿部的一种运动。所以在得到医生的允许后，可以试着游泳。

9.穿合适的鞋袜

对鞋子的要求 鞋后跟高度最好在2厘米以下；轻便、透气（不透气的鞋会加重双脚浮肿）；尺寸要稍大一点。

对袜子的要求 长期穿着孕妈妈专用的弹性长筒袜，利用袜子适当的压力，能让静脉失去异常扩张的空间，从而使水肿现象得到改善并逐渐消除。孕妈妈在穿着过程中一定要坚持，不可断断续续。每天早上下床前就穿上，能起到最好的效果。

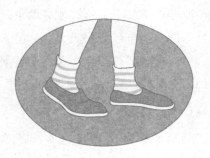

勿用利尿剂减轻浮肿

对于孕期浮肿，一般不需要特殊的处理，只需在生活中加以注意就行。但如果是严重的浮肿，就要到医院就诊。

有些孕妈妈为了减轻浮肿，便自己使用利尿剂来消肿，这是很危险的。利尿剂特别是噻嗪类药物，不但可以导致低钠血症、低钾血症，还可以引起胎宝宝心律失常、新生儿黄疸、血小板减少症、出血性胰腺炎等。所以孕妈妈一定不能使用。

消除孕妈妈的痔疮烦恼

1.孕妈妈易患痔疮的原因

怀孕后，孕妈妈的盆腔内动脉血流量增多，静脉内的压力升高，血管弹性降低，又因增大的子宫压迫盆腔的血管，使腿部、外阴部及直肠等处的静脉血不能通畅地返回心脏，这就会使直肠下段和肛门周围的静脉充血膨大而形成痔疮。另外，孕期胃肠道蠕动减慢易出现便秘、排便困难、腹内压力增高，也是促使痔疮发生的原因。

2.痔疮对母胎的危害

痔疮发生后会经常反复出血，时间长了会导致贫血，出现头昏、气短、疲乏无力、精神不佳等症状，易造成胎宝宝发育迟缓、低体重，甚至早产或死亡。

痔疮发展到一定程度可脱出肛门外，形成外痔。孕妈妈在行走、咳嗽等腹压增加的情况下，痔块就会脱出，坐、行走、排便时都会疼痛难忍，给孕妈妈带来精神和身体的双重负担。另外，自然分娩时用力屏气，腹压急剧上升，会导致痔疮水肿、外翻、脱出或嵌顿，会增加孕妈妈的痛苦。

3.预防痔疮的方法

合理饮食 平时要多喝水，尤其是蜂蜜水和淡盐水；多吃含膳食纤维丰富的蔬菜、水果；不吃辣椒、胡椒、生姜、大蒜、大葱等辛辣刺激的食物和调味品；排便困难时可以多吃些芝麻、核桃等含丰富植物油脂的食物，以起到润肠的作用。

定时排便 不要久忍大便；每次蹲厕所的时间不要超过10分钟，以免引起肛管静脉扩张和曲张。

提肛运动 并拢大腿，吸气时收缩肛门，呼气时放松肛门，可改善局部血液循环，减少痔静脉丛的淤血。每日早晚做2次，每次20~30分钟。

按摩肛门 排便后清洗局部，用热毛巾按压肛门，顺时针和逆时针方向各按摩15次。

❁ 防治孕妈妈小腿抽筋

半数以上的孕妈妈在孕期会发生小腿抽筋，多发生于怀孕7个多月后。较易发生在熟睡醒来后，或是在长时间坐着、伸懒腰伸直双腿时。

1.发生腿部抽筋的原因

妊娠期间，孕妈妈的体重逐渐增加，双腿负担加重，腿部的肌肉经常处于疲劳状态。另外，孕妈妈为了满足胎宝宝的发育，需要摄入较常人更多的钙，尤其是在妊娠中、晚期。当体内缺钙时，血钙浓度偏低，肌肉的兴奋性会增强，容易发生肌肉痉挛。而此时腿部肌肉负担要大于其他部位，因此更容易发生肌肉痉挛。晚上血钙水平比白天更低，故小腿抽筋常会在晚上发作。

2.小腿抽筋的应对措施

抬脚热敷 睡眠时保持下肢温暖，尤其是在入睡前，不要直接让小腿吹风。睡觉时采取侧卧姿势，可减轻小腿抽筋的症状；休息时可以平躺将脚部稍微抬高，脚趾向上伸展，可使小腿后部肌肉舒张，可减轻肿胀、不舒服；常按摩抽筋的脚部肌肉使循环增加以利于排除代谢物，并可以搭配热敷，晚上洗澡时，双脚泡热水10分钟，效果会更好。

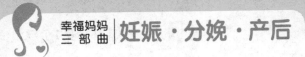

饮食习惯 平时多吃含钙丰富的食物，增加维生素的摄取量（尤其是维生素D）；少吃太咸、腌制的食物，以免造成水肿。每天喝1～2杯新鲜橙汁、石榴汁或番茄汁补充矿物质，这有利于预防小腿抽筋。

抽筋时立刻脚着地 发生抽筋的时候，可以下床脚跟着地，或平躺时脚跟抵住墙壁；也可以将脚掌上弯以抽伸小腿；另外，伸直膝盖，并把脚掌向膝盖的方向翘，向上屈曲，小心地以踝进行绕圈运动，也可以减轻症状。

孕妈妈流鼻血不要怕

孕妈妈流鼻血是较常见的一种现象，在妊娠的早、中、晚期都可能会出现，尤其是在妊娠中晚期会更严重，所以孕妈妈不必太担心。

1.如何预防流鼻血

（1）注意调整饮食结构，少吃辛辣的食物，多吃富含维生素C、维生素E的食物，比如：绿叶蔬菜、黄瓜、西红柿、苦瓜等，苹果、芒果、桃子等水果，以及豆类、蛋类、乳制品等食物，以巩固血管壁，增强血管的弹性，防止血管破裂出血的情况发生。

（2）少做擤鼻涕、挖鼻孔等动作，避免因损伤鼻黏膜血管而出血。

（3）每天用手轻轻地按摩鼻部和脸部的皮肤1～2次，促进局部的血液循环与营养的供给，尤其是在冬天。

2.流鼻血的处理

（1）随身携带一些纸巾备用。如果出现流鼻血，请不要紧张，可以走到阴凉处坐下或躺下，抬头，用手指部捏住鼻子，然后将蘸冷水的药棉或纸巾塞入鼻孔内。

（2）如果不能在短时间内止住流血，则可以在额头上敷上冷毛巾，并且用手轻轻地拍拍额头，这样可以减缓血流的速度。

羊水过多或过少怎么办

羊水是维系胎宝宝生存的要素之一，从胚胎开始形成之前，就必须先要有羊水将厚实的子宫壁撑开来，提供胎宝宝生长发育所需的自由活动空间。它还是子宫遭受外力冲击时的缓冲剂，能维持稳定的温度，可以通过分析其成分来了解胎宝宝的健康情况与成熟度等，而且阵痛时借着水囊传导力亦可协助扩张宫颈。

羊水过多或羊水过少的防治

	羊水过多	羊水过少
症状	妊娠期羊水量超过2000毫升就是羊水过多，羊水过多大都发生在妊娠7~10个月，发生得愈早愈严重	怀孕足月时羊水量少于300毫升，称为羊水过少。孕妈妈常无自觉症状，只有医生作腹部触诊，并进行B超检查才能诊断
原因	胎宝宝先天畸形往往伴有羊水过多，约占羊水过多总数的40%。此外，在患有妊娠高血压、妊娠合并糖尿病及怀有双胎时，都可能发生羊水过多	①胎宝宝畸形。如先天性肾脏缺损、肾脏发育不全、输尿管或尿道狭窄等泌尿器官畸形，致使胎宝宝尿少或无尿。因胎宝宝尿液是羊水的组成部分，所以羊水量也少。②过期妊娠。由于胎盘缺血缺氧、功能减退，引起胎宝宝血液重新分配，使胎宝宝的血液主要供给脑和心脏，致使肾血流量减少，使胎宝宝尿液减少，因此羊水量减少。③胎膜本身病变，也可引起羊水过少
危害	羊水过多，使胎宝宝在宫腔内过于浮动，容易发生胎位不正。破水时，有发生脐带脱垂的危险	羊水过少如果发生在孕早期，使胎膜和胎体发生粘连，可造成胎宝宝严重畸形，如肢体缺损。如果发生在妊娠中、晚期，子宫四周压力直接作用于胎体，易引起胎宝宝斜颈、曲背、手足畸形及肺发育不全等。发生在孕晚期时，常导致胎宝宝宫内窘迫、新生儿窒息及围产儿死亡等
治疗	羊水过多如合并胎儿畸形、染色体异常，应及时终止妊娠。如胎儿正常，应尽量延长孕周，采用低盐饮食，减少饮水量，采取左侧卧位等；症状严重的，可行羊膜腔穿刺减压，或口服吲哚美辛，抑制胎儿排尿	羊水过少者，如确诊胎儿畸形，或胎盘功能严重不良，胎儿已成熟，应立即终止妊娠。如无明显畸形，胎儿不成熟，可行羊膜腔输液补充羊水，尽量延长孕周

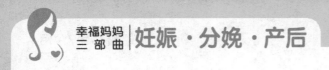

孕7月胎教

孕7月胎教重点

孕7月的胎宝宝初步形成的视觉皮质，能接受通过眼睛传达的信号，能够区分外部的明暗，并能直接体验孕妈妈的视觉感受，所以现在可以实施光照胎教了。

孕7月还是妊娠抑郁症的高发期，孕妈妈应该胸怀宽广，乐观舒畅，多想想孩子远大的前途和美好的未来，避免烦恼、惊恐和忧虑的情绪。

平时要把生活环境布置得整洁美观，赏心悦目。还应挂几张健美的娃娃头像，孕妈妈可以天天看，想像腹中的孩子也是这样健康、美丽、可爱。多欣赏花卉盆景、美术作品和大自然美好的景色，多到野外呼吸新鲜空气。

饮食起居要有规律，按时作息，适当的劳动和锻炼。衣着打扮、梳洗美容应考虑有利于胎宝宝和自身的健康。

常听优美的音乐，常读诗歌、童话和科学育儿的书刊。不看恐怖、紧张、色情的作品。

孕7月胎教课程

音乐胎教	音乐胎教和运动胎教一样，是贯穿整个孕期的内容，孕妈妈每天都要坚持给胎宝宝听好听的、他熟悉的音乐
营养胎教	孕妈妈在孕7月的饮食要求和孕6月时差不多。要限制盐的摄入量，注意增加植物油的摄入，充分摄取蛋白质，多吃新鲜水果蔬菜，要保证充足、均衡的营养
光照胎教	从本月开始，孕妈妈可以实施光照胎教了，适当的柔和光照有助于增强胎宝宝的视网膜发育，刺激胎宝宝脑细胞活动，增强胎宝宝的智力和肌体的活动能力

怀孕第8个月

孕8月妈妈宝宝状况

第29周状况

● 母体的变化

1.孕妈妈的腹部已经相当大了，行动起来也不太方便。

2.随着子宫的增大，腹部、肠、胃、膀胱。受到轻度压迫，孕妈妈常感到胃部不适，身体沉重，经常腰背及下肢酸痛等。

3.孕妈妈的乳晕、脐部及外阴色素加深，在仰卧时会感到不舒服。

● 胎儿的成长

1.胎宝宝现在坐高26～27厘米，体重约1300克。

2.胎宝宝的大脑发育迅速，头也在继续长大，对外界的刺激反应，如光线、声音、味道和气味等更加敏感。

第30周状况

● 母体的变化

1.子宫已上升到横膈膜，孕妈妈会感到呼吸困难，喘不上气来，吃饭后会感到胃部不适。

2.腹壁皮肤张力加大，使皮肤下的弹力纤维断裂，呈多条紫色或淡红色不规则平行的妊娠纹，孕妈妈的面部、外阴等处色素沉着加深。

● 胎儿的成长

1.胎宝宝身长约44厘米，体重约1500克。

2.胎宝宝的头部在继续增大，大脑和神经系统已发育到一定的程度。

3.胎宝宝的眼睛可自由开闭，还会出现规律性活动，同时伴随有口唇蠕动。胎宝宝在子宫中被羊水包围，随着生长发育，胎动逐渐减少。

第31周状况

● 母体的变化

1.孕妈妈的体重继续维持一周增加500克的正常状态。

2.受孕激素的影响，孕妈妈的骨盆、关节、韧带均出现松弛，耻骨联合可呈轻度分离。

3.孕妈妈极易出现关节疼痛、腰酸背痛等。

● 胎儿的成长

1.胎宝宝身体和四肢继续长大，直到和头部的比例相当。

2.胎宝宝现在看上去更像一个婴儿了。各器官继续发育完善，肺和胃肠接近成熟，胎宝宝已经有了呼吸能力，且喝进羊水，经过膀胱排泄在羊水中，这是在为出生后的小便功能进行锻炼。

3.此时，胎动越来越少了。因为胎宝宝越来越大了，活动的空间在减少，手脚不能自由地伸展了。

第32周状况

● 母体的变化

1.子宫继续增大，将横膈向上挤压，膈肌活动幅度减小，导致胸部容量的扩大，横径增加2厘米，周径增加5～7厘米。

2.妊娠期间气体交换需要量增加，呼吸频率稍增快。

3.鼻黏膜增厚，水肿，故抵抗力稍低，易患感冒。

4.沉重的腹部会让孕妈妈感到很疲惫。

● 胎儿的成长

1.胎宝宝身长约45厘米，体重约2000克。

2.如果是男性胎宝宝，睾丸可能已经从腹腔进入阴囊，但有的胎宝宝也可能在出生后当天才进入阴囊；如果是女性胎宝宝，大阴唇明显的隆起，左右紧贴，这说明胎宝宝的生殖器发育接近成熟。

3.胎宝宝的其他各器官发育也趋于完善。

专家提示

从孕8月开始，就进入了孕晚期，这时你应该警惕各种妊娠并发症，避免体重增长太快。

本月专家提示如下：

1. 准备一个人体秤经常称体重，并做好记录。

2. 如果腿部浮肿在早晨起床后还未消失，应马上去咨询医生。

3. 凡O型血孕妈妈都应在分娩前测定血清血型抗体浓度，如果浓度高需服用减少或中和抗体的中药，避免胎宝宝出生后发生溶血或减轻溶血。

4. 每天早晨起床后，先喝一杯凉开水再吃早餐，这样有助于预防便秘。

5. 每天晚上入睡前先做5分钟的乳房按摩，疏通乳腺管为哺乳做准备。

6. 睡觉时枕头不宜太高，这样易使颈胸处弯曲过大，不仅不利于呼吸，还会压迫胎宝宝。

7. 外出时尽可能避开强烈日光直晒，最好戴上遮阳冒或撑上遮阳伞，以防色素斑加重。

8. 为减轻胃部胀满感，每次不要进食太多，每天的进餐次数可以增加到5次以上。

9. 只要天气允许，每天都可以出去散散步。

10. 本月每两周要做一次产前检查。

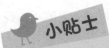

小贴士

为妻子选择一双好鞋

准爸爸在为孕妈妈选购鞋子时一定要注意鞋跟要低，鞋头要宽，这样有利于孕妈妈脚部的血液回流到心脏，从而预防下肢水肿；准爸爸还须特别留意的是，鞋底必须防滑，因为孕妈妈的身体日渐沉重，很容易失去平衡而摔倒。

孕8月饮食与营养

🌸 孕8月饮食原则

怀孕的最后3个月是胎宝宝生长最快的阶段，膳食要保证质量。充分保证孕妈妈的营养需要，但同时也不能大鱼大肉，过量进补。

由于胎宝宝的增大，孕妈妈的胃部被挤压，饭量受到影响，因而常有吃不饱的感觉。这个时期，母体基础代谢率增至最高峰，而且胎宝宝生长速度也达到了最高峰。孕妈妈应该尽量补足因胃容量减小而缺少的营养，实行一日多餐，均衡摄取各种营养素，防止胎宝宝发育迟缓。

为了减轻水肿和妊娠期高血压疾病，孕妈妈的饮食中要少放食盐。同时，饮食不可毫无节制，应该把体重的增加限制在每周350克以下。

🌸 孕8月营养要素

碳水化合物 怀孕第8个月，胎宝宝开始在肝脏和皮下储存糖原及脂肪。此时如果碳水化合物摄入不足，将造成蛋白质缺乏或酮症酸中毒，所以孕8月应保证热量的供给，增加主粮的摄入，如大米、面粉等。一般来说，孕妈妈每天平均需要进食400克左右的谷类食品，这对保证热量供给、节省蛋白质有着重要的意义。另外在米、面主食之外，还需要增加一些粗粮，比如小米、玉米、燕麦片等。

亚油酸 孕8月是胎宝宝大脑增殖的高峰期，大脑皮层增殖迅速，丰富的亚油酸可以满足胎宝宝大脑发育所需。

蛋白质 孕妈妈要摄入足够的优质蛋白质，每天75～100克。

维生素和矿物质 孕妈妈要继续适量补充各种维生素和矿物质。

水 每天要喝6～8杯水。

🌸 有助胎儿大脑发育的食物

胎宝宝大脑发达必须具备三个条件：大脑细胞数目多；大脑细胞体积大；大脑细胞间相互连通多。这三点缺一不可。根据人类大脑发育的特点，脑细胞分裂活跃又分为三个时间段：孕早期、孕中晚期的衔接时期及出生后的三个月内。此时，胎宝宝大脑的发育已经进入了一个高峰期，在这个时期胎宝宝的大脑细胞迅速增殖分化，体积增大。

孕妈妈的饮食营养对胎宝宝的智力发育有明显的影响。人的大脑主要是由脂类、蛋白质、糖类、B族维生素、维生素C、维生素E和钙等营养成分构成。孕妈妈如果充分保证这几种营养成分的构成和摄取量，就能够促进胎宝宝大脑的发育。富含这几类营养素的食品被称为益智食品。

益智食品主要包括大米、小米、玉米、红小豆、黑豆、核桃、芝麻、红枣、黑木耳、金针菜、海带、紫菜、花生、鹌鹑蛋、牛肉、兔肉、羊肉、鸡肉、草莓、金橘、苹果、香蕉、猕猴桃、柠檬、芹菜、柿子椒、莲藕、西红柿、萝卜叶、胡萝卜等。

🌸 孕期要摄入足够的热量

妊娠期间，如果孕妈妈热能供应不足，就会动用母体内贮存的糖原和脂肪，孕妈妈就会消瘦、精神不振、骨骼肌退化、脉搏缓慢、体温降低、抵抗力减弱等。孕妈妈热量摄入过少时，还会导致胎宝宝出生时体重过低。

1.孕期热能需要更多

孕妈妈在妊娠期间能量消耗要高于未妊娠时期。因此，孕妈妈对热能的需要会随着妊娠的延续而增加。所以，保证孕期热能供应极为重要。

2.多摄入碳水化合物类食物

女性怀孕后新陈代谢增加，各器官功能增强，为了加速血液循环，心肌收缩力增加，碳水化合物可作为心肌收缩时的应急能源。脑组织和红细胞也要靠碳水化合物分解产生的葡萄糖供应能量。因此，碳水化合物所供能量对维持孕期心脏和神经系统的正常功能、增强耐力及节省蛋白质消耗有着非常重要的意义。因此，孕妈妈必须重视碳水化合物类食品的摄入。

孕妈妈所需要的热能来自产热营养素，即蛋白质、脂肪和碳水化合物，如各种粮谷物食品等。

🌸 多吃鱼可降低早产概率

研究发现，经常吃鱼的孕妈妈出现早产和生出低体重儿的可能性，要远远低于那些平时不吃鱼或很少吃鱼的孕妈妈。调查还发现，每周吃一次鱼，就可以使从来不吃鱼的孕妈妈早产的可能性从7.1%降至1.9%。

研究人员推断，鱼肉之所以对孕妈妈有益，因为它富含ω-3脂肪酸，这种物质有延长孕期、防止早产的功效，也能有效地增加婴儿出生时的体重。出生时的婴儿也会比一般的婴儿更健康、更聪明。

♀ 吃一些减轻水肿的食物

孕妈妈常常会为孕期出现的身体水肿而苦恼，其实有很多食物都具有一定的利尿作用，食用后可以帮助缓解水肿。水肿的孕妈妈不妨尝试下面的食物，这些食物既可以提供各种营养素，同时又不会出现服用利尿药物后对孕妈妈和胎宝宝产生的不利因素。

1.鲫鱼

鲫鱼是一种益脾胃、安五脏、利水湿的淡水鱼，可以消除妊娠水肿。鲫鱼肉是高蛋白质、高钙、低脂肪、低钠的食物，经常食用，可以增加孕妈妈血液中蛋白质的含量，改善血液的渗透压，有利于合理调整体内水的分布，使组织中的水分回流进入血液循环中，从而达到消除水肿的目的。

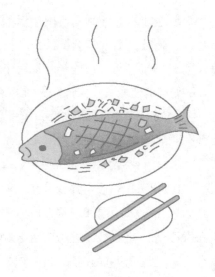

2.冬瓜

冬瓜具有清热泻火、利水渗湿、清热解暑的功效，可以提供丰富的营养素和无机盐，既可以泽胎化毒，又可以利水消肿，孕妈妈可以常吃。

3.鲤鱼

鲤鱼有补益、利水的功效，孕妈妈常食用可以补益强体、利水祛湿。鲤鱼肉中含有丰富的优质蛋白质，钠的含量也很低，孕妈妈常吃可以消肿。

孕8月生活保健

做好胎心监护很重要

胎心监护是一种简单、无痛的产前检查，用于评估胎宝宝的状况。在胎心监护检查过程中，医生能够监测胎宝宝的心跳，包括宝宝休息和活动时的胎心率分别是多少。孕妈妈活动时心跳会加速，胎宝宝也一样，他活动或踢腿时胎心率会加快。如果你孕期一切正常，那么医生通常会建议从你怀孕第36周开始每周做一次胎心监护。但如果你有妊娠并发症，就可以根据情况从怀孕第28～30周就开始做胎心监护了。

如果你有以下情况之一，那么胎心监护对你来说就可能会格外重要。

1.你有糖尿病，并且在进行胰岛素治疗。你血压高，或者有其他疾病可能会影响你和胎宝宝的健康。

2.你的宝宝比较小，或发育不正常。

3.你的宝宝比平时胎动少了。

4.你羊水过多或羊水过少。

5.你做过胎宝宝外倒转术等来纠正胎位，或者在孕晚期做过羊水穿刺。做过羊水穿刺后，医生会建议你做胎心监护，以确定你的宝宝状况是否良好。

6.你已经过了预产期，医生想看看宝宝在你的肚子里状况怎么样。

7.你曾经在孕晚期出现过胎死宫内，或者造成上次流产的问题在这次怀孕中有可能再次出现。这种情况下，医生可能会建议你从怀孕第28周就开始做胎心监护。

孕期易出现的眼部不适

妊娠期间，孕妈妈的内分泌、血液、免疫乃至新陈代谢等，都会在不知不觉中发生各种改变，以适应胎宝宝的生长需要。这些身体变化可能会导致孕妈妈的眼睛出现一些问题。

1.眼角膜水肿

眼角膜水肿是由于孕妈妈体内黄体素分泌量增加及电解质不平衡引起的。正常人眼角膜含有70%的水分，孕妈妈的眼角膜及水晶体内水分会增加，易形成眼角膜轻度水肿，其眼角膜的厚度平均可增加约3%，且越到孕晚期越明显。由于角膜水肿，敏感度将有所降低，常影响角膜反射及保护眼球的功能。这种现象一般在产后6～8周即可恢复正常。

2.屈光不正

屈光不正是由于孕妈妈眼角膜的弧度在孕期间变得较陡造成的，其结果可导致远视及睫状肌调节能力减弱，看近物模糊。原本近视的孕妈妈，此时眼睛的近视度数会增加。这种现象会在怀孕晚期更加明显。这种异常现象也多在产后5～6周恢复正常。建议孕妈妈不必忙于配换眼镜，可在分娩一个多月后再验配，那时验出的度数才相对准确。

3.干眼症

正常人的眼睛有一层泪液膜，覆盖在角膜及结膜前，起保护眼球及润滑的作用。由于受孕期激素分泌的影响，孕妈妈泪液膜的均匀分布遭到破坏。到孕晚期，约80%的孕妈妈泪液分泌量会减少。泪液膜量的减少及质的不稳定，容易造成干眼症。建议孕妈妈多摄取对眼睛有益的维生素A、维生素C等营养素。

孕晚期应避免性生活

孕晚期孕妈妈的腹部变大，会出现腰痛，懒得动弹，性欲减退。此阶段胎宝宝生长迅速，子宫明显增大，对任何外来刺激都非常敏感。子宫在孕晚期容易收缩，因此要避免给予强烈的刺激。夫妻间应避免性生活，以免发生意外。

尤其是临产前4周或前3周时必须禁止性交。因为这个时候胎宝宝已经成熟。为了迎接胎宝宝的出生，孕妈妈的子宫已经下降，子宫口逐渐张开。如果这时性交，羊水感染的可能性更大。

感染不但威胁着即将分娩的产妇安全，也影响着胎宝宝的安全，可使胎宝宝早产，而早产儿的抵抗力较差，容易感染疾病。即使没有早产，胎宝宝在子宫内也可能受到母体感染疾病的影响，身心发育也会受到影响。

对于准爸爸来说，目前是应该忍耐的时期，只限于温柔地拥抱和亲吻，禁止具有强烈刺激的行为。

及早纠正胎位不正

胎宝宝在子宫中正常的姿势是头位。这种姿势是使胎宝宝最大的头部先出来，其他的部位才容易出来。如果孕8月以后仍然是胎位异常，则应查清原因。如无其他原因，可在医生的指导下进行自我矫正。

1.胸膝卧位法

胸膝卧位法适用于30周后胎位仍为臀位或横位，无脐带绕颈的孕妈妈尝试。

具体做法 孕妈妈于饭前、进食后2小时或早晨起床及晚上睡前，先排空尿液，然后松解裤带，双膝稍分开（与肩同宽），平躺在床上，胸肩贴在床上，头歪向一侧，大腿与小腿呈直角，双手下垂于床两旁或者放在头两侧，形成头高臀低位，以使胎头顶到母体的横膈处，借重心的改变来使胎宝宝由臀位或横位转变为头位。每天做2～3次，每次10～15分钟，一周后再进行胎位复查。

每次矫正前后都应注意胎动和胎心变化，如发现异常，应及时去医院。

2.侧卧位法

侧卧位法适宜于横位和枕后位。

具体做法 侧卧时可同时向侧卧方向轻轻抚摸腹壁，每天做2次，每次10～15分钟。经过以上方法矫正仍不能转为头位的，需由医生采取外倒转术。若至临产还不能正常就难以自然分娩，要提前住院，由医生选择恰当的分娩方式。

3.艾灸穴位法

艾灸穴位法可以配合胸膝卧位法一起做，但要在医生的指导下进行。

具体做法 孕妈妈采取坐位，脚踩在小凳上，松开腰带，用点燃的艾卷熏至阴穴（双侧脚小趾外缘）。这样，可兴奋大脑的内分泌系统，使雌激素和前列腺素分泌增多，促进子宫活动，从而使胎宝宝转位。每日1次，每次15～20分钟。一周后进行胎位复查。

🌸 提前为母乳喂养做准备

如果决定分娩后要用母乳喂养宝宝，那么从现在开始就应该为将来的母乳喂养做好各方面的准备了。

1.注意孕期营养，孕妈妈营养不良会造成胎宝宝宫内发育不良，还会影响产后乳汁的分泌。在整个孕期和哺乳期，都需要摄入足够的营养，多吃富含蛋白质、维生素和矿物质的食物，为产后泌乳做准备。

2.注意对乳头和乳房的保养，乳房、乳头的正常与否会直接影响到产后的哺乳。妊娠晚期，可以在清洁乳房后用羊脂油按摩乳头，增加乳头柔韧性；使用宽带、棉制乳罩支撑乳房，防止乳房下垂。乳头扁平或凹陷的孕妈妈，需要在医生的指导下，使用乳头纠正工具进行矫治。

3.定期进行产前检查，发现问题及时纠正，保证妊娠期身体健康及顺利分娩，是妈妈产后能够分泌充足乳汁的重要前提。

4.了解有关母乳喂养的知识，并和家人达成共识，得到家人的支持，树立起信心，下定决心进行母乳喂养，这样母乳喂养才容易成功。

孕8月心理保健

倾诉是减压的好方法

孕妈妈不要因为怀孕而把自己隔离起来，要和同事朋友保持联系，分享一些感受和体会，必要的时候也要多找自己信任、知心的朋友倾诉，让朋友一起分担一些不良的情绪。

倾诉是一种很好的减压方式，孕妈妈不要觉得找朋友倾诉是一种无能的表现，如果心理压力大而又远离朋友同事，时间长了很容易导致心情抑郁，食欲不振、睡眠不好等诸多毛病。

当孕妈妈置身于人群中时就不会有孤独感，当敞开心扉向人倾诉时，内心就会感到非常愉悦。这样不但能够释放自己的情绪，而且更容易找到问题与困惑的原因，同时还可以得到朋友良好的建议。

挑选合适的倾诉对象

孕妈妈找人倾诉时，应该选择一个合适的对象，如果倾听者也有同样的困扰，不但提供不了积极的解决方法，而且还会使双方的负面情绪互相影响，事情反而会向着消极的方向发展。

假如孕妈妈最近工作不顺，找朋友倾诉，可那个朋友那段时间做事也不顺，没有心情听人诉说，聊过之后，孕妈妈的心情不但不会好转反而会越来越糟。所以找人倾诉最好选择积极乐观的家人、朋友，这样对方才会认真倾听并提供好的建议，使自己尽快地从苦闷中走出来。

找自己的好朋友也比较好，有情绪要倾诉最好找比较懂事理的朋友，这些朋友懂得比较多，也许平时不一定表现出来，但是在孕妈妈倾诉烦恼时反而会给出很不错的建议。

孕8月不适与疾病防治

预防肝内胆汁淤积症

许多孕妈妈在妊娠中晚期，甚至妊娠早期就会出现全身广泛性瘙痒，最典型是首发于手掌和脚掌，然后逐步延及小腿，大腿，上肢，后背，前胸及腹部，除了抓痕以外还伴有皮损，瘙痒程度各有不同，可能会从轻度偶然的瘙痒到严重的全身瘙痒。在这种情况下，应考虑是否患了妊娠胆汁淤积症。它的临床表现以皮肤瘙痒为主，严重时还会出现黄疸，肝功能检查GPT升高，少数患者感到乏力、腹泻、腹胀。孕妈妈出现了这些警示信号，应该及时就诊，以免病情继续发展。

许多孕妈妈患了妊娠肝内胆汁淤积症，因为临床症状比较轻，所以思想上不重视，虽然皮肤瘙痒、黄疸这些表现在分娩之后都会自然消失，肝功能也会恢复正常，但该病对胎宝宝有很大的影响，可引起胎宝宝窒息、早产、死胎、孕妈妈产后大出血。据报道，在未发现此病以前，有很多不明原因的早产、死胎，其实都是因为该病引起的，所以孕妈妈千万不能疏忽大意，一定要及时去医院诊治。

孕妈妈一旦患了妊娠肝内胆汁淤积症必须严密观察胎宝宝的情况，勤数胎动，由家属听胎心，发现异常情况要及时与医生联系，遵医嘱服用中西药，以确保胎宝宝安全度过难关。

预防静脉曲张的方法

妊娠期静脉曲张除妊娠本身造成的原因外，主要是孕妈妈在妊娠期间休息不好，特别是那些久坐、久站和负重的孕妈妈，出现下肢静脉曲张者较多。而妊娠期静脉曲张是可以减轻和预防的，孕妈妈可以从以下几个方面加以注意。

1. 保证充足的睡眠

每天夜里保证8个小时的睡眠，中午最好休息1个小时。

2. 保持正确的坐姿

孕妈妈坐椅子时要深深正正地坐在椅子上，后背笔直地靠着椅背。两腿股关节和膝关节要呈直角，大腿呈水平状态。坐在椅子边缘上容易滑倒，如果

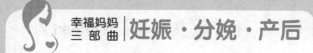

椅子放不稳还有跌倒的危险。坐椅子一定要先检查椅子稳不稳，然后把屁股放在椅面上，一点一点向后移动，靠上椅背。孕妈妈最好坐有椅背的椅子，不要坐无背的方凳，方凳无依靠，危险性大，容易摔倒。坐椅子时间长时，要在脚下放一个木台阶，有利于休息。

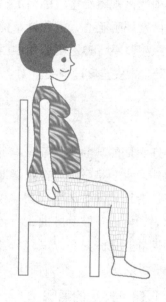

3.保持正确的走姿

抬头，伸直脖子，挺直后背，绷紧臀部，使身体重心稍向前移，并能使较大的腹部抬起来，保持全身平衡地向前行走。这样眼睛既能远眺前方又能平视脚前，一步一步踩实了再往前走，既可以防止摔跤，又能轻松不累。

4.不宜干重体力活

家里的一些体力活可以交给准爸爸和家人干。在单位里，也不宜从事体力活，可要求调换工作岗位等。

🌼 缓解烦人的胃灼热

孕晚期，很多孕妈妈会经常感到胃部麻乱，有烧灼感和口苦，有时烧灼感还会逐渐加重而变成烧灼痛。这些孕妈妈以往无胃炎、胃溃疡等胃痛病史，医学上称之为妊娠期胃灼热，这种烧灼痛通常会在孕晚期出现，在分娩后消失。

出现妊娠期胃灼热的主要原因是胃酸返流，刺激了食管下段的痛觉感受器。此外，妊娠时巨大的子宫对胃有较大的压力，胃排空速度减慢，胃液在胃内滞留时间较长，也容易使胃酸返流到食管下段。

轻微的胃灼热，孕妈妈大多可以耐受，不需要服用药物。但应该避免下面这些可能加重胃灼热的诱发因素，如吃得过饱、高脂肪饮食、吸烟、饮酒、喝咖啡、浓茶等。

病情较严重的孕妈妈可以服用一些降低胃酸的药物，如氢氧化铝片（胃舒平）和减少胃酸返流的药物，但应在医生的指导下服用，以免引发其他并发症。

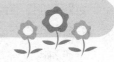

孕8月胎教

🌸 孕8月胎教重点

孕8月的胎宝宝活动有力，听觉功能也基本完善，对外界声音反应比较灵敏。所以，除抚触胎教外，对话、朗读、音乐、唱歌等胎教也显得越来越重要。

1.亲切的抚摸、触动

目的是激发胎宝宝在母体中运动的积极性，感受孕妈妈的爱抚。

抚摸法 从宝宝开始胎动时起，孕妈妈在休息、睡觉前，将身体平躺、放松，双手捧住胎宝宝，作来回抚摸状（一般10分钟左右）。

轻压、慢推法 可以用手指做轻压胎宝宝随后放松的动作，到了孕晚期，还可以采用轻缓推动胎宝宝的动作。一开始或许胎宝宝会因为受压、受推不太习惯，一旦胎宝宝熟悉了孕妈妈的手法后，就会接受这种爱抚，主动地配合运动。这时，如果再伴之以孕妈妈轻柔的说话声，效果会更好（爱抚胎宝宝时，动作要轻缓适度，时间不能过长，一般不超过10分钟）。

2.轻柔的谈话

和胎宝宝说话时声音要轻柔，胎宝宝听到轻柔的话语会产生一种安全感。

8个月后的胎宝宝能够区别高低的声音，这时，除了孕妈妈要多和胎宝宝说话外，准爸爸也要经常跟胎宝宝说说话。胎宝宝熟悉后，就会对准爸爸的低音作出反应。一旦胎宝宝出生，就会十分自然地对父母的声音产生亲切感。

3.播放节奏明快的乐曲

胎宝宝对节奏特别敏感，很早就熟悉母体的心跳节律。有些乐曲只要能与孕妈妈的心跳节律相似，胎宝宝听了也会随之活动。

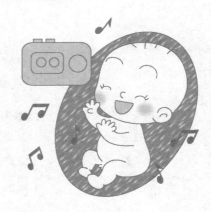

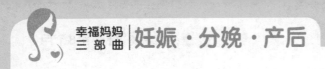

实践证明，胎宝宝出生后，对于那些具有明快节奏、适合胎教的音乐会特别喜欢，听到后往往会停止哭闹，很快地安静下来。

孕妈妈可以经常听一些节奏明快、流畅、抒情的音乐（有条件的家庭，在谈话或播放音乐时，可以将小型扩音器放在母体腹部的下方，便于胎宝宝清晰地感受到）。

孕8月胎教课程

游戏胎教	孕妈妈继续与胎宝宝玩踢肚游戏，当孕妈妈轻拍肚皮两下，宝宝就会在拍的地方回踢两下，这样的互动，相当有趣
音乐胎教	除了可以选择悦耳舒服的音乐外，有些专业医生认为莫扎特的曲子因为较类似孕妈妈的心跳声，可以给胎宝宝带来安全感，是对胎教有帮助的音乐。 只要是能让孕妈妈感到舒服愉快的音乐，就是适合孕妈妈的胎教音乐，可以在每天起床后，开启轻柔的音乐，以愉悦的心情迎接新的一天
阅读胎教	孕妈妈可以选择简单、语调押韵的童话故事，甚至是自己编的故事内容，说给胎宝宝听。讲故事时，口气与音调以不急不慢为原则，要让准爸爸也参与到讲故事的行列

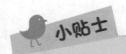
小贴士

按时帮妻子测腹围

准爸爸应该从本周开始，每周一次用皮尺围绕孕妈妈的脐部水平一圈，为孕妈妈测量腹围。通常孕妈妈的腹围在第18～24周时增加最快，到第34周后，腹围增长速度较慢。若在此期间孕妈妈的腹围增长过快，应警惕羊水过多或者是双胞胎等。

怀孕第9个月

孕9月妈妈宝宝状况

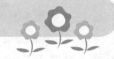

🌷 第33周状况

● 母体的变化

　　1.子宫底已升至心窝正下方，子宫高28～30厘米，胃和心脏受压迫感更为明显，有时感到气喘、呼吸困难，胃饱胀。

　　2.由于子宫压迫膀胱，排尿次数增加。尿频明显。

　　3.有的孕妈妈会感到有时有轻度的子宫收缩。

● 胎儿的成长

　　1.胎宝宝身长约48厘米，体重约2200克。

　　2.胎宝宝皮下脂肪更加丰满，周身呈圆形。皮肤的皱纹、毳毛均减少许多。皮肤颜色为淡红色，指甲长至指尖部位。

🌷 第34周状况

● 母体的变化

　　1.子宫底在肚脐上约14厘米处，宫高约34厘米。

　　2.此时孕妈妈觉得盆腔、膀胱、直肠等部位有压迫感，甚至出现"针刺样"的感觉。

　　3.胎宝宝的头部已进入骨盆，紧紧地压在子宫颈上。

　　4.由于腹壁变薄，有时在孕妈妈的肚皮外面可以看到胎宝宝在动。

● 胎儿的成长

　　1.胎宝宝坐高约30厘米，体重约2300克。

　　2.胎宝宝的各个器官都已经充分发育。胎宝宝也在为分娩做准备了，他（她）的头开始转向下方，头部进入骨盆。

♀ 第35周状况

● 母体的变化

1.子宫底在肚脐上约14厘米处，宫高约35厘米。

2.子宫壁和腹壁已经变得很薄，可以看到胎宝宝在腹中活动时手脚、肘部在腹部突显的样子。体重比妊娠前增加了10～12.5千克。

3.由于下降到骨盆的胎儿影响肠道的蠕动，孕妈妈常会发生便秘和痔疮。还可引起腹股沟疼痛、抽筋，行动更为艰难。

4.临近分娩，孕妈妈会出现一些情绪波动，自控能力差，易怒，失眠等。

● 胎儿的成长

1.胎宝宝身长约50厘米，体重约2500克。

2.此时胎宝宝的神经中枢系统以及消化系统，肺部发育等，都越来越完善了。

3.胎宝宝越来越胖，子宫的空间显得越来越小，胎宝宝很难再四处移动。

♀ 第36周状况

● 母体的变化

1.子宫底在肚脐上约14厘米处，宫高约36厘米。

2.孕妈妈会感觉身体逐渐沉重，小便频繁，阴道分泌物增多，有轻微的子宫收缩。

3.从本周起孕妇的体重不再会大幅增长，乳腺有时会分泌乳汁。

● 胎儿的成长

1.胎宝宝身长51厘米左右，体重约2800克。

2.肾脏发育完毕，肝脏开始清理血液中的废物。胎宝宝的脸蛋变得圆润饱满。

3.如果有胎记，那么这种标志在此期已经完全形成了。胎宝宝从本周末起就已经可以称做是足月儿了（37～40周）。

专家提示

怀孕第9个月了，你的家人和你一样，正期待着一个新生命的降临。你可以多和他们沟通，讨论一下你们的育儿计划。这时应多了解分娩知识，为分娩做好必要的物质准备和心理准备。

本月专家提示如下：

1.由于有早产的可能，所以应做好一切准备，包括去医院应该带的物品。

2.避免单独外出，更不要外出太久，以免过度劳累，避免性生活。

3.缩短定期检查的间隔时间，本月要每2周去检查一次。

4.平时最好穿后跟低而平稳的鞋，防止笨拙的身体不稳而损伤到腰部。

5.每次检查时，要注意观察体重的增长情况，如果每周增长500克以上，应及早告知医生。

6.注意观察早产征象，如伴随着腹部阵痛有无阴道流血。早产时阴道出血的颜色大多像月经血，但只要腹部发硬就应该提高警惕。

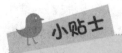 小贴士

每天轻抚妻子的肚子

每晚临睡前，准爸爸可以放点轻柔的音乐，在轻松的环境下，可以一边轻轻地抚摸妻子的肚子，一边和妻子聊一些轻松愉快的话题，让妻子知道你有多么爱她和多么爱她肚子里的宝宝。经常轻抚妻子的肚子，不仅有助于做胎教，还能促进夫妻感情及培养亲子感情。这样准爸爸和孕妈妈都能在这种互动中获得无比的幸福感。

孕9月饮食与营养

孕9月饮食原则

孕9月的孕妈妈主要是要为分娩做准备，为自身提供足够的能量，另一方面还要保证胎宝宝的营养需求。此时你的胃部仍会有挤压感，所以每餐可能进食不多。不能充分摄取维生素和足够的铁、钙，这时，可以适当加餐，以保证营养的总量。

此外，在本月请继续控制食盐的摄取量，以减轻水肿的不适。孕妈妈特别要注意加强最后3个月内的营养，切忌偏食，并注意膳食的营养要合理搭配。

孕9月营养要素

1. 膳食纤维

孕晚期，逐渐增大的胎宝宝会给孕妈妈带来负担，孕妈妈很容易发生便秘，而便秘又容易引发内外痔。为了缓解便秘带来的痛苦，孕妈妈应该注意摄取足够量的膳食纤维，以促进肠道蠕动。芹菜、胡萝卜、白薯、土豆、豆芽、菜花等各种新鲜蔬菜中都含有丰富的膳食纤维。

2. 蛋白质

孕妈妈每天应摄入优质蛋白质75～100克，蛋白质食物来源以鸡肉、鱼肉、虾、猪肉等动物蛋白为主，可以适当多吃一些海产品。

3. 脂肪

孕妈妈要保证每天主食（谷类）400克左右，总脂肪量60克左右。孕9月时，胎宝宝大脑中某些部分还没有成熟，因此，孕妈妈需要适量补充脂肪，尤其是植物油仍是必需的。

4. 维生素

孕9月的孕妈妈应该注意补充维生素，其中水溶性维生素以硫胺素（维生素B_1）最为重要。本月如果孕妈妈硫胺素补充不足，易出现呕吐、倦怠、体乏等现象，还可能影响分娩时子宫收缩，使产程延长，造成分娩困难。

孕妈妈如果缺乏维生素K，就会造成新生儿出生时或满月前后颅内出血，因此应注意补充维生素K，多吃动物肝脏及绿叶蔬菜等食物。为了利于钙和铁的吸收，还要注意补充维生素A、维生素D和维生素C。

5.微量元素

此时孕妈妈应补充足够的铁。胎宝宝肝脏以每天5毫克的速度储存铁，直到存储量达到240毫克。如果此时孕妈妈的铁摄入不足，就会影响胎宝宝体内铁的存储，出生后易患缺铁性贫血。此外，孕妈妈还应补充足够的钙，胎宝宝体内的钙一半以上是在孕期最后两个月存储的。如果孕9月孕妈妈钙摄入量不足，胎宝宝就要动用母体骨骼中的钙，致使母亲发生软骨病。

6.碳水化合物

孕妈妈要保证每天进食主食（谷类）400克左右。

7.水

孕9月，孕妈妈的胃部空间越来越小，如果喝太多的水会压迫膀胱，容易出现尿频。所以孕妈妈要适量喝水，不要喝大量的水，可以适量吃些水果以补充水分。

维生素K："止血功臣"

维生素K是一组化学物质，能被人体利用来产生血浆中的凝血物质。维生素K还是影响骨骼和肾脏组织形成的必要物质，主要参与一些凝血因子的合成，有防止出血的作用，因此，维生素K有"止血功臣"的美称。它经过肠道吸收，在肝脏生产出凝血酶原及一些凝血因子而起到凝血作用。若孕妈妈（一般指患有肝病的孕妈妈）维生素K吸收不足，血液中凝血酶原减少，易引起凝血障碍，发生出血。

孕妈妈妊娠期间如果缺乏维生素K，就会增加流产的概率。胎宝宝即使存活，孕妈妈也会由于其体内凝血酶低下，易发生生产时大出血。

因此，孕妈妈应注意摄食富含维生素K的食物，以预防产后新生儿因维生素K缺乏而引起的颅内、消化道出血等。故孕妈妈在预产期前一个月，尤其要注意每天多摄食富含维生素K的食物，必要时可每天口服维生素K。这样可以预防产后出血及增加母乳中维生素K的含量。

富锌食物：有助自然分娩

国外有研究表明，孕妈妈的分娩方式与其在妊娠晚期饮食中摄取的锌有重要的关系，每天摄取的锌越多，其自然分娩的几率就越大，反之，则只能借助产钳或剖宫产。

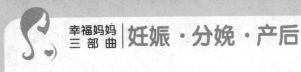
锌是人体必须的微量元素，对人的许多正常生理功能的完成起着极为重要的作用。据专家研究，锌对分娩的影响主要是可以增强子宫有关酶的活性，促进子宫肌收缩，把胎宝宝排出子宫腔。当孕妈妈缺锌时，子宫肌收缩力弱，无法自行驱出胎宝宝，因而需要借助产钳、吸引等外力，才能娩出胎宝宝，严重缺锌时则需要实施剖宫产。因此，孕妈妈缺锌，会增加分娩的痛苦。此外，子宫肌收缩力弱，还有导致产后出血过多及并发其他妇科疾病的可能。

所以孕妈妈要多进食一些含锌丰富的食物，如肉类中的猪肝、猪肾、瘦肉等；海产品中的鱼、紫菜、牡蛎、蛤蜊等；豆类食品中的黄豆、绿豆、蚕豆等；硬壳果类的有花生、核桃、栗子等，均可选择食用。特别是牡蛎，含锌量最高，每100克含锌为100毫克，居诸品之冠，堪称锌元素的宝库。

🌸 姜饭、姜茶：为生产打气

孕妈妈在分娩前1～2周，可以吃一碗姜饭或喝一碗姜茶，使生产时更有力气；由于孕妈妈产后阳气虚，容易在生产时入风，导致一些身体疾患，而在产前食姜饭、饮姜茶都有助于祛风，所以在产前食姜饭、饮姜茶很有必要。

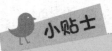 **小贴士**

帮助妻子生活规律化

孕妈妈较未怀孕前会有一些行为和生理上的变化，可能有焦虑、担忧等情绪，这些变化可能不利于她们规律地生活，而规律的作息是宝宝正常生长发育所必需的。

准爸爸这时就应该发挥作用了。准爸爸应该帮助孕妈妈规律作息，养成良好的生活习惯，如果孕妈妈在怀孕前的作息就不规律，进入孕期后，为了孕妈妈和胎宝宝的健康，准爸爸就应该鼓励孕妈妈纠正错误的生活习惯。

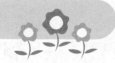

孕9月生活保健

🌸 起床时动作要缓慢平稳

1.不要着急起床

人从睡眠的状态中醒来时，血压有一个从低变高的过程，如果猛然起床，会使大脑出现短暂性缺血，很容易发生晕厥。因此，你在起床时不要一睁开眼就马上着急起来，而要先在床上躺几分钟，清醒一下，等血压慢慢升高，意识完全恢复之后再起身。

2.起床动作要缓慢

起床时，动作要尽量缓慢、平稳。不要直直地坐起身，更不要让腹部用力，而是要侧着身体，先用下边的手臂撑住床面，然后借助另一只手的力量将身体慢慢撑起。如果自己起身有困难，可以让老公帮忙将你扶起。

3.床边放置脚垫

因为肚子太大，你坐在床边时脚往往不容易够到地面，在下床时可能会由于重心不稳而摔倒。建议你在床边的地板上放置几块比较厚的硬垫子，在下床时用来搁脚。千万不要用小板凳，否则容易踩翻摔跤。

🌸 孕晚期不宜久坐久站

孕晚期由于胎宝宝已经逐渐发育成熟，子宫逐渐膨大。为了避免更多的腰酸背痛，孕妈妈应该避免久坐久站。

孕妈妈站立时，腹部向前突出，身体的重心随之前移，为保持身体平衡，孕妈妈上身代偿性后仰，使背部肌肉紧张，长时间站立可使背部肌肉负担过重，造成腰肌疲劳而发生腰背痛，所以应该避免久站。在站立时应尽量纠正过度代偿性姿势，可适当活动腰背部，增加脊柱的柔韧性て减轻腰背痛。

孕晚期由于增大的子宫压迫腔内静脉，阻碍下肢静脉的血液回流，常易发生下肢静脉曲张或会阴静脉曲张。若久站久坐，因重力的影响，可使身体低垂部位的静脉扩张、血容量增加、血液回流缓慢，造成较多的静脉血潴留于下肢内，导致下肢静脉曲张。常表现为下肢酸痛，小腿隐痛，踝及足背部水肿，行动不便等。

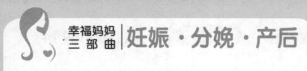
✿ 提前为宝宝购买日用品

餐具	奶瓶2个（大的容量240毫升，小的150毫升）	选择微波炉适用且广口的玻璃奶瓶
	奶嘴5个	选择小号、十字开口的
浴具	洗澡盆1个	给宝宝洗脸、洗屁股
	小盆2个	主要用来洗衣服
	天然海绵	也可以用纱布澡巾，家里有新口罩也可
	浴巾2~3个	除了擦身体，还可以当被子盖，侧着喂奶时还可以垫在宝宝的身后
	水温计1个	用来测量宝宝洗澡水的水温
寝具	睡袋1个	以免宝宝发生踢了被子着凉的情况
	包被2条	可根据天气购买夏天或冬天用的
衣物	衣服3套	和尚袍、中号、长袖，可以买大点儿
	裤子3条	婴儿经常吐奶，汗湿，衣服和裤子多备点没坏处
	婴儿袜子3双	注意不要选太紧的，避免勒腿
	帽子1~2顶	避免宝宝着凉
	防抓手套1双	避免宝宝双手舞动时指甲划破皮肤
	口水肩3~5条	初生婴儿吃奶、喝水、吃药弄脏了可以马上替换
	布尿片20~40条	可以自制，买白色的棉纱布剪即可
其他	小玩具若干	鲜艳、会发声、可悬挂
	指甲钳1个	必须是婴儿专用的，可以防止剪伤手指
	体温计1个	用来测量宝宝的体温
	纸尿裤1包	小号的即可
	棉签1包，脱脂棉花1包，消毒酒精1瓶	给宝宝清洁面部、脖子、屁股比较卫生、方便

❀ 布置婴儿房间三要点

孕妈妈现在可以布置好婴儿房来迎接你的宝宝了，婴儿房的布置有以下几点需要注意的。

1.居室温度适宜

婴儿居室应选择向阳、通风、清洁、安静的房间。新生儿体温调节中枢尚未发育成熟，体温变化易受外界环境的影响，故选择既能使新生儿保持正常体温，耗氧代谢又低的环境很重要。婴儿居室的室温在18℃～22℃为佳。

寒冷的冬季注意居室保暖，可以用暖气取暖。夏季炎热时，要注意室内通风，可以使用电风扇和空调。

2.室内湿度适宜

空气过于干燥会使婴儿呼吸道黏膜变干，抵抗力下降，也容易发生上呼吸道感染，故室内湿度要适宜，在50%～60%为佳。冬季干燥可用空气加湿器，也可以在暖气片上放湿布。

3.布置简洁环保

婴儿居室要简洁、明快，可以吊挂一个鲜艳的大彩球及一幅大挂图，以刺激婴儿的视觉。不要将居室搞得杂乱无章，以免让婴儿的眼睛产生疲劳。不能让婴儿住在刚粉刷或刚油漆过的房间里，以免中毒。

❀ 孕晚期要轻缓运动

随着妊娠月份的增加，孕妈妈的肚子会逐渐突出，使身体的重心向前移，孕妈妈的背部及腰部的肌肉常处在紧张状态。这时候孕妈妈也需要适当的运动，其目的是舒展和活动筋骨，以稍慢的体操为主。比如简单的伸展运动：坐在垫子上屈伸双腿；平躺下来，轻轻扭动骨盆等简单动作。这些运动能加强骨盆关节和腰部肌肉的柔软性，既能松弛骨盆和腰部关节，又可以使产道出口肌肉柔软，同时还能锻炼下腹部肌肉。每次做操时间在5～10分钟左右就可以了。

另外，产前做瑜伽对于分娩时调整呼吸很有帮助。而一些棋类活动也能够起到安定心神的作用。

临近预产期的孕妈妈，体重增加，身体负担很重，这时候运动一定要注意安全，千万不能过于疲劳。在运动时，控制运动强度很重要：脉搏不要超过140次/分，体温不要超过38℃，时间以30～40分钟为宜。

❀ 孕晚期的助产体操

1.普拉提式的侧腔呼吸

吸气时尽量让肋骨感觉向两侧扩张，吐气时则要让肚脐向背部靠拢。

这种呼吸方法可以使身体深层的肌肉都获得锻炼，有助于加强腹肌和骨盆底部的收缩功能，对孕妈妈自然分娩很有帮助。此外，对肺活量的锻炼，也能让她们在生产时呼吸得更加均匀平稳。

2.力量型训练，如蹲举

随着孕妈妈体重的不断增加，她们的膝盖会承受越来越大的压力，这就需要做些蹲举运动了。它不但可以锻炼腿部耐力，还可以增强呼吸功能及大腿、臀部、腹部的收缩功能。

运动时，双手自然下垂，两脚与肩同宽，脚尖正对前方，然后吸气往下蹲，蹲到大腿与地面呈水平，然后吐气站立。下蹲时，应注意膝盖不能超过脚尖，鼻尖不能超过膝盖。每个动作可以重复12～15次，一周3～4次。

3.举哑铃、杠铃

孕妈妈可以选择一些小重量的哑铃和杠铃，一边双臂托举，一边配合均匀呼吸。这样不但可以锻炼手臂耐力，加强身体控制，还可以增强腹肌收缩功能和腰部肌肉的柔软性。

 TIPS

提醒：孕期最好不要做俯卧或仰卧运动，采取坐姿或侧卧较好。

4.坐姿划船及坐姿拉背

坐姿划船 孕妈妈平坐在椅子上，双手向后拉固定在前方的橡皮筋，来回水平运动。

坐姿拉背 孕妈妈平坐在椅子上，双手向下拉固定在头顶的橡皮筋。每个动作重复15次左右，每周3～4次。

此运动可以有效地增强臂力及背部肌肉力量，令孕妈妈生产时臂肌和背肌能够均匀用力，有助于顺产。

此外，再次提醒一下，在怀孕3个月内和7个月后，或有流产经历、怀有多胞胎、怀孕期间有不明原因流血现象、孕期高血压的孕妈妈，也不宜做运动。

孕妈妈要适时停止工作

怀孕第9个月了，如果孕妈妈还在工作，那么就要考虑适时停止工作了。

如果孕妈妈的工作环境相对安静清洁，危险性比较小，或是长期坐在办公室工作，同时身体状况良好，那么可以在预产期的前3周或2周回到家中，静静地等待宝宝的出生。

如果孕妈妈的工作是饭店服务人员或销售人员，或每天至少需要4小时以上的行走时间，建议孕妈妈在预产期的前两周半就要离开工作岗位回家中待产。

如果孕妈妈是在工厂的操作间里工作，或是暗室等阴暗嘈杂的环境中，那么建议孕妈妈在怀孕期间要调动工作，或者选择暂时离开工作岗位，呆在家里好好养胎。

在孕晚期，孕妈妈可能会感觉到行动特别不便，如果孕妈妈的工作量相当大，建议应至少提前一个月开始休产假，以免发生意外。如果孕妈妈的工作不属于体力劳动，工作强度不是很大，那么孕晚期还可以坚持多工作1～2周，只是要避免上夜班、长期站立、拾重物及颠簸较大的工作。

据有关规定，育龄妇女可以享受不少于90天的产假。怀孕满36周的职场妈妈就可以在家中休息，为临产做准备。

休产假前先交接工作

1.如何更好地交接工作

如果孕妈妈打算休产假了，那么至少要提前1个月就开始准备交接工作。工作的交接大体可以分为以下3个方面的内容。

和上司谈话 这项工作很重要，它将关系到你休产假时的待遇和休完产假后的工作安排等问题。建议你选择在上司工作较不繁忙、心情较好时和他谈。

首先应该感谢他对自己的栽培、照顾和理解，然后再谈具体的安排，包括产假期间的工资、具体谁来接手自己的工作等问题。

交接工作 如果接手你工作的人是专门安排给你的，没有其他的工作，那么你就可以让他全心地跟在你身边学习。先将整个工作流程展示给他，然后再分步骤、内容一项一项地教他。如果你要交接的对象还有其他的工作，那你就将自己工作中的重点内容及需要注意的事项等一一列在纸上，力求清晰简明、一目了然。

和同事告别 3个月的时间不能和同事见面，也算是小别了，所以告别工作一定要重视。如果有精力，你可以和同事小聚一餐或提前分发喜糖，为以后良好关系的继续做好铺垫，不至于因为休一次产假就变得陌生和有距离感了。

2.好好计划一下产假的内容

刚开始休产假时，因为突然轻松下来，难免会有一种无所事事的茫然感，这时千万不要闲着，趁着分娩前好好地计划一下产假的内容，比如什么时候做最后一次产检，生产时都要准备些什么等，这些都关系到你的产假能否有条不紊地进行。

孕9月心理保健

♀ 克服对分娩的恐惧

由于临近预产期，孕妈妈对分娩的恐惧、焦虑或不安会加重，对分娩会很恐惧。有些孕妈妈对临产时如何应付，如有临产先兆后会不会来不及到医院等过于担心，因而稍有"风吹草动"就会赶到医院，甚至在尚未临产，无任何异常的情况下，就会要求产科医生提前让自己住院。这些都会对正常分娩带来困难，所以，孕晚期要做好心理保健，克服心理的恐惧与不安。

1.身体无异常时不宜过早入院

毫无疑问，临产时在医院是最保险的办法。可是，过早入院在医院等待时间太长也不一定就好。首先，医疗设置的配备是有限的，如果每个孕妈妈都提前入院，医院不可能像家中那样舒适、安静和方便；其次，孕妈妈入院后较长时间不临产，孕妈妈会产生一种紧迫感，尤其是看到后入院者已经分娩，对她也是一种刺激。另外，产科病房里的每一件事都可能影响孕妈妈的情绪，这种影响有时候可能对孕妈妈不利。

所以，孕妈妈应该稳定情绪，保持平和的心绪，安心等待分娩时刻的到来。如果医生没有建议提前住院，就不要提前入院等待。

2.了解分娩过程及有关科学知识

克服分娩恐惧，最好的办法是让孕妈妈了解分娩的全过程以及可能出现的情况，对孕妈妈进行分娩前的有关训练，许多地方的医院或有关机构均举办了"孕妇学校"，在怀孕的早、中、晚期对孕妇进行教育，专门讲解有关的医学知识，以及孕妈妈在分娩时的配合。这对有效地减轻心理压力，解除思想负担以及做好孕期保健，及时发现并诊治各类异常情况等都大有帮助。

3.作好分娩准备

分娩的准备包括孕晚期的健康检查、心理上的准备和物质上的准备。一切准备的目的都是希望母婴平安，所以，准备的过程也是对孕妇的安慰。如果孕妇了解到家人及医生为自己做了大量的工作，并且对意外情况也有所考虑，那么，她心中就应该有底了。

消除待产时的精神紧张

孕妈妈临产时的情绪对能否顺利分娩起着非常重要的作用，所以医务人员要特别重视产妇的心理保健。这个工作需要医务人员去做，讲解分娩的知识和安全问题。同时，更需要家属的积极配合，尤其是准爸爸，应该给予即将分娩的妻子无微不至的关心和照顾。针对妻子思想上存在的一些不必要的顾虑，要耐心地开导，特别是在妻子分娩期间，尽量不要外出，要守在妻子的身边，做好妻子的心理安慰工作。

临近分娩，家人需要做一些细致的工作，给产妇创造一个安静、轻松的临产环境。那种为生男生女向产妇施加精神压力的做法，不仅无济于事，而且会给本来思想负担就很重的产妇增加压力，使其精神更加紧张，这样容易在分娩时出现意外。

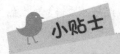

小贴士

分享妻子的感受

孕妈妈需要有人当她的听众，分享她的快乐与忧虑，而准爸爸则是最佳人选，这样可以促进夫妻间的感情甚至是一家三口的感情，培养出彼此互相信赖的关系与亲密的感情。

准爸爸适当地投入孕妈妈的怀孕过程，这是一种对婚姻的承诺，是一种甜蜜的负担，更是准爸爸责无旁贷的责任。但是有些准爸爸的工作真的很忙，无法将每一项工作都做好，你也不必自责或认为自己无法当个好爸爸、好丈夫，只要你有心，和孕妈妈随时沟通，在许可的范围内尽量做好，并不吝于表达自己的关心和爱意，相信孕妈妈一定能够理解和体谅的。

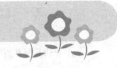

孕9月不适与疾病防治

🌸 小心应对高危妊娠

高危妊娠对孕妈妈及胎宝宝的危害是很大的。对于医生和孕妈妈来说，更重要的是采取措施，将对孕妈妈及胎宝宝的危害减少到最低程度。以确保母胎的健康和安全。高危妊娠的孕妈妈要注意以下几个方面。

1.补充足够的营养

孕妈妈的健康及营养状态对胎宝宝的生长发育极为重要。凡营养不良、患贫血的孕妈妈所生的新生儿，其出生体重均较正常者轻。故应给予孕妈妈足够的营养，并积极纠正贫血。对伴有胎盘功能减退、胎宝宝宫内生长迟缓的孕妈妈，应给予高蛋白、高能量的饮食，并补充足量的维生素、铁、钙等。

2.适当的卧床休息

适当的卧床休息可以改善子宫胎盘的血液循环。减少水肿和妊娠对心血管系统造成的负担。

3.改善胎宝宝的氧供应

给胎盘功能减退的孕妈妈定时吸氧，每天3次，每次30分钟。

🌸 胎盘钙化对胎宝宝危害大

临近预产期的孕妈妈，有时B超检查会报告胎盘钙化。胎盘钙化是由于妊娠晚期胎盘发生局灶性梗死引起的，梗死灶越多，出现的钙化点就越多，B超下表现的较强光斑点就越多。可根据胎盘钙化斑点的分布大小及胎盘小叶的分枝情况将胎盘成熟度分为三度，即Ⅰ度、Ⅱ度、Ⅲ度。B超诊断的钙化情况不一定与实际相符，确诊须通过产后检查胎盘钙化面积来断定。

胎盘钙化的不良后果是胎盘血流减少，胎盘功能减退。这是妊娠晚期不可避免的现象。

胎盘钙化并不一定会引起胎盘功能严重减退而危及胎宝宝。正常情况下，妊娠足月后，B超检查均会发现胎盘Ⅱ～Ⅲ度成熟。这是胎宝宝已近足月的间接标志。只有当Ⅲ度成熟并伴有羊水过少时才提示胎盘功能不良，胎宝宝有危险，这时须提前住院做计划分娩。

🌸 胎宝宝脐带绕颈怎么办

胎宝宝的健康、平安是孕妈妈最大的期盼,临近分娩,孕妈妈就应该更加注意。像脐带绕颈、脐带扭转等意外事故,事前毫无征兆,孕妈妈应该对这样的情况有所了解,以便早发现早治疗。

1.脐带的作用

脐带连接子宫的胎盘和胎宝宝的肚脐,脐带是由母体供应胎宝宝氧气与营养成分以及胎宝宝排除代谢废物的专用通道,也可以说是胎宝宝赖以生长发育和维系生存的生命线。

一旦脐带血流遭到外力阻碍,就会直接危及胎宝宝的健康,轻微阻碍者只是产生短暂的缺氧现象,持续严重阻碍者将导致胎宝宝窘迫甚至胎死腹中。

2.什么脐带绕颈

脐带绕颈是胎宝宝较常见的情况,脐带内的血管长度比脐带长,血管卷曲呈螺旋状,而且脐带本身由胶质包绕,有一定的弹性,一般绕颈一圈,脐带有一定的长度,多不发生意外。而绕颈多周,由于胎动牵拉,会导致绕颈过紧,也可引起胎宝宝缺氧,甚至死亡。

3.脐带绕颈如何处理

在临产时,随着宫缩加紧,下降的胎头将缠绕的脐带拉紧时,才会造成脐带过短的情况,以致于不能顺利分娩。这时缠绕周数越多越危险。通过B超检查可在产前看到胎宝宝是否有脐带绕颈。因此,这时更需要勤听胎心,注意胎动,以便及时采取措施。发现脐带绕颈后,不一定都需要进行剖宫产,只有胎头不下降或胎心有明显异常(胎宝宝窘迫)时,才考虑是否需要手术。

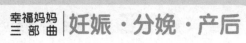

孕9月胎教

🌸 孕9月胎教重点

怀孕晚期，孕妈妈会越来越行动不便。许多孕妈妈会因此而放弃孕晚期的胎教训练，这样不仅影响前期训练对胎宝宝的效果，而且影响孕妈妈的身体与生产准备。因此，孕妈妈在孕晚期不要轻易放弃自己的运动以及对胎宝宝的胎教训练。因为，适当的运动可以给胎宝宝身体和前庭感觉系统自然的刺激，可以促进胎宝宝的运动平衡能力。为了巩固胎宝宝在孕早期、孕中期对各种刺激已形成的条件反射，孕晚期更应该坚持各项胎教内容。

触摸胎宝宝是胎教的一种形式。妊娠9个月后由于胎宝宝的进一步发育，孕妈妈用手在腹壁上便能清楚地触到胎宝宝头部、背部和四肢。可以轻轻地抚摸胎宝宝的头部，有规律地来回抚摸胎宝宝的背部，也可以轻轻的抚摸胎宝宝的四肢。当胎宝宝可以感受到触摸的刺激后，会促使胎宝宝做出相应的反应。

音乐对于陶冶情操，和谐生活，加强修养，增进健康以及激发想象力等方面都具有很好的作用，所以此期间也应该积极做好音乐胎教。

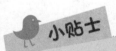 小贴士

让妻子拥用规律的生活

孕妈妈由于怀孕会有行为和生理上的变化，可能有焦虑、担忧等情绪，这些变化可能不利于她们规律地生活，而规律的作息是宝宝正常生长发育所必需的。准爸爸这时就应该发挥作用了。准爸爸应该帮孕妈妈规律作息，养成良好的生活习惯，如果孕妈妈在怀孕前的作息就不规律，进入孕期后，为了孕妈妈和宝宝的健康，准爸爸就应该花大力气纠正孕妈妈错误的生活习惯。

♀ 孕9月胎教课程

音乐 胎教	选择舒缓、轻柔、旋律明朗、温和自然，有规律性，节奏和妈妈心跳相近的音乐或乐曲；莫扎特的EQ音乐、大自然的河川、溪流声、虫鸣鸟叫声等都是不错的选择，具有安抚胎宝宝、调节昼夜规律的作用
美育 胎教	经常欣赏艺术作品可以提高人的感受力，孕妈妈可以带着肚子里的小宝宝，一同欣赏美丽的事物，当孕妈妈感受到美的同时，也无形中传递给了胎宝宝
抚摸 胎教	孕妈妈时不时用手轻轻抚摸胎宝宝或轻轻拍打胎宝宝，通过肚皮把积极的情绪传达给胎宝宝，形成触觉上的刺激，促进胎宝宝感觉神经和大脑的发育
对话 胎教	爸爸和妈妈每天都要跟肚子里的胎宝宝说说话，早上起床打招呼、不时地把看到的东西分享给胎宝宝等。这不仅是语言胎教的重点，也是建立亲子关系的关键
光照 胎教	这个阶段，如果孕妈妈用强光照射腹部，胎宝宝会为了避免受到光线的刺激而将脸转到一旁，或闭上眼睑；若改为弱光，胎宝宝则会有眨眼的动作，并且会感兴趣地将头部转向光源的位置。只要是不太刺激的光线，都可以给予胎宝宝脑部适度的明暗周期照射，刺激脑部发育。利用晴朗天气外出散步时，也可以让胎宝宝感受到光线强弱的变化

怀孕第10个月

孕10月妈妈宝宝状况

第37周状况

● 母体的变化

1.宝宝在妈妈腹部的位置逐渐下降，孕妈妈会感到下腹部坠胀。

2.孕妈妈前一阵子的呼吸困难和胃部不适等症状现在开始缓解。

3.随着体重增加，孕妈妈的行动越来越不方便，甚至会有宝宝要出来的感觉。另外，有的孕妈妈还会经常有尿意，阴道分泌物也增多。子宫还可能会出现收缩的现象。

● 胎儿的成长

1.身长约51厘米，体重约3000克。

2.本周胎宝宝的免疫系统正在迅速发育，头已经完全入盆。

3.大部分的胎毛已褪去。头发不再仅仅是后脑上稀少的几缕，而是长出了浓密的头发。

第38周状况

● 母体的变化

1.孕妈妈这个时期容易心情紧张、烦躁、焦急。

2.身体会感到越来越沉重。

3.由于胎头下降，孕妇的胃部压迫感减轻，食欲开始好转。

● 胎儿的成长

1.身长约52厘米，体重约3200克。

2.此时胎宝宝的头已经完全入盆，会腾出更多的地方长他（她）的小屁股、小胳膊、小腿。

3.胎宝宝身上覆盖的一层细细的绒毛和大部分白色的胎脂逐渐脱落，胎宝宝的皮肤开始变得光滑。

4.肠道中，积存着墨绿色的胎便，在他（她）出生后1～2天内将会排出体外。

第39周状况

● 母体的变化

1.随着胎头的下降，孕妇的尿频、便秘的症状又加剧了。

2.体重、宫高等也都基本稳定。

3.子宫和阴道变得更加柔软，阴道分泌物更加增多。一般情况下，分泌物是白色的。一旦出现茶色或红色分泌物，就意味着要分娩了。

● 胎儿的成长

1.胎宝宝已经属于足月儿了，随着营养的给予，宝宝的体重越来越重，有的宝宝出生时体重可达到4000克以上。

2.胎宝宝此时身体的各个器官都发育完成，在本周的活动越来越少了，因为胎宝宝的头部已经固定在骨盆中。

3.随着头部的下降，宝宝马上就要出生了。

第40周状况

● 母体的变化

1.子宫底又回到了第8月末的高度，但子宫较8月末时宽（腹围也变大了）。

2.胎宝宝多半已入骨盆。胃部的压迫减轻，饭量有所增加。

3.下降的子宫压迫了膀胱，会越来越感到尿频，一旦出现"宫缩"、"见红"、"破水"等情况时，要迅速赶往医院分娩。

● 胎儿的成长

1.在这1周之内，宝宝发育完成，所有的身体功能均达到了娩出的标准。

2.此时的羊水会由原来的清澈透明变得浑浊，同时胎盘功能也开始退化，到胎宝宝出生后，胎盘即完成了自己的使命。

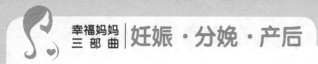

🌸 专家提示

怀孕第10个月，胎宝宝即将出生，你的身体负担也会越来越重，现在你会发现自己的体力大减，身体也很容易疲倦。

本月专家提示如下：

1.不可以一个人出远门，因为随时可能分娩。

2.在孕36周后要严禁性生活，因为这个期间非常容易发生早产或感染。

3.因为随时可能分娩，需将家事安排妥当。

4.不要因为胃口好转就贪吃贪睡，这样会对分娩很不利。

5.若孕妈妈血型为Rh阳性，孕妈妈需要去测查自己血液中Rh抗体效价。

6.保证足够的睡眠和休息，为分娩贮存体力和精力。

7.本月应该每周去做一次产前检查，一定要坚持接受复查。

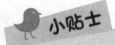 小贴士

为妻子安排适当的运动

在充分保护的同时，也不可以让妻子过于安逸，适当的身体锻炼是必须的。孕妈妈适当的运动，有助于神经系统功能的调节，促进身体对钙、磷等微量元素的吸收，同时也可防止因腹壁松弛造成的胎位不正及难产。所以适当的运动，如每天早晚陪妻子一起做轻柔的孕妇操，会让孕妈妈更加神清气爽。

孕10月饮食与营养

🌸 孕10月饮食原则

孕10月，即将分娩，如果孕妈妈的营养不足，不仅所生的婴儿会比较小，而且孕妈妈自身也易发生贫血。进入这个阶段后，孕妈妈的胃部不适感会有所减轻，食欲也会随之增加，因而要加强各种营养的摄取。

如果孕妈妈因为心理紧张而忽略了饮食，准爸爸应该帮助妻子调节情绪，做一些妻子爱吃的食物，以减轻心理压力，正常地摄取营养。

本月应限制脂肪和碳水化合物等热量的摄入，以免胎宝宝过大，影响分娩。为了储备分娩时消耗的热量，你应该多吃富含蛋白质、糖类等能量较高的食物。本月由于胎宝宝的生长发育已经基本成熟，应停止服用钙剂和鱼肝油。

🌸 孕10月营养要素

1. 硫胺素（维生素B₁）

孕10月，必须补充各类维生素和足够的铁、钙以及充足的水溶性维生素，尤其以硫胺素最为重要。如果硫胺素不足，易引起孕妈妈呕吐、倦怠、体乏，还会影响分娩时的子宫收缩，使产程延长，造成分娩困难。硫胺素在海鱼中的含量比较高。

2. 蛋白质

孕10月，孕妈妈每天应摄入优质蛋白质80～100克，为将来哺乳做准备。

3. 热量

可以多吃些脂肪和糖含量高的食品，为分娩储备能量。保证每天主食（谷类）500克左右，总脂肪量60克左右。可以多喝粥或面汤，这些会比较容易消化，还要注意粗细搭配，以防便秘。

4. 维生素

孕10月，孕妈妈的食谱要多种多样，每天保证吃两种以上的蔬菜，保证维生素营养全面均衡。除非医生建议，孕妈妈在产前不要再补充各类维生素制剂，以免引起代谢紊乱。

🌸 产前吃巧克力好

产妇在临产前要多补充些热量，以保证有足够的力量屏气用力，顺利分

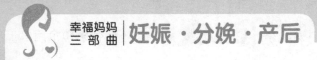

娩。很多营养学家和医生都推崇巧克力，并将它誉为"分娩佳食"。

巧克力营养丰富，含有大量的优质碳水化合物，而且能在很短的时间内被人体消化吸收和利用，产生出大量的热能，以供人体消耗。

巧克力体积小，发热多，而且香甜可口，吃起来也很方便。产妇只要在临产前吃一两块巧克力，就能够在分娩的过程中产生足够的热量。

因此，让产妇在临产前吃些巧克力，对分娩十分有益。

产时要重视食物补充

生产相当于一次重体力劳动，产妇必须有足够的能量供给，才能有良好的子宫收缩力，宫颈口开全后，才能将胎宝宝娩出。如果产妇在产前不好好进食、饮水，就容易造成脱水，引起全身循环血容量不足，供给胎盘的血量也会减少，容易使胎宝宝在宫内缺氧。

产妇分娩的过程耗时较长，一般产妇整个分娩过程要经历12~18个小时，分娩时子宫每分钟要收缩3~5次，这一过程消耗的能量相当于走完200多级楼梯或跑完1万米所需要的能量，可见分娩过程中体力消耗之大。这些消耗的能量

必须在分娩过程中适时给予补充，才能适应产妇顺利分娩的需要。这些能量消耗光靠产妇原来体内贮备的能量是不够的，如果不在分娩中及时补充，产妇的产力就会不足，分娩就会有困难，甚至会延长产程甚至出现难产。

生产过程中的饮食准备

1.第一产程的饮食

第一产程中，由于不需要产妇用力，所以产妇可以尽可能多吃些东西，以备在第二产程时有力气分娩。所吃的食物应以含碳水化合物的食物为主，因为它们在体内的供能速度快，在胃中停留的时间比蛋白质和脂肪短，不会在宫缩紧张时引起产妇的不适或恶心、呕吐。食物应以稀软、清淡、易消化为主，如蛋糕、挂面、糖粥等。

2.第二产程的饮食

第二产程中，多数产妇不愿意进食，这时可以适当喝点果汁或菜汤，以补充因出汗而丧失的水分。由于第二产程产妇需要不断地用力，应进食高能量、易消化的食物，如牛奶、糖粥、巧克力等。如果实在无法进食，也可以通过输入葡萄糖、维生素来补充能量。

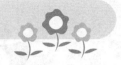

孕10月生活保健

尿频、尿失禁的尴尬

妊娠的最后1个月，胎头已经入盆，并因此压迫到膀胱；增大的子宫也会压迫到膀胱。膀胱在挤压下，储尿量会明显减少，导致排尿次数会明显增多，大约1~2小时排尿一次，甚至更短。这种现象就叫孕晚期尿频。

孕晚期尿频是正常的生理现象。在尿频的时候，你千万不要憋着，要立即去卫生间。如果你发生尿频的同时伴有尿急、尿痛、尿液浑浊则是异常现象，应及时到医院检查。

除了排尿次数增多，还有的孕妈妈可能会由于盆底肌肉呈托力差而出现压力性尿失禁。压力性尿失禁也是孕晚期一个常见的生理现象，如果你有大笑、咳嗽或打喷嚏等增加腹压的活动则更是不可避免地会发生压力性尿失禁。

为了避免孕妈妈发生尴尬的尿失禁现象，我们有如下建议。

（1）使用卫生巾或卫生护垫，避免关键时刻出现尴尬的情形。

（2）经常做骨盆放松练习，这有助于预防压力性尿失禁。做骨盆放松练习前应咨询医生，如果你有早产征兆，就不要做了。具体动作如下：四肢跪下呈爬行动作，背部伸直，收缩臀部肌肉，将骨盆推向腹部，弓起背，持续几秒钟后放松。

产前的身体准备

分娩是妊娠的结束，是必然的生理过程，必须做好充分准备迎接分娩。努力做好以下工作吧，迎接宝宝的到来。

1.睡眠休息

分娩时体力消耗较大，因此分娩前必须保持充分的睡眠时间，养成午睡的习惯对分娩也有利。最好在分娩前1~2周开始休息。有轻度静脉曲张或水肿症状的更要提前休息。

2.适量活动

临产前应有适量的活动，以利于分娩，可以做一些轻微的活动，如到户外散散步。少到公共场所，如影院、剧院。不要看惊险的电影、电视及小说，减少精神刺激。

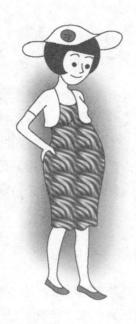

3. 清洁环境

居室环境及孕妈妈居室要保持清洁卫生，以空气新鲜、流通、向阳房间为最好。

4. 洗澡

由于产后不能马上洗澡，因此，孕妈妈住院之前要洗澡，以保持身体的清洁。如果到浴室去洗澡必须有人陪伴，以防止湿热的蒸汽导致孕妈妈昏厥。

5. 家属照顾

双职工的小家庭在妻子临产期间，丈夫尽量不要外出。实在不行，夜间需有其他人陪住，以免半夜发生不测。

6. 性生活

临产前绝对禁忌性生活，免得引起胎膜早破和产时感染。

分娩前的注意事项

1. 自我监测胎动是孕妈妈分娩前的主要任务，因为胎动是评判胎宝宝是否有宫内缺氧最敏感的指标。

2. 避免远足或外出旅行，因为孕10月随时都有可能分娩，在陌生的环境里容易造成措手不及，尤其是发生胎膜早破、阴道流血等特殊情况。

3. 准备好产妇的生活洗漱用品、宝宝的必需用品、住院押金等，以便在任何时候都能尽快赶到医院。

4. 尚未临产的孕妈妈，在无任何异常的情况下，不应该要求提前住院。因为提前住院容易给自己带来心理恐慌，增加难产的几率。

5. 如果孕妈妈在家里发生胎膜早破时，要马上采取平卧位，并及时送往医院就诊。

6. 有妊娠合并症或并发症但产前未经治疗的孕妈妈，要提前找到分娩的医院，一旦有不好的情况，应及早到医院进行治疗。

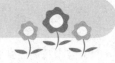

孕10月心理保健

造成产前焦虑的原因

焦虑感不同于一般的害怕情绪，而是一种情绪障碍，会使人陷于一种预感将有什么不祥事情发生的模糊而不安的状态中。调查显示，98%的孕妈妈在分娩前都会产生焦虑心理，有些人善于调节自己的情绪，会减轻焦虑心理，有些人不善于调节，焦虑心理会越来越重。那么，造成产前焦虑的原因有哪些呢？

1.担心产痛

初产妇一般都缺乏对生产的直接体验，而是从电视、报刊等媒体上耳闻目睹了许多产妇生产的痛苦经历，然后考虑到自己也将经历此过程，心中不免会有些焦虑。

2.怕孩子畸形

虽然做过多次产前检查，但产前检查毕竟是通过机器和各种化验，有些胎宝宝存在健康问题可能不能查出，产妇会对此感到焦虑，怕生出畸形宝宝。

3.对胎宝宝性别的忧虑

现在大多数家庭对生男生女大多能正确看待，但在人的潜意识里仍有某种对胎宝宝性别的偏爱，或家人对生男生女比较在意。不知道胎宝宝的性别，心中不免有些忐忑。

4.担心孩子的健康

患有妊娠期高血压疾病、妊娠合并心脏病等产前并发症的产妇，由于自身健康存在问题，所以会担心是否会殃及胎宝宝，从而容易产生焦虑。

5.烦躁导致焦虑

孕晚期由于各种不适症状加重，如出现皮肤瘙痒、腹壁皮肤紧绷、水肿等，会使孕妈妈心中烦躁，易焦虑。

6.焦虑的累积

由于腹部增大，行动不便，孕妈妈可能会整天闷在家里，这样注意力就容易集中到种种消极的因素上，从而加重焦虑。

7.经济和职业方面的忧虑

担心孩子出生后，自己的职业会受到影响或家庭经济压力会加大，而产生焦虑。

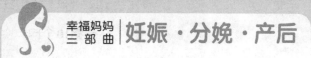

克服产前焦虑的方法

1.孕妈妈在孕晚期要采取积极的态度，消除产前焦虑，当然这需要孕妈妈和家人的共同努力。除了家人的关心、体贴外，孕妈妈自己也要注意身心调节。要纠正对生产的不正确认识。

2.生育能力是女性与生俱来的能力，生产也是正常的生理现象，绝大多数女性都能够顺利自然地生产，如果存在一些胎位不正、骨盆狭窄等问题，现代的医疗技术也能够顺利地采取剖宫产的方式将婴儿取出，最大限度地保证母婴的安全。

3.孕妈妈应该学习分娩的有关知识，增加对自身的了解，增强生育健康宝宝的自信心。有产前并发症的孕妈妈应该积极治疗并发症，与医生保持密切的联系，有问题时要及时请教，保持良好的情绪。

4.孕妈妈平时要多和一些有生产经验的妈妈们进行交流，讨教一些经验。临产前做一些有利于健康的活动，如编织、绘画、唱歌、散步等，不要一个人闷在家里，整天躺在床上，不要把注意力集中到对未来的担忧上。

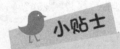
小贴士

藏起你的焦虑情绪

孕妈妈着急分娩，害怕分娩，而作为准爸爸，其心里也不会轻松。但准爸爸应该记住，把你的焦虑心情藏起来。要知道，此时，你是孕妈妈唯一的依靠，如果你自乱阵脚，孕妈妈也会更紧张。所以，准爸爸们应该勇敢些，做好妻子的工作，每日与妻子共同完成胎教的内容，并对妻子进行多方面的照料，体贴入微，陪妻子一起愉快地度过分娩的时光。

孕10月不适与疾病防治

过期妊娠的常见原因

发生过期妊娠的原因还不明确。因为引发分娩的可能因素很多，包括黄体酮阻断、催产素刺激，以及胎宝宝肾上腺皮质激素分泌等。任何因素引起这些激素失调都会导致过期妊娠。所以过期妊娠可能与以下因素有关：雌、孕激素比例失调、盆腔空虚、胎宝宝畸形、遗传因素等等。

过期妊娠对母胎的影响

过期妊娠对胎宝宝的影响很大。由于过期妊娠，胎宝宝可能会继续长大，过大的胎宝宝会容易导致难产，而且分娩并发症也会增加，常常需要通过剖宫产来结束分娩。过期妊娠也常常会合并胎盘功能不良，羊水减少及脐带受压迫等现象，使胎宝宝供血供氧发生障碍，增加胎宝宝发生窘迫的可能性。

此外，过期妊娠还会导致孕妈妈羊水减少，增加脐带受压的发生率，羊水中胎便的浓度增加，会导致新生儿发生

"吸入性肺炎"。还有一些胎宝宝会发生胎宝宝过熟综合征，其症状包括：皮肤干燥、多皱纹、皮下脂肪消失、表皮脱落、胎膜及脐带上染有绿色或黄色的胎便。

所以，过期妊娠生下的宝宝会有较高的患病率和死亡率。过期妊娠也会给孕妈妈带来危险，且容易导致孕妈妈产后大出血。

如何预防过期妊娠的发生

孕妈妈要坚持定期做产前检查，积极听取医生的建议，通过各种方式确定预产期。怀孕36周后要多运动，或做一些分娩的准备练习，以避免过期妊娠。

如果过了预产期1周还未分娩，就应该住院待产，医生会对胎宝宝在宫内的健康状况、胎盘功能进行监测，必要时还要进行引产。

防止外力导致异常宫缩

孕晚期子宫会自然出现零星且不规则的收缩，这种宫缩通常强度不大，是

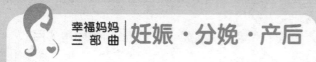
孕期的正常现象，不必担心。但要尽量避免一些外力导致的异常宫缩，因为这可能会对胎宝宝不利。

1. 避免外力撞击腹部

孕妈妈跌倒或腹部不慎受到撞击时，不但会压迫到子宫内的胎宝宝，还会因为疼痛、惊吓导致子宫内血液供给变少，引起宫缩。严重的撞击甚至还会造成胎盘早期剥离，危及孕妈妈和胎宝宝的生命，这时应该及时就医。

2. 放松心情

孕妈妈长期处于过度紧张和疲劳的环境下也较容易出现频繁的宫缩，压力积攒后也容易出现腹部变硬，最好能做到不要积存压力，做到身心放松。

3. 不要提重物

孕晚期，孕妈妈提搬重物时，会在腰及下腹部用力，引起腹部的压迫及子宫充血，从而引起宫缩。如果出现宫缩，孕妈妈要及时躺下休息，保持安静，这样会很有效。

4. 避免进行激烈运动

身体处于长期的摇晃状态、进行激烈的运动时，常常会不自觉地出现宫缩，这时要躺下休息，并保持安静，这样会很有效。

5. 谨慎性生活

剧烈的性交动作及射精，容易引发子宫收缩，男上女下的姿势也会压迫腹中的宝宝，一定要注意，孕晚期应该避免性生活。

6. 防止着凉

空调会使孕妈妈的下肢和腰部过于寒冷，也容易引起宫缩。所以，在空调房里的孕妈妈要穿上袜子，睡觉时要盖上毯子。

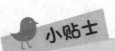
小贴士

随时随地搀扶妻子

孕妈妈肚子大起来时身体重心也发生了变化，在下楼梯的时候极有可能踩空；由于子宫的增大，有可能压迫到坐骨神经，坐下、起来对于孕妈妈来说有时会变得非常困难，尤其是在久坐的情况下。准爸爸有力的臂膀是妻子此时最大的帮助，随时随地搀她一把，让她因为有你而感到安全舒适。

孕10月胎教

♀ 孕10月胎教重点

即将临产，孕妈妈对分娩的恐惧，也会对胎宝宝带来较大的刺激，一定要调整好心态。只要胎宝宝在没有出生以前，胎教的任务就没有完成。一定要振奋精神，全身心地上完胎教的最后一堂课。

在心里祈求平安和顺产时，你可以对胎宝宝说："我的宝宝，妈妈好盼望能和你见面哦，你也一定很想和妈妈见面吧？""爸爸妈妈为了迎接你的到来，已经等了十个月。"像这样充满爱的交流可以促进母子、父子之间情感的建立和心灵的沟通。

孕妈妈欣赏音乐时，不要长时间躺着，以免增大的子宫压迫到下腔静脉，导致胎宝宝缺氧。欣赏音乐时要半卧在沙发或躺椅上最好。听音乐时，要随乐曲产生美好的联想，对宝宝抱以深切的期望和倾注全部的爱。给宝宝听的音乐不宜太多太杂。

♀ 孕10月胎教课程

情绪胎教	越接近最后时刻，孕妈妈越是紧张，所以建议孕妈妈多与过来人分享交流，准备宝宝的物品，分散一下自己的注意力。写字、画画都是让自己心神安宁的方法
卡片胎教	可以用自己制作的彩色卡片教胎宝宝学习语言、文字、算术和图形
音乐胎教	给胎宝宝听音乐仍然是每天要进行的胎教内容，每天5分钟
抚摸胎教	准爸爸和孕妈妈在宝宝活跃时，用手轻轻抚摸或轻轻拍打胎宝宝，通过孕妈妈的肚皮传达给胎宝宝，形成触觉上的刺激，促进胎宝宝感觉神经和大脑的发育。还可以边触摸，边说话，加深亲子间的感情

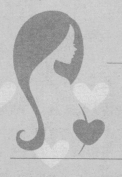

第二部 分娩

　　10个月怀胎，一朝分娩。虽然生命总免不了最初的阵痛，而痛过才更懂得，那一份叫做缘的东西，是如此的可遇而不可求。

　　分娩是女性的生理本能，一切都会安然无恙。下面我们将为您讲解有关分娩的各类问题，并祝福您顺利分娩！由孕妈妈升级为真正的幸福妈妈！

分娩前的准备

分娩前的物质准备

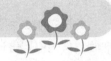

✿ 产后住院所需的物品

证件	准备好准爸爸和孕妈妈的身份证、准生证、户口本，孕妈妈的保健手册、病历本等
现金	办住院手续时需要用的钱款
卫生巾	日用、夜用多准备几包，要勤更换
衣物	2~3套睡衣，方便更换；拖鞋1双；舒适的帽子1顶；防止乳汁渗漏乳垫2副；哺乳胸罩2个；一次性纸内裤1包
洗漱用品	牙刷、牙膏、毛巾、脸盆等。毛巾至少3条，洗脸、擦身、洗下身各1条；脸盆至少2个，洗脸、擦身各1个
日用品	饮水杯、饭盒、碗、吸管等
食物	待产有时是漫长的，要准备些食物补充能量，可以准备巧克力、果汁（配上弯曲的吸管，以方便喝水）
宝宝用品	小衣服、被子、小毛巾、纸尿裤、湿纸巾
哺乳用品	吸奶器、奶瓶、奶粉、奶嘴、奶瓶消毒锅、消毒钳，宝宝专用电暖水壶
其他	准爸爸自己的必需物品。还可以准备好相机，拍摄宝宝出生后的珍贵照片

🌸 住院前需做的准备工作

1.安排好家里的事和自己的工作，最好让老板知道你的预产期。

2.确认住院必须的证件都已经放在了包内。

3.将入院必须带的物品放在包里，把放置包的位置告诉家人。

4.确认到医院的最佳路线，确认乘什么交通工具去医院。

5.确认在上下班时间交通拥挤时从家到达医院大约需要多长的时间。

6.最好预先演练一下去医院的路程和时间。

7.找一条备用的路，以便第一条路堵塞时另外一条路供选择，保证尽快到达医院。孕妈妈需要随时都有人陪伴，一旦有动静就要马上到医院就诊。

🌸 准备生产前后摄影的工具

假如你家里还没有预备好摄影或拍摄工具的话，不妨尽快添置一台数码摄像机和照相机，以免错过记录自己在怀孕时的模样以及宝宝出生时的模样。另一方面，使用数码产品也可以帮你节省购买录影带、冲洗照片的开销。

使用数码相机，你可以选取适宜的照片进行冲洗，其余的都可以删除，也可以把相片刻录成光碟，永久保存。而数码摄像机拍摄后的影带也可以自己编辑，然后刻制成光盘，这样既可以省钱，也省掉了储存的空间，可以说是一举两得。

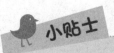

小贴士

为妻子分娩做准备

妻子即将分娩，准爸爸要为妻子的分娩做好各方面的准备，如经济、物质、环境的准备。为迎接新生命的到来，准爸爸要做好知识和物质上的准备，要留出足够的资金，要和妻子一起学习哺育、抚养婴儿的知识。检查孩子出生后的用具是否准备齐全了，不够的要主动去准备好。

分娩前的身体锻炼

分娩前进行锻炼的重要性

分娩是人类繁殖的自然过程，也是一个复杂的过程，所以应该做好充分的准备，呼吸和运动的锻炼是准备工作的一部分。

呼吸运动的锻炼是为了减轻分娩时的疼痛，同时还能增强膈肌的力量。运动的锻炼是为了增加腹肌、肛提肌和膈肌等产力的辅助肌的力量，以利于顺利分娩，还能加快产后的恢复。所以，分娩前呼吸和运动的锻炼十分必要，应尽可能利用一切机会进行锻炼。

产前如何练习呼吸技巧

呼吸运动减轻产痛是分娩中最常用的方法，但呼吸练习也要有技巧，呼吸运动分浅呼吸、深呼吸和短促呼吸。

浅呼吸技巧是吸气要浅，感觉吸到肺的上半部，在宫缩达到顶峰时用；深呼吸有镇静的作用，在宫缩开始和结束时应用，技巧是要尽量做到放松；短促呼吸用在子宫颈口未开大前抵御向下用力和镇痛，其技巧是呼吸上提放松，以不感到使力为度。同时还可以借助于准爸爸的配合，准爸爸可以用行为、手势和语言来指导。

如何进行盆底肌肉的锻炼

盆底是支撑盆腔器官（膀胱、子宫、部分肠管）于正常的位置。盆腔肌肉控制着膀胱和直肠的功能，其断裂或功能不良就可能引起疾病，如引起张力性尿失禁。

盆腔肌肉的收缩也是构成产力的一部分，在分娩过程中会协助宝宝运动，它的功能减弱也可能导致难产，而且也有助于产后盆底组织的恢复。所以盆腔肌肉的锻炼就显得十分重要了。那么如何进行盆底肌肉的锻炼呢？

可以通过收缩和放松直肠、阴道和尿道，就像排尿—憋尿—排尿，上提肛门—放松—再上提，这样反复练习。练习方法分为快速运动和慢速运动，快速运动就是在几秒钟内迅速收缩和放松。慢速运动是缓慢收缩和尽可能保持，或者可以默数到十，然后放松休息几分钟后再重复。这样每天锻炼数次，越接近

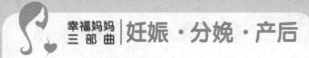

分娩越要增加锻炼的次数，收缩保持的时间也要逐渐延长，或数的数逐渐增加，这种运动要坚持到产褥期。

孕妈妈可以用以下的方法检测锻炼的效果。

1.排尿时，排尿过程中能否让它停止或控制其缓慢排泄。

2.在大腿间夹一面镜子，观察在收缩运动时阴道和肛门是否上提。

3.放一手指于阴道内，感觉在运动锻炼时是否有缩紧感。

怎样做拉梅兹生产运动

拉梅兹运动法是保证顺产的有效方法，通过产前运动可以让肌肉更有弹性，尤其是生产时需用力的部位，从而增强产力，保证顺产。且多运动对身体也会有帮助，所以孕妈妈应每天做以下这些运动。

（压膝运动）增加骨盆底的可动性，以及肌肉的韧性。孕妈妈两脚底合在一起，将两脚及膝盖尽量靠近身体，双手置于膝盖上，轻柔下压，再轻放，反复练5下，每天练3次。

（摇摆骨盆）使肌肉有力，减轻腰酸背痛。孕妈妈躺卧，吸气时收紧臀部肌肉，腰部有略为抬高的感觉，吐气时放松，反复练5下，每天练3次。

（盘腿运动）可以增加骨盆底的可动性，以及肌肉的韧性。孕妈妈坐在地上或床上。背部倚靠墙壁，两脚盘腿。每天练习数次。

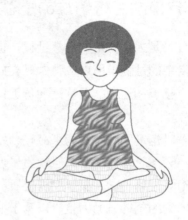

（变化式）更有效的减轻腰酸背痛。孕妈妈跪在地上。双手扶地，两膝与肩同宽，吸气时抬头，腹部朝地压，使背下沉。呼气时，收缩臀部，低头、眼睛看肚子，将背及腰拱起、放松，反复练5下，每天练3次。

（腿部运动）加强腹部肌肉，增加大腿及背部肌肉的韧性。孕妈妈取仰卧位，手放于两侧，做深呼吸，吸气慢慢抬腿（保持腿伸直位）至90°，呼气将腿放下，放松。另外还可以将腿向侧方运动，两腿交替练习，反复练5下，每天练3次。

分娩前的心理准备

学习并掌握分娩的常识

要做好分娩前的知识准备。克服对分娩的恐惧心理，一个最好的方法就是让孕妈妈自己了解分娩的全过程以及可能出现的各种情况，对孕妈妈进行分娩前的有关训练。

许多地方的医院或有关机构都举办了"孕妈妈学校"，在怀孕的早、中、晚期对孕妈妈及准爸爸进行教育，专门讲解有关的医学知识，以及孕妈妈在分娩时应做的配合。这对有效地减轻心理压力，解除思想负担以及做好孕期保健，及时发现并诊治各类异常情况等均大有帮助。

树立起顺利分娩的信心

有些孕妈妈担心分娩时疼痛，也害怕宝宝不能顺利地出生，盲目地要求剖宫产，这是没有必要的。孕妈妈应该认识到阴道分娩是一个正常的生理过程，而剖宫产仅仅是应付难产的补救措施。如果孕妈妈骨盆大小正常、胎宝宝的大小适中、胎位正常、无产科的并发症和其他合并症，阴道分娩是完全可行的。

认识心理准备不足的后果

如果孕妈妈分娩时不能够很好地放松，就会不利于软产道的扩张，从而防碍产力的正常发挥。

情绪紧张可使中枢神经系统功能失调，抑制子宫的收缩，造成子宫的正常收缩不协调，宫口扩张延缓甚至停滞，导致产程延长或难产。

精神高度的紧张以及对分娩的恐惧使得对疼痛的敏感性增高，会使宫缩时的疼痛更加难以忍受。

对分娩和产痛的恐惧，使得产程开始不久，就大喊大叫，拒绝进食，难以入睡，这是非常有害的。这常常会引起肠胀气，尿潴留、电解质紊乱，继发宫缩乏力，引起产程延长、产程停滞和胎宝宝宫内窘迫，甚至危及胎宝宝的生命，威胁产妇的安全。

对自己能否顺利娩出胎宝宝的怀疑，常使得许多的孕妈妈拒绝阴道分娩，或产程开始即要求手术终止妊娠，这样会造成不必要的剖宫产，而且还要承担手术的风险。

关于分娩须要知道的

了解分娩的讯号

宝宝将要出生时，会给妈妈讯号，这些讯号主要有3项，表示妈妈就要分娩了。

1.开始阵痛

产妇在怀孕20周以后，偶然会感到子宫的不规律收缩，这种收缩的情形，在分娩的前几天会变得更强烈，频率也会增加。

当原本不规律的子宫收缩，开始间隔一定的时间，反复出现时，这就是阵痛。最初阵痛每隔20～30分钟出现一次，孕妇会感到腹部紧绷或下坠感，维持的时间为10～20秒，渐渐每次阵痛的间隔会缩短，而每次阵痛持续的时间会变长。在开始阵痛前后，子宫颈渐渐变短张开，可见夹着血液的分泌物出现。如果是初次生产，由开始阵痛至胎儿诞生为止，大约要花十多个小时，所以不必慌张入院。

2.见红

当你的宫颈扩张后，原先封堵宫颈的黏液栓就会从阴道排出，通常不止一块，呈粉红色，称"见红"。这是由于宫颈管扩张、宫颈内膜血管的破裂造成的。许多孕妇没有见红的现象，但有些孕妇在妊娠早期和分娩过程中有这种现象。分娩前的见红，和平时的出血不同，表现为黏液状出血，容易区分。

不过情况也会因人而异，有出现见红后很长时间才开始阵痛的产妇，也有不出现见红现象的产妇，出现见红时要及时就医。

3.破水

当胎头向下压迫羊膜囊时，就会造成破水（通常是在分娩时破膜，胎儿娩出后，胎膜仍然完整未破的情况罕见）。羊水会突然涌出来，但通常是慢慢地流出来。羊水无味透明，或呈乳白色，有些产妇误以为是小便失禁。通常是在破水后12～24小时之内分娩，如果孕妇破水，最好去医院就医，以防感染。

当出现生产的征兆时，要立即和医院联络，具体地告知开始阵痛的时间、阵痛强度和持续的时间、是否有见红或破水等症状出现等。随后便要听医护人员的指示准备入院，外阴部要垫好清洁的脱脂棉。

什么时候去医院

出现破水或开始有规律的阵痛时，就要做好去医院的准备。阵痛开始时，看表记下时间。原来每一小时阵痛一次，阵痛时间渐渐变短且变得有规律时，预示着即将分娩。要正确地记录阵痛时间，以免过早去医院而不得不折返家中或在待产室中长时间等候。

当初产妇的阵痛间隔为5～10分钟，经产妇的阵痛间隔为15～20分钟时需要住院。出现下列情况时应立即去医院。

1.早破水时

不出现阵痛和恶露的情况下，羊水就破裂的症状称为早期破水。羊水在妊娠期间能保护胎宝宝免受外界的刺激，在分娩时能起到类似润滑剂的作用。如果羊水提前破裂，容易出现危险。这时不要慌张，应立即到医院。羊水破裂容易引起宫腔感染，不要用水清洗或用卫生纸擦拭，要在内裤上垫上干净的卫生巾或脱脂棉后及时去医院。

2.阴道严重出血

妊娠晚期，如果出现无痛性阴道出血，可能是患了胎盘前置。胎盘前置的情况下，胎盘在子宫颈附近附着在子宫下段，或者盖住子宫颈，挡住了胎宝宝的出口。根据胎盘遮住子宫颈的位置和状态，出血量有所不同。不过，即使出血量少，也要立即去医院。

3.胎动突然停止或减少

胎宝宝在24小时内没有任何动静，或者腹部突然变硬、胎动停止或减少时，或者腹部的状况与平时不同时，表明胎宝宝有危险，应立即去医院。

什么时候胎头进入骨盆

随着怀孕周数的增加，到怀孕晚期孕妈妈往往感觉到腹部发紧或偶有腹痛，这是正常的现象，是将胎头向下赶的力量，胎头逐渐下降，初产妇妊娠大约在38周，胎头进入骨盆腔，称之为入盆或衔接，占初产妇的80%～90%，但仍有10%～20%要等到临产后才进入骨盆。经产妇往往都要到临产前后胎头才进入骨盆。

胎头是否能按时进入骨盆固然是判断能否顺产的指标，但在孕38周末入盆者，其中大部分还是能顺利入盆顺产的，但其中有小部分就不能入盆而需要实施剖宫产。

生产疼痛感的差异性

生产过程中的阵痛是一种自然的现象，但每个产妇经历痛苦的感觉却不尽

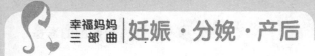

相同。分娩疼痛与产妇的心理准备、年龄、身体条件、经济状况、分娩时间和分娩姿势具有密切的关系。

1.对分娩阵痛有准备者，疼痛感会比较弱；没有心理准备的产妇，阵痛时会引起心情过分紧张、焦虑、抑郁。

2.年轻初产妇的疼痛感比年龄较大的产妇弱。

3.体重过胖的产妇，分娩阵痛较强烈；有痛经病史的产妇，分娩时容易感到痛苦。

4.平日娇生惯养的孕妈妈，在分娩时的疼痛感会比较强烈；从事体力劳动，经济条件较差的产妇，分娩时的痛苦较小。

5.晚间生产的孕妈妈，其疼痛感及紧张小于日间分娩者。

6.分娩初期保持坐姿或立姿的产妇，感受到的痛苦要轻于完全卧姿分娩的产妇。

7.胎膜早破的产妇，痛苦要大于产前胎膜完好无损者。

产程长短有个体差异

产程是指从间隔5～6分钟，持续30秒的规律性子宫收缩开始，到胎宝宝、胎盘娩出所需的时间。一般来说，初产妇约为12～16个小时，经产妇则为6～8个小时。产程长短具有个体差异性，在骨盆腔状况良好，胎宝宝大小适中的情况下，产程长短取决于下列因素。

1.产妇的年龄。年龄超过35岁的高龄初产妇，机体软组织弹性较差，子宫颈口不易扩张或扩张较慢，阴道、外阴也扩张较慢会延长产程。

2.子宫颈口与骨盆底组织的松弛程度。经产妇的子宫颈和骨盆底组织较初产妇松软，其子宫口开得快，产程也会较短。

3.胎宝宝在骨盆里的位置。正常胎宝宝在骨盆里的位置是枕前位，不会延长产程。其他胎位的胎宝宝，娩出则会较困难，导致产程延长。

生产过程中胎宝宝的运动

每位孕妈妈因其本身特点的缘故，怀孕与分娩过程也都不尽相同，不过大部分都依循一定的规律在进行，即顺产。以下以枕前位为例说明胎宝宝在生产过程中的运动。

分娩是一个连续的过程，为了方便叙述，我们人为地将其划分了几个重要的阶段，使孕妈妈们阅读后能做到胸有成竹，正确地面对生产过程。

临盆末期（约孕38周）胎头进入骨盆腔，此时胎宝宝后脑勺（枕部）与身体（背部）朝向母体左前方或右前方，临产后随着胎头的下降，胎头慢慢内回转，使枕部转向朝前、颜面朝后，继续下降，当胎头通过耻骨弓下缘，胎宝宝就会抬头（仰伸）生出胎头，胎头生出来后，胎头不但要恢复到原来的位置，还要继续向侧方转动。使胎宝宝脸朝左或朝右，这时在助产士的帮助下，先生出前肩膀，然后生出后肩膀，随之胎宝宝身体与四肢就紧跟着生出来了。在这些运动中，任何一个环节出现不顺利均可以导致难产。

🌸 如何选择分娩方式

分娩的方式有两种，一种是自然分娩，另一种是剖宫产。在正常的情况下，绝大部分医生都会鼓励孕妈妈选择自然分娩，这顺应自然的规律，对母子的生理与心理方面都有益处。决定分娩方式前，医生会行内诊测量骨盆腔的大小，做胎心监护来评估胎宝宝的健康状态，通过体格检查和B超来估计胎宝宝的大小、胎位及胎盘位置，来综合决定胎宝宝出生的方式。

一般而言，自然分娩的危险性较小，只需要局部少量的麻醉，产后恢复较快，住院时间短、花费少，且可以提早建立良好的亲子关系。相对地剖宫产需要较复杂的麻醉方式、手术出血及术后并发症的几率也大，对孕妈妈的精神与肉体方面都会造成创伤。但有剖宫产指征时，剖宫产可以快速娩出胎宝宝，降低围产期孕妈妈和新生儿的死亡率。

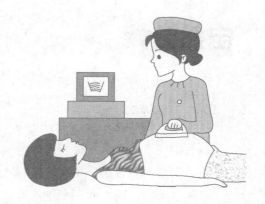

所以哪种分娩方式更适合，要看孕妈妈在孕期的产检情况是否正常，如果你的胎宝宝大小适中、胎位和胎心率正常、骨盆正常、有良好的子宫收缩就可以选择自然分娩。其中任何一项发生问题，都需要考虑剖宫产。

但怀孕和生产的过程相当复杂，存在着许多不确定的因素，意外难免会发生，所以选择分娩方式并不是那么容易。孕妈妈应在产前检查和生产中及时发现问题，并与医生做好密切的沟通与配合，采取适当的生产方式，这样才能保证母子平安。

02 自然分娩与剖宫产

自然分娩

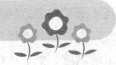

自然分娩的优缺点

在盛行剖宫产的今天，很多人认为剖宫产快、安全、痛苦小。其实，自然分娩才是人类繁衍过程中的一个正常的生理过程，是人类的一种本能行为，有许多的好处。

1. 自然分娩的优点

（1）分娩的过程中子宫有规律的收缩能使胎宝宝肺脏得到锻炼。肺泡扩张促进胎宝宝肺成熟，小儿生后很少发生肺透明膜病。同时有规律的子宫收缩及经过产道时的挤压作用，可将胎宝宝呼吸道内的羊水和黏液排挤出来。可以减少新生儿湿肺、吸入性肺炎的发生。

（2）经阴道分娩时，胎头受到子宫收缩和产道的挤压，头部充血可以提高脑部呼吸中枢的兴奋性，有利于新生儿出生后迅速建立正常呼吸。

（3）分娩时腹部的阵痛使孕妈妈大脑中产生内啡肽，这是一种比吗啡作用更强的化学物质，可以给产妇带来强烈的快感。

（4）自然分娩时产妇的垂体会分泌一种叫催产素的激素，这种激素不但能促进产程的进展，还能促进母亲产后乳汁的分泌，有利于促进母儿感情。

（5）阴道分娩可以使子宫口扩张得很大，有利于产妇产后恶露的排泄引流，产后子宫恢复得较快。

（6）无手术引起的并发症。如麻醉意外、出血、器官损伤、伤口愈合不良、感染、剖宫产儿综合征等等。

（7）节省卫生资源。因为剖宫产不仅在手术过程中消耗了更多的资源，而且术后避孕方法的选择也会受到限制，这会浪费大量的卫生资源。

因此，既然自然分娩有如此多的好处，在没有医学指征的情况下应尽量选择自然分娩。

2.自然分娩的缺点

（1）产前阵痛。目前无痛分娩的应用可以得到有效的缓解。

（2）阴道生产过程中，时间长，发生不可预料的情况多。

（3）会阴、阴道松弛。妇女生殖系统防御机制减弱。可以通过产后运动进行改善。

（4）若发生难产、急产、滞产，可能会有子宫膀胱脱垂、尿失禁等后遗症。

❀ 影响自然分娩的因素

自然分娩能使孩子在分娩过程中通过产道的挤压作用进一步刺激他们的脑和肺的发育，比剖宫产的孩子更健康、更聪明。但是自然分娩需要疼十几个小时，尽管不会痛的死去活来，但也需要孕妈妈去忍受。那么怎么样才能顺利分娩，影响自然分娩的因素有哪些呢？

1.产力

预产期到了，就提示我们胎宝宝已经成熟，可以出生了，否则胎盘的供应营养系统就会慢慢退化。而宝宝的出生，需要孕妈妈把胎宝宝"逼"出来的力量，这就是医学上所说的"产力"。这种把胎宝宝逼出来的力量的特点是：有节律性、对称性、极性和缩腹作用。这些特点既能保证把宝宝"逼"出来，又不会对宝宝造成损害，还能让子宫下段、子宫口和阴道慢慢地、被动地扩张开大，让宝宝平安娩出。

一般来说，产力在怀孕晚期就已经出现了，临近预产期出现的频率就更多了。它表现在孕妈妈身上，就是子宫突然像球样隆起变硬，很快就消失了，而且没有规律。

2.产道

胎宝宝从阴道娩出的通道，就是医学上所说的产道，包括骨产道和软产道。

软产道是由子宫下段、子宫颈、阴道及盆底软组织构成的弯曲管道。软产道通常是紧闭的。分娩时，由于强有力的宫缩以及胎头下降的挤压，软产道被动地慢慢扩张，当扩张达到直径10厘米时，宝宝就可以顺利通过。

通常我们所说的产道，是指骨产道（骨盆），它不是一个四壁光滑的垂直通道，而是一个仅8～9厘米深，形态不规则的椭圆形弯曲管道，宝宝要想通过它可不是那么容易。而且在这个不规则弯曲管道中间还设立两个路障（坐骨棘），宝宝只能从二者中间通过。这个间径的距离平均为10厘米，所以，脑袋较大的宝宝就容易被卡住。

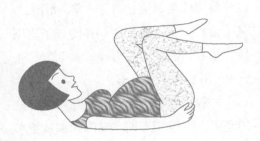

通过以上叙述，就可以知道，宝宝要想垂直下降通过产道出生是不可能的，他必须在通过每一个关卡时发生转动，用自己头部来适应妈妈固定产道的最大径线。很多宝宝就是因为各种原因被阻挡在产道的某一部位而造成难产。如果妈妈的骨盆有异常（发育过小或受过外伤），那么这个管道中的某些径线就会缩短，宝宝通过时就会受阻。有时妈妈的骨盆径线是正常的，但宝宝在妈妈肚子里贪吃贪睡变成了小胖子（巨大儿），最终宝宝在分娩通过产道时，就可能会因为头太大，身体太胖而不能通过妈妈骨产道固定的径线而被拦住。

3. 胎宝宝的条件

宝宝的大小及在妈妈子宫里所躺的位置，也是影响自然分娩的因素。

一个足月的胎宝宝的头径（双顶径）平均为91～93毫米，而妈妈骨盆中最窄的一条径线宽度约为100毫米，所以当一个宝宝的脑袋很大，双顶径近于100毫米时，就要考虑到通过产道时比较困难。一般妈妈的骨盆通过3000～3500克的宝宝，应该是没有问题的，当宝宝的体重大于4000克（巨大儿）时，通过妈妈相对固定的产道就会有一定的难度。所以提醒孕妈妈要注意孕期营养均衡，不要让胎宝宝长成小胖子。巨大儿不仅可能造成分娩困难，还会导致肥胖儿的发生，影响孩子将来的发育。

有些宝宝虽然很小，当在妈妈子宫里躺的位置不对（正常位置的宝宝应该是头向下，双手紧紧抱在胸前，两腿紧紧贴于胸部），例如仰面朝天、屁股或腿朝下、或头部不紧贴胸部等等，就不能在产道里及时转动来适应产道的形态，可能会被卡住而影响娩出。当发生这种情况时，妈妈也是没有办法的，只能求助于医生。

4. 产妇的精神因素

焦虑紧张不仅可以影响产妇的情绪还可以消耗她们的体力，使其对疼痛的敏感性增加，使大脑皮层神经中枢指令的发放紊乱。

宝宝要来到人间，发动宫缩，促进分娩，需要听从人的大脑皮层神经中枢司令部的命令，而精神因素的好坏直接影响大脑皮层神经中枢命令的传送，会引起产力过强或过弱，直接影响宝宝的下降及转动，使产程进展缓慢。胎宝宝在子宫内待的时间过长，容易出现缺氧、窒息，甚至死亡，即使存活下来宝宝也有可能出现智力障碍。同时精神因素还可以导致产后大出血的发生。

🌷 自然分娩须做的准备

分娩前准备越充分，越周密，越有利于自然分娩。很多初产妇都会从长者、同事、朋友那里听到要准备些什么，有时亲人也会帮助做好准备。但这些往往是"硬件"准备。除此之外，还应做好"软件"的准备。

1.了解分娩的相关知识，如看一些生育方面的科普书籍，参加孕妈妈学校听课，与已经分娩过的妈妈们交谈，与医护人员交流等。

2.定期做好产前检查，对自己的妊娠过程、自然分娩的概率有所了解，与医生多交谈、多询问。

3.和准爸爸一起进行有利于自然分娩的一些运动，包括拉梅兹呼吸运动、拉梅兹按摩镇痛及一些有助于分娩的辅助锻炼等。

4.要了解何种情况下必须去医院，了解临产的现象，也可以记下医生的电话，有情况及时询问，以免延误去医院的时机。

5.预先安排好工作和生活。如请人帮忙料理家务，请同事帮助做一些工作，并事先与上司和同事打好招呼。

剖宫产

🌼 剖宫产的优缺点

1.剖宫产的优点

（1）时间短，可以避免自然生产过程中等待而发生的不利情况。

（2）可以解决骨盆狭窄、胎宝宝巨大而引起的头盆不称。

（3）当胎宝宝在妈妈肚子里缺氧时有效和及时的急救措施。

（4）减少胎位不正时阴道分娩的一些风险。

（5）可以减少骨盆腔结构被破坏，减少阴道松弛、子宫脱垂、尿失禁的发生率，但这不包括临产后因难产而实施剖宫产者。

2.剖宫产的缺点

（1）产妇承受手术及麻醉可能出现的风险，如脏器损伤、麻醉意外等，其危险性是自然生产的5～10倍，死亡率为2～4倍。

（2）创伤大，产后恢复慢。

（3）出血量相对较多。

（4）剖宫产并发症发生率高。如羊水栓塞、术后感染及血栓性静脉炎等。

（5）有发生剖宫产远期后遗症的可能。如腹腔骨盆粘连、子宫内膜异位症等。

（6）再次妊娠时子宫有破裂的危险，会成为高危妊娠，增加再次剖宫产的几率。

（7）新生儿因为没有经过产道的挤压，湿肺的发生率增高。

（8）新生儿缺乏刺激，神经及呼吸系统发育受到影响。

总之，剖宫产与自然分娩的优缺点相比较，弊大于利，如果无特别情况，自然分娩还是为首选的分娩方式。

🌼 剖宫产与剖腹产的区别

剖宫产是分娩的一种方式，是在因产妇骨盆小或宝宝大不能自然分娩，或宝宝在子宫内缺氧等，而剖开子宫使胎宝宝娩出的分娩方式。有许多人把它与剖腹产等同起来，人们常听到的都是剖宫产，其实二者还是有区别的。

剖宫产是切开子宫娩出胎宝宝，但不一定必须剖开腹，大多数手术方法需要先剖腹再剖宫，如子宫体剖宫产、子宫下段剖宫产，但腹膜外剖宫产是不需要剖腹的，这种手术方法是在膀胱后绕过腹腔，直接剖开子宫而娩出胎宝宝，所以严格说它不属于剖腹产。另外，还有罕见的腹腔妊娠需要剖腹产的又不需要剖开子宫。因此，剖宫产与剖腹产不是一回事。

必须施行剖宫产的情况

1.孕妈妈方面的原因

（1）骨盆狭窄或骨盆腔肿瘤。因阻碍产道，使产道狭窄，足月儿不能通过。

（2）产前出血。如前置胎盘、胎盘早期剥离，为避免产时大出血，或需要立即终止分娩。

（3）高龄初产妇。大于35岁的产妇并发症多、产时宫缩乏力，可考虑剖宫产。

（4）产程迟滞。就是产程进展较慢或停滞。

（5）产妇的生殖道受到感染，如尖锐湿疣。

（6）分娩过程发生问题，如先兆子宫破裂、产妇衰竭等。

（7）疤痕子宫。产妇既往有剖宫产史、子宫肌瘤剔除或子宫破裂病史。

（8）不良的产科病史。如上一胎为产钳助产、死产等。

2.胎宝宝方面的原因

（1）胎宝宝窘迫。胎心音持续<120次或>160次、胎心监护提示胎宝宝缺氧、羊水被胎粪污染。

（2）巨大儿。胎宝宝预估体重超过4000克。

（3）胎宝宝宫内发育受限，预计不能耐受自然分娩者。

（4）胎位不正，如横位、臀位等。

（5）多胞胎妊娠。

（6）胎宝宝畸形，或胎宝宝长肿瘤，如联体儿。

（7）脐带脱垂。

剖宫产能解决的问题

由于现代医学的进步，麻醉、手术的安全性提高了，剖宫产已成为一种较为安全的分娩方式。但它毕竟是一种手术，势必有其危险性，而且还可能发生一些近期、远期并发症，所以剖宫产并不是最佳的分娩方式。但是剖宫产却能解决一些自然分娩无法解决的问题。

1.能解决明显的产道异常不能阴道分娩，如产妇的骨盆狭窄。

2.能解决因胎位异常或胎宝宝过大而不能顺利分娩的情况，如臀位、横位、巨大儿。

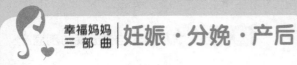

3.产妇或胎宝宝发生危险时，尽力挽救其生命，如产妇子宫破裂、胎宝宝在子宫内缺氧等。

4.产力不够，不能自然分娩，或引产不成功。

5.母亲有病不能耐受生产过程。

但是剖宫产不能解决所有的问题，胎宝宝已经缺氧的情况不能解决，不能解决早产或过期产对胎宝宝的影响，不能解决羊水栓塞、产后出血对产妇的影响，故剖宫产率上升到一定程度后并不能降低母儿的死亡率。

剖宫产的方法有哪几种

剖宫产按子宫切口位置大致可分为子宫体剖宫产（古典式）和子宫下段剖宫产。子宫下段剖宫产近年又有一些新的变化。

1.古典式剖宫产是最早使用的手术助产方式，现在基本已经不用了，仅用于前壁前置胎盘和子宫下段粘连严重无法暴露的产妇。

2.子宫下段剖宫产是使用最广泛的手术助产方式，适用于绝大多数（99％）的产妇，除非在子宫下段无法暴露或子宫下段完全被胎盘覆盖为避免大出血外均可采用。

3.腹膜外剖宫产适用于子宫下段形成良好的产妇，特别适用于胎膜早破、有感染可能的产妇。

4.新式剖宫产是最新为临床广泛使用的一种手术方式，实际上是子宫下段剖宫产的一个改良手术方式。改锐性分离为钝性分离、腹壁下横弧形切口改为横直切口，以减轻母胎的损伤和使宝宝顺利娩出。

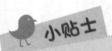
小贴士

学会让自己放松

第一次迎接新生命，准爸爸虽然只能旁观，但也会紧张、忧虑。然而，在妻子分娩时，作为她的精神支柱，如果准爸爸先紧张起来，就一定会影响到妻子的情绪，使她更加不安、惶恐。因此，准爸爸一定要学会放松自己，自己先放松，才可能让妻子放松，给予她最大的安慰与支持。准爸爸应该了解有关生育方面的知识，平时多与妻子所在医院的医生沟通，对分娩有个初步的了解。

多种分娩方式

无痛分娩法

无痛分娩的分娩方法，是要减少产程中子宫收缩的疼痛，目前的无痛分娩，大概可以减少产妇70%～80%的疼痛程度。

无痛分娩的方法

脊椎硬膜外麻醉 自然分娩及剖宫产均可以使用此方法。麻醉时，孕妈妈需侧卧在产床上，弯腰、消毒背部，找出腰椎第三节及第四节，以细针刺入硬膜外腔，再插入一条细小的导管，通过导管注入止痛药。在分娩的过程中，每隔2～3小时便要再次注射止痛药，保持麻醉效果。现在备有专门电子仪器，可以连续定时定量地注入药物。若分娩或手术后需要注射止痛剂，还可以保留导管作延续止痛之用。

脊髓麻醉法 脊髓麻醉法施行前先要消毒背部，然后经幼针在脊椎空间注射麻醉药入脊椎腔，与前述的方法不同，这种方法没有使用细小导管，而麻醉药只打一次，麻醉效果维持约2小时，所以，这种方法只适用于剖宫产。

无痛分娩的优点

1.最有效，最能消痛。

2.10～15分钟药力便生效，速度快。

3.只做下半身麻醉，产妇可以保持清醒。相比全身麻醉，不会令产妇昏迷，所以不易有吸入性肺炎。

4.不会对宝宝产生副作用，注射止痛针或全身麻醉所用的药物是吸收进入血液内，经胎盘会影响宝宝，抑制宝宝及妈妈的呼吸；若宝宝呼吸受抑制，出生后可能会不哭、不能正常呼吸，需要用兴奋呼吸中枢的药物才可恢复。

无痛分娩的缺点

1.止痛时，下半身无感觉，就连子宫有没有收缩，妈妈也不清楚，所以不知道何时用力，故生产时需要有医护人员在一旁提醒。

2.由于不懂何时用力，所以第二产程所需时间可能会较长。

3.由于要在腰背留针，针眼会有短暂的疼痛。

4.需要产钳、真空吸引仪器来帮助生产的机会比较大。

5.短暂性下腹、下肢麻木，无感觉，要慢慢恢复。

6.在短暂性下腹麻木的情况下，可能无尿急感觉而未能察觉膀胱胀大，因而会损伤膀胱的功能，导致排尿困难。

7.产妇可能因对麻醉药有反应而造成低血压，供应给胎宝宝的血量减少，造成胎宝宝宫内窘迫。若注射麻醉药的针插入太深，深至硬膜，脊髓液可能会经硬膜渗出，脑脊液减少，产妇会感有头痛。麻醉针有可能损害脊椎内的神经，严重的可导致下肢瘫痪不过麻醉科医生均受过专业训练，故发生这种情况的机会很少。有些产妇会出现短暂的全身颤抖现象，原因不明。

采用无痛分娩的情况

1.产妇要求。

2.其他止痛方法效果不佳。

3.医生建议产妇使用。例如有双胞胎、臀先露（即宝宝屁股先出）、血压高、心脏问题、早产、胎头呈枕后位置等情况时。

不适合无痛分娩的情况

1.有血液凝固问题。

2.需要服用止血药或注射止血针。

3.脊柱畸形或表面有感染。

拉梅兹分娩法

什么是拉梅兹分娩法

拉梅兹分娩法是集联想法、放松法及呼吸法为一体的心理疗法。拉梅兹分娩法通过心理疗法减轻自然分娩时的阵痛，可以说是一种精神预防性分娩。这种分娩法由俄罗斯的医生最初发明，1951年由法国医生拉梅兹博士整理、介绍，因此称为拉梅兹分娩法。

采用拉梅兹分娩法时，最重要的是需要充分了解分娩过程中自身的身体变化和胎宝宝的状态。拉梅兹分娩法通过联想法、放松法及呼吸法缓解阵痛，加快分娩速度。若要更好地运用拉梅兹分娩法，平时应当认真练习，以便于在分娩时熟练地应用联想法、放松法及呼吸法等三种方法。如果产妇平时努力练习，拉梅兹分娩法将会发挥出强大的效果，否则有可能起不到任何作用。

拉梅兹分娩法的方法

1.联想法

联想法就是在头脑中联想愉快的事情，从而增加内啡肽的分泌，减少疼痛。想像愉快的事情，可以提高内啡肽的分泌量，起到镇痛剂的效果。

无论何种联想，只要使情绪变得愉快，就会产生镇痛效果，不过应当尽量进行静态的联想。譬如，想像着幽静的休养地、美好的恋爱时光或者与即将出生的宝宝度过幸福时光等等，你就会在不知不觉中变得心情愉快。

另外，倾听平时喜欢的音乐或背诵诗歌也会起到镇痛的效果。总之，相信每个人都能找到丰富的联想素材。话虽如此，一旦阵痛开始，要进行愉快的联想并不是件简单的事情。因此，需要平时加强联想练习。

2.放松法

阵痛开始后，产妇因为疼痛，全身肌肉会僵硬和酸痛，容易感到疲劳。如果肌肉僵硬，将会阻碍子宫口张开，延长阵痛的时间。相反，如果阵痛时放松全身的肌肉，就会促进子宫口张开，缩短分娩的时间。

所谓放松身体是指从头到脚全身放松。身体放松以后，就会和进行美好的联想时一样，增加内啡肽的分泌，这

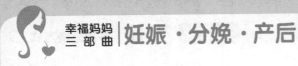
时，孕妈妈可以在准爸爸的帮助下，计算舒适环境下的呼吸频率。

3.呼吸法

拉梅兹呼吸法共分5种，包括分娩第一期运用的3种呼吸法和分娩第二期运用的用力、松力呼吸法。孕妈妈应当每天坚持练习20～30分钟。

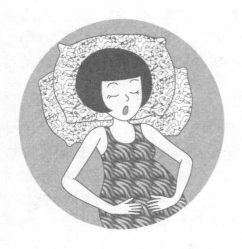

准爸爸可以一起参与

拉梅兹分娩法最大的优点就是准爸爸可以积极地参与到分娩的过程中。准爸爸和妻子一起听拉梅兹分娩法讲座以后，分娩过程中产妇实施呼吸法、联想法及放松法时，准爸爸可以起到指导的作用。同时，因为准爸爸参与分娩过程，产妇在心灵上得到安慰。而对准爸爸来说在感到责任感的同时，可以与妻子一起迎接宝宝诞生那令人激动的一刻，也是很幸福的。

有不少医院都会举办拉梅兹讲座，这些讲座主要以妊娠28～34周的孕妈妈为对象，每周讲1～2次课，每期4～6周。如果听完拉梅兹讲座以后在家坚持练习，分娩时将会起到很好的效果。

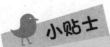
小贴士

帮助妻子练习分娩呼吸法

如果从孕晚期开始，准爸爸尽量抽时间陪妻子去孕妇学校练习分娩呼吸法和放松法，并在家里一直帮助妻子坚持练习，那么，到了真正分娩的时候就会在很大程度上帮助妻子减轻产痛，消除紧张和恐惧的心理，顺利地生出孩子。

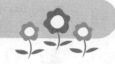

导乐分娩法

什么是导乐分娩法

导乐分娩是指请一个有生育经验的妇女，在产前、产时及产后持续给产妇生理上的支持帮助及精神上的安慰和鼓励，使产妇顺利完成自然分娩的过程。这是一种以产妇为中心的产时服务。

导乐陪伴分娩的环境

1.需要单设房间，以使产妇自由走动。房间里应设置产床、沙发、垫子等物品，供产妇选择不同体位使用。

2.墙壁一侧装有扶手栏，以便产妇走动时保证安全和方便。

3.产妇分娩室内配有空调、电视、淋浴等，以保证产妇舒适，分散其注意力，减轻分娩阵痛。

导乐应该具备的素质

1.具有良好的生理、心理素质。

2.具有生育经历或接生经验。

3.热情且富有爱心及责任心。具有良好的沟通能力，能给人以信赖感。具有能够帮助产妇克服分娩痛苦的能力。

导乐对产妇的作用

持续给产妇支持和鼓励。导乐要在产妇阵痛时告诉她这是正常的，不必害怕，帮助产妇将注意力集中在对付宫缩上（放松和减轻疼痛）。不要想痛了多久，还要承受多久。让产妇想像随着阵痛的加剧，自己的宫口正在逐渐开大。

导乐应该随时用目光、语言和安抚来帮助产妇，要让产妇集中注意力，保持平静和放松，并使产妇感到舒适、安全和受鼓舞。帮助产妇在产程中最好地发挥自身的潜力，顺利完成分娩。

导乐应该密切注意产妇及其家属的需要，并尽量满足。

导乐陪伴分娩的意义

通常产程可以缩短25%，需要静脉点滴催产素的产妇减少40%，需要镇痛药者减少30%。

剖宫产率下降50%，产钳助产率减少40%，硬膜外麻醉减少60%。产后恢复快，母儿健康状况好。

分娩进行时

临产时需做什么

需要提前入院的情况

高危产妇一般要在预产期前2周入院等待分娩，以便医生检查和采取措施。

本次妊娠出现某些异常现象，如妊娠期高血压疾病、羊水过多、羊水过少、前置胎盘、胎位不正（臀位、横位）等。

妊娠合并内科疾病，如心脏病、肝、肾疾患等等。

过去有不良生育史，如流产3次以上，早产、死胎、死产、新生儿死亡或畸形儿史等。

有其他特殊情况，如高龄初产、身材矮小、骨盆狭窄等。

孕妈妈临产时的禁忌

忌害怕 很多孕妇对分娩有恐惧感，预产期越近，越是紧张。其实，这种害怕是没有必要的。分娩是每位女性必经的生理过程，现代医学发达，分娩的安全系数提高了，分娩手术的成功率也近于百分之百，一般不会出现意外。

忌劳累 是指身体或精神上的过度劳累。到了妊娠晚期，活动应该适当减少，工作强度亦应适当降低，特别是要注意休息好，睡眠充足。只有这样才能养精蓄锐，准备全力以赴地进入产程。

忌粗心 一些孕妇大大咧咧，到了孕晚期仍不以为然，结果临产时常常由于准备不充分，而弄得手忙脚乱。这样很容易出现差错。

忌着急 并非所有孕妇到了预产期就分娩，提前10天、过后10天都是正常的。孕妇既不要着急，也不要担心，因为这样都无济于事。只能是伤了自己的身体，影响了胎儿的发育。

忌忧虑 孕妈妈由于生活或者工作上的困难，或意外不幸等，临产前精神不振、忧愁、苦闷，特别是有些孕妈妈的公婆盼子心切，向孕妈妈施加无形的压力，给孕妈妈造成沉重的心理负担，这样容易造成分娩困难。

忌懒惰 有些孕妈妈孕早期担心流产，孕晚期害怕早产，因而整个孕期都不敢活动。有些孕妈妈则是因为懒惰而不愿多活动。实际上，孕期活动量过少的产妇，更容易出现分娩困难，所以，孕妈妈在孕晚期不宜生活得过于懒惰，也不宜长时间地卧床休息。

忌远行 一般在接近预产期的前半个月就不宜再远行了，尤其是不宜乘车、船远行，因为旅途中各种条件都受到限制，一旦分娩，出现难产是很危险的事情，还有可能威胁到母胎安全。

忌滥用药物 分娩是正常的生理活动，一般不需要用药，也没有能使产妇腹痛减轻的药物。因此，产妇及亲属万不可自行用药，更不可随便注射催产剂，以免造成严重后果。

临产后小便需注意什么

临产后，产妇应注意排尿，一般每2～4小时就要排尿一次，以避免胀大的膀胱影响子宫收缩和胎儿先露部下降，

如果产妇出现排尿困难，应及时告诉医生，医生要检查有无头盆不称的情况，必要时医生可以给导尿管导尿。但产妇不要因排尿困难而蹲的时间过长。

临产后大便需注意什么

产程进展中，如果产妇宫缩时有大便感，在征得医生同意后，方可在有人陪同的情况下去解大便，但应注意蹲的时间不可过长，以免发生宫颈水肿。

如果在宫口未开全时，产妇有频频排便感，应通过医生检查寻找原因，是肛门检查刺激所致，还是因为胎位不正所致。但是无论哪一种原因引起，在宫口尚未开全时，都不要过早屏气，也不要下蹲，以免引起宫颈水肿，影响宫颈的扩张和产程进展。

如果宫口已开全，产妇就要在医生的指导下，于宫缩期间屏气如解大便样向下用力，此时，产妇千万不能自行下床解大便，以免发生危险。

入院后需要做的检查

产妇入院后，进入待产室等待分娩。医生要翻阅产妇的产前检查记录，了解妊娠期间的情况。然后要询问病史，包括妊娠期间的情况、月经情况、

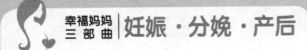

婚育情况、既往身体健康情况、现在阵发性腹痛情况、阴道流血及流水情况等等，并要进行全身检查、包括内科检查和产科检查。

产科检查要测量腹围、宫高，估计胎宝宝大小，测量骨盆大小、观察骨盆形态，检查宫颈口开大的程度及先露的高低，观察宫缩持续时间、强度，并要听胎心。通过以上的检查，医生对产妇能否经阴道分娩就有了大体的估计。

产妇临产后入院，医生都要为产妇做肛门检查，简称肛诊，并且在临产初期约4小时检查一次，经产妇或宫缩频而强者，间隔时间要缩短。

临产后，随着子宫的收缩，宫颈口要不断开大，胎宝宝的先露部要下降。医生就是通过肛诊确定宫颈扩张和胎宝宝先露下降的程度，了解骨盆腔的大小、宫颈的软硬及厚薄，是否已破膜，确定胎先露，胎位等，确定骨盆腔的大小、先露部高低以及胎方位、子宫颈口扩张的程度等，以决定其分娩方式。

所以，医生做肛诊及阴道检查时，产妇一定要密切配合。

哪些情况下不宜灌肠

产妇入院后，如果没有禁忌证，初产妇可在宫口开不到4厘米、经产妇宫口开大不到2厘米时，用温水肥皂水灌肠，灌肠能清除粪便，避免分娩时肛门放松，粪便排出污染产床及消毒物品，避免会阴侧切口，会阴伤口，产道及新生儿被粪便污染，同时，又能通过反射作用，刺激宫缩，加速产程进展。

有以下几种情况不宜灌肠：

1.胎膜早破，灌肠能引起脐带脱垂。

2.胎儿先露部尚未衔接，胎位不正者，灌肠能引起胎膜早破。

3.有剖宫产史。

4.有急产史或宫缩过程，估计1小时之内即将分娩者。

5.产妇患有心脏病或产前出血等妊娠并发症者。

生产时要把阴毛刮掉

生产时的剃毛通常只会在靠近会阴部(肛门口至阴道口)的地方进行，而不是所有的阴毛都剃掉。有些医生会在孕妈妈待产时就先为孕妈妈剃毛，有些医生则等到孕妈妈上了产台再进行，各家做法不同。

刮掉阴毛有两方面的好处：一方面，分娩前有利于外阴的消毒，使消毒更为彻底；另一方面，分娩后由于阴道排泄物增多，将阴毛粘在一起，会使产妇感觉很不舒服。

第一产程怎么做

　　阵痛之初，腹部略感痛疼，尚可坚持，但随着时间推移，疼痛程度会慢慢加剧。

　　从阵痛开始到子宫口开口到10厘米左右，这段过程称为第一产程。这段时间的阵痛要强于生理痛，产妇要做好心理准备。

🌸 第一产程的处理

　　第一产程的处理措施主要是针对产妇与胎宝宝是否异常，分娩能否顺利进行，是否需要实施剖宫产等状况而进行的。第一产程的处理措施，是为了保证自然分娩的顺利进行。

　　问诊 产妇住院后，医生要询问一些情况，如怀孕过程是否一切顺利，是否出现过一些异常症状，这一确认情况的过程就是问诊。

　　内诊 问诊后要进一步检查子宫口的张开程度、产道变软的程度及是否破水等情况。并且要判断分娩进行的程度及子宫颈管是否异常等。通过内诊，可以大体预测分娩的时间和必需的处理措施等。如果颈管正常，从初次内诊到阵痛强烈这段时间只能等待；若出现异常，则要多次进行内诊，必要时，也可能需要选择剖宫产等紧急手术。

　　阵痛逐渐缓且消失时要再次接受内诊。如果已破水则容易发生感染，这时应减少内诊的次数。到分娩时为止，根据需要通过几次内诊预测子宫口的状态及各种情形，从而观察分娩的进程。产妇对于内诊不必过多费心。

　　静脉注射 分娩住院时，产妇在分娩候等室里一般都行静脉注射。

　　经受长时间的阵痛却没有吃东西时，须注射营养剂，这样有助于产妇在最后时用力。

　　阵痛微弱，分娩进行不顺时，要注射阵痛促进剂，引导阵痛。分娩候等室里所进行的静脉注射，有利于确定血管位置，分娩时若出血就可以较容易地找到血管输入药物。若出现大出血或血管变细，寻找血管将会相当困难。

　　观察胎宝宝 胎宝宝的监视装置安装在产妇的腹部，可以观察胎宝宝的状态，子宫收缩的间隔、强度等。因为这种监视装置可以将子宫收缩的间隔和胎宝宝状况准确地表示出来，产妇可以看

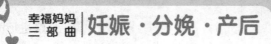

着曲线图自行调节呼吸。通过胎宝宝监视装置还可以快速地查清胎宝宝死产或假死等情况。

灌肠 肠内大便堆积会抑制产道变宽，从而妨碍胎宝宝娩出。在用劲的过程中，力量也使向了肛门部位，和胎宝宝一起出来的大便，堆积在分娩台的座位上可能感染产妇的外阴部位。进入分娩候等室之前一定要灌肠。灌肠后肠内变空，阵痛加强时可促进子宫收缩。

阵痛是分娩的开始

1.阵痛慢慢到来并逐渐加强。腹部紧绷感加强，并持续较长的时间。宫缩持续30秒以上时分娩开始。起初不规律的子宫收缩，随着时间的推移会渐渐变得有规律。阵痛持续一段时间后，见有类似鼻涕的混有血液的粘稠混合物排出。之后阵痛开始，子宫口也开始慢慢打开，这时的阵痛程度因人而异。有的人会感觉疼痛难忍，而有的人则会毫无感觉地度过。

2.若阵痛间隔5分钟，孕妈妈就应该去医院待产。阵痛开始后，产妇会非常痛苦，初产妇在阵痛开始时可能会惊惶失措，但也不必急于去医院。初产妇若阵痛间隔5分钟时，应联系去医院待产。但对于经产妇来说，在阵痛间隔20～30分钟时，就应去医院。阵痛间隔4～5分钟时，子宫口向下张开4厘米；间隔2～3分钟时，子宫口张开约7～8厘米。这一过程大约需要2～3个小时。到宫口完全打开，即开口为10厘米时，大约再需要1～2个小时。

3.在分娩候等室里度过阵痛期。躺在分娩候等室的这段时间，比任何时候都难熬。阵痛虽然让人难以忍受，但却是迎接新生命不可避免的过程。这时不妨想些方法，如按摩腹部、轻压腰部、揉搓腿部或是保持舒适的姿势等都是战胜阵痛的好方法。阵痛时，大声喊叫或翻来覆去地折腾只会消耗能量，以致真正需要用力时却已经疲惫不堪。宫缩时，应该按摩腹部努力忍耐；阵痛暂停时，要充分放松身体。

4.宫口开到10厘米时进入分娩室。子宫上部到阴道下部的这段通道部分称为子宫颈管。宫缩开始后子宫颈管从上侧开始萎缩最后完全消失，这一现象称为"子宫颈管的消失"。子宫颈管消失后，胎宝宝可以较容易地从子宫娩出。

怀孕过程中，为防止胎宝宝娩出，子宫颈管会保持紧拧的状态。随着胎宝宝长大，子宫内压力会变大，阵痛开始，子宫颈管稍微缩短，然后完全消失，而这时子宫口开口约10厘米。

🌸 胎宝宝为分娩做准备

第一回转 起初，胎宝宝在母体中保持正轴位的姿势，到了第一产程末期，转向母体一侧。这种姿势正是考虑到骨盆形状，保证胎宝宝顺利通过的姿势。胎宝宝转向一侧的动作视为第一回转，这时胎宝宝的下颌紧贴自身胸部，两手和两腿保持最大限度的蜷缩状紧贴胸部。这是缩小体长保证胎宝宝顺利通过产道的准备姿势。

第二回转 一段时间之后，胎宝宝在维持第一回转的姿势下向母体的背部扭转90°，这就是第二回转。这一姿势是为了娩出骨盆出口，胎宝宝可以在母腹中采用灵活的姿势并适时地转变方向，为分娩做好准备。

第三回转 此后，胎宝宝一直弯向胸部的下颌，向上伸展，并进入产道出口。这种姿势有利于胎宝宝缓缓通过向上弯曲如管状的产道。经过第三次回转，胎宝宝便可以娩出产道出口。

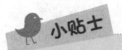

小贴士

妻子分娩时守在身边

一个人生的关键时刻将要到来，有些事情必须要妻子自己面对，但希望准爸爸能给予支持和信心。现在，很多医院的产科开展了温馨的母婴同室工作，孕妇分娩时允许准爸爸守候在身边，这无疑给了妻子很大的支持，对产妇的心理是最好的安慰。大多数产妇在生产时希望准爸爸陪在身边。

妻子在产房待产时，准爸爸能守候在身旁；在妻子出现阵痛时，为她按摩腰部、腹部，帮助克服生产的剧痛；在阵痛间歇时，帮助放松、休息，给妻子水喝、进食，保存体力；在生产的瞬间，帮助妻子、鼓励妻子，配合医生使孩子顺利娩出。

如果准爸爸能在妻子最困难的时候守在身边，与她共同经历这一人生特殊事件，妻子的内心会充满爱的力量。

第二产程怎么做

　　子宫口完全打开时，经过最后一次用劲，胎宝宝便会娩出母体。这一过程，产妇的身体自然用力，是分娩中最难忍受的一段时间。但是，稍微忍耐一会儿，就可以见到可爱的宝宝了。

🌻 第二产程的处理

　　产妇在分娩候等室里忍受一段时间的阵痛后，会被送往分娩室，到宝宝出生前的这一段时间，需要做好各种措施。这些处理措施虽然会令人不快，但却是必须做的。

　　导尿 一旦进入分娩室，上了分娩台，需要使用器具将产妇膀胱内的尿液排出，因为第二产程期间不希望产妇排尿，产妇须将尿液排净后才能进行分娩，这样是为了保护胎宝宝和孕妈妈。胎宝宝下移时会压迫膀胱和尿道，而导尿则预先解除了这一忧虑。孕妈妈不必太紧张或太忌讳，顺其自然最好。如果不进行导尿，充满尿液的膀胱分娩时会受压，分娩后可能出现异常症状。胎宝宝下移时，如果膀胱内有尿阴道不会正常拉长，这样会妨碍胎宝宝娩出。

　　刮掉阴毛 刮掉阴毛应该在产妇上分娩台，胎宝宝头部露出前进行。自然分娩时只需要处理会阴部位即可。但若是剖宫产，则须要将耻骨部位的阴毛一同处理掉。

　　大部分的医院，为了保证顺利分娩都要进行阴毛处理，同时也为了防止胎宝宝感染，以及利于会阴的切开和缝合。这项处理因医院而异，可以在去分娩室之前进行，也可在分娩台上进行。为了保证分娩顺利进行，这项工作应该由医生来处理。

　　切开会阴 胎宝宝头部露出外阴时，会阴会最大限度地伸开，这时如果用力过度，可能会撕伤会阴。为防止会阴裂伤，须将会阴切开。这要根据胎宝宝和产妇的状况来决定，但大部分的产妇需要实行。胎宝宝过大或头部无法正常扭转或阵痛微弱时，会延长分娩的时间，导致产妇疲劳，胎宝宝也会因此而受到压力。为了防止出现上述的情况，保证分娩正常进行，应实行会阴切开手术；反之，则可能撕伤会阴部位。

剪断脐带 胎宝宝身体通过母体的外阴部位娩出后，应先清除掉胎宝宝嘴、鼻中的羊水或异物。起初应使胎宝宝倒立防止异物进入胎宝宝肺部。倒立胎宝宝，将其口腔内的羊水清除干净后，胎宝宝就可以用肺进行呼吸了。这时将脐带的两端结扎。在其中间处用消毒剪剪断。起初可以将脐带留长一点，在新生儿特殊护理期间再将其剪断3～4厘米，也可以一开始就将脐带剪短。胎宝宝娩出母体后，剪断脐带的瞬间就意味着胎宝宝脱离母体独立存在了。

大便 分娩中，产妇用力时大便常常排出，出现这种情况时不必担心也不必害羞。解大便的第一个原因是产妇不清楚住院的时间，危急时慌忙找医院，没有时间灌肠直接进入分娩室，省略了灌肠这一步骤，分娩时就可能有大便排出。最好在进入分娩室之前留出灌肠时间。第二个原因是根据情况不同，有时可能灌肠了，也会有大便排出，但这种情况不常出现，可不必担心。

胎儿娩出的过程

外推胎宝宝 子宫口完全打开后，进入了分娩的高潮期，这一时期力量会自然涌向下腹部，称为娩出期。与第一产程的阵痛相比，程度会有所缓解，产妇的心情也会有所稳定。这时的子宫收缩间隔为1～2分钟，一次收缩的时间延长为60～90秒，并且会产生3～4次用力的冲动。娩出期对于有过分娩史的产妇来说要持续1小时左右，而初产妇则要持续2～3个小时。产妇应把这一时期看成是最后的用劲时期，在身体想用劲时自然用力。

破水 胎宝宝头部朝向子宫口时会压迫子宫口促使其打开。胎宝宝头部娩出之前羊膜破裂，随之对胎宝宝起保护作用的羊水会流出。破水后，产道处杂质连同羊水一起排出。这样，羊水就起到了冲洗产道的作用。破水后，胎宝宝会立刻进入产道，用头部拓宽通道，慢慢娩出。

胎宝宝头部露出 胎宝宝头部下推，子宫张开的程度接近胎宝宝头部大小，从而使胎宝宝能够顺利通过产道。向腹部用力时，胎宝宝头部会在外阴部

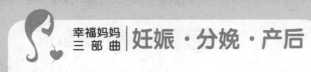

推出。这种状态下用力，胎宝宝头部便会露出，子宫收缩暂停；不用力时，头部会再次缩回。

分娩进行到一定程度时，即使不向腹部用力，胎宝宝的头部也会继续露在外面。这时胎宝宝正好紧扣在产道处，适当用力，胎宝宝会自然娩出。若用力不当则会撕裂会阴部位，造成损伤。

切开会阴 胎宝宝头部要想娩出，会阴部会变紧、伸展、变薄，伸展过度，胎宝宝头部不但不会顺利娩出，还会撕裂会阴，伤口会影响尿道、肛门或直肠等部位，以后会给产妇带来痛苦。为了防止会阴撕伤，应该将阴道和肛门间的会阴切开，从而保证胎宝宝顺利娩出。通过切开会阴，分娩时胎宝宝的头部不会受压迫，分娩时间也会随之缩短。切开时，通常在阴道入口处向肛门方向用剪刀剪开4~5厘米，胎宝宝和胎盘娩出后再将其缝合。缝合时会有一种刺痛火辣的感觉。分娩后，几小时后就可以上厕所，2周后，伤口自然愈合。

坚持用力到底 胎宝宝头部经过产道后，在外阴部会"时隐时现"。稍过一段时间后，头部会真正露出，这时又一阵剧烈阵痛来临。这时，医生下达用力的指示时，产妇应立即含气，然后用力将胎宝宝娩出。

孩子终于出世 第二产程阶段的阵痛会一阵紧接着一阵，让产妇无法放松。阵痛开始后做深呼吸，然后遵照医生的指示用力，这样胎宝宝的头部就会从外阴部顺利娩出。胎宝宝娩出时，产妇适时用力是至关重要的。孩子出生后，要为其擦净脸部，清除鼻、嘴处的羊水，这时孩子会发出第一声啼哭。

第三产程怎么做

胎宝宝娩出后，分娩过程尚未完全结束，产妇须最后一次用力。孩子出生后，借助子宫收缩稍微用力，胎盘就会从子宫壁上脱落，最后用力将胎盘娩出，分娩过程即宣告结束。

🌷 第三产程的处理

孩子发出第一声啼哭后，每一位妈妈的心情都会急不可待，期盼着与宝宝的第一次见面。但是孩子出生后，分娩工作尚未结束，不仅需要对孩子进行一些简单处理，产妇本身在完成分娩后也要接受必要的处理。

新生儿应急处理 产妇最后一次用劲娩出胎盘的这段时间，胎宝宝正在旁边接受应急处理。清除胎宝宝鼻、食道、胃中的羊水，使胎宝宝能用肺呼吸，然后剪断脐带并为胎宝宝洗澡，仔细检查胎宝宝身上是否出现异常等。这一切完成后，再称体重测胸围及头围。然后将婴儿送往新生儿室，以保持正常体温。婴儿住新生儿室中应保持其头部略微向下，以便于肺、气管、食道内的残余羊水能自然流出。

检查产道、子宫、胎盘 胎盘娩出后首先要检查一下胎盘是否完整，如果胎盘上有伤口，则子宫内可能剩有胎盘残块，胎盘娩出后一定要仔细检查。其次要检查产道或子宫颈管是否有损伤，出血是否严重等。检查后如未发现异常，产妇则可被送往病房休息，一旦发现异常，要立即处理。只有子宫、产道经过认真检查未发现异常时，产妇才可以安心休息。

缝合会阴 第二产程阶段为保护会阴曾将其切开，分娩过程结束后要再次缝合。缝合使用的线可在人体内自行消融，这就省略了再次拆线的过程。

🌷 胎盘娩出的过程

最后一次用力 胎宝宝出生后，脐带仍在子宫内与胎盘相连。脐带持续搏

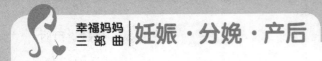

动3分钟左右，停止后剪断即可。以后经过15分钟左右，疼痛到来时胎盘就会娩出。胎宝宝娩出后，腹中变空，子宫内的压力急剧变小，这时胎盘就会随子宫收缩从子宫壁上脱落。这时只须稍微用力，胎盘即可顺利娩出。

应付紧急情况 胎宝宝娩出后，再经过15分钟，胎盘就会娩出，这时全部的分娩过程即宣告结束。如果胎盘娩出时出现异常，就会拖延时间。如果胎盘粘着在子宫内，不易脱落，子宫就不能正常收缩，这时就可能引发大出血。

子宫内若留存胎盘残块，可以注射子宫收缩剂或进行按摩。如果这样胎盘还不能娩出，须实行手术将其取出。

结束分娩 胎盘完全娩出后，如果没有继续出血或无其他异常症状，就要将切开的会阴部位缝合。如果会阴部位在胎宝宝娩出时没有切开，则胎盘娩出后便不需要缝合。缝合会阴时，产妇会感到刺痛，但与宫缩时的剧烈阵痛相比却轻之又轻。

充分休息 胎宝宝出生，胎盘娩出后，产妇就可以回病房休息了。分娩耗费了产妇大量的力气，这时产妇已经精疲力竭，甚至连动动手指的力量也没有了。分娩后产妇最好彻底放松一段时间，充分休息。分娩后6小时左右应起来去厕所，并适度地做点轻松的产后体操。为了检查一下产妇分娩后膀胱机能的恢复状况，这时即使产妇没有尿欲也一定要去厕所解小便，这是很重要的。

分娩后，子宫恢复原状时也会伴随疼痛，这种疼痛会因人而异，有人可能会持续2~3天，特别是有过分娩史的产妇，会感到更加强烈，不过这种疼痛是子宫正常收缩引起的，产妇不必担心。

检查身体是否异常 经历了自然分娩的产妇，就像干了一项重体力劳动一样疲惫不堪。产妇在恢复室里接受12小时的观察后，如果无异常症状则可以送往病房休息。偶尔一些产妇会出现大出血或严重呕吐等症状。即使分娩结束也要留心产妇的状况，不可掉以轻心。

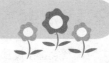

轻松分娩的方法

✿ 分娩的呼吸法

1.第一阶段：保持从容的时期

阵痛的间隔是5～10分钟。这时会感觉到子宫收缩。开始时的疼痛与生理疼痛没有什么区别。如果是初产妇，准备期的阵痛会持续6～7个小时。

呼吸方法 首先，慢慢地做一次深呼吸。用鼻子吸气持续3秒，接着，用嘴缓缓地吐出。如果这时就过多地使用呼吸法，会容易疲劳，也可以用平时的呼吸法挺过阵痛。

2.第二阶段：阵痛中自我调节

（1）进行期：开始变得越来越疼。阵痛的间隔为5～6分钟。腹部或腰部的疼痛变成正式的阵痛。有人用呼吸法也不能缓解。

呼吸方法 如果当阵痛强烈，用呼吸法也无法缓解时，可以先深呼吸，然后"哈、哈"地吐两次短气再"哈"地长吐气。因为大口吐气可以除去全身之力从而度过阵痛。有人用这种呼吸法能熬过分娩用劲前的阵痛，如果牢记，就会很方便。

（2）过渡期：想用力也要忍耐。阵痛到了极点。此时，本能地想用力，但在子宫口没开全之前不能用力。一定要忍住。

呼吸方法 首先深呼吸，然后在以前的"哈、哈、哈"呼吸法之后，用鼻子"嗯"地吐气，感觉气息没有了。再轻轻地给腹部加力。如果这样阵痛过去了，可以反复地深呼吸。

（3）娩出期：在产床上用力。如果在阵痛中感觉不舒服的话，可以换口气休息一下，感觉好点后，重复深呼吸。阵痛的间隔时间为1～2分钟。子宫口开全以后，会把孕妈妈移至产房。不久就可以见到自己的宝宝了。

呼吸方法 先慢慢地深呼吸两次。第三次吸气吸到80%时，屏住呼吸不出声音的"嗯"地用力。最好是每次宫缩用力2次。

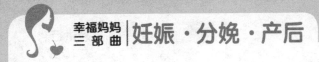
分娩时如何用力

正确运用腹压，在分娩时尤为重要。当你的子宫口开全后，肛门括约肌松弛及会阴膨胀，此时你应该在宫缩时正确用力，以增加腹压协助宫缩力促进分娩。宫缩时产妇会不自主地向下屏气，助产者会让你的双腿架起或双足蹬在产床上，两手拉住床边的把手。

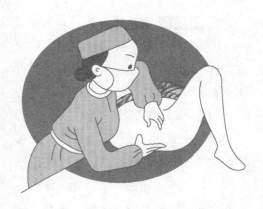

你在宫缩时应先深吸一口气，闭紧喉头，如解大便一样向下屏气用力增加腹压，腹内压升高作用于子宫，配合宫缩力加快胎宝宝的分娩；宫缩间歇时，则应安静休息，以恢复体力。

如腹压和宫缩力配合得当，可使娩出期时间明显缩短，若用力不当则起不到应有的作用，特别是喊叫哭闹，更是会白白消耗体力，造成疲劳，并且导致子宫收缩乏力，影响产程进展。

当胎头下降到很低时，最适宜运用腹压，此时医生会例行检查，当宫口开全后才会嘱咐你运用腹压。如果宫口未开全，即使有剧烈的排便感必须使劲时，也千万不要用力，以免造成宫颈裂伤。你应该在宫缩时作深呼吸，放松全身肌肉，不能屏气使劲。

运用腹压应该多久，需要根据具体情况而定，主要是看胎头下降的程度。如胎头进展缓慢但已经在阴道口看到胎头，用腹压时间较长，已达30分钟，甚至1个小时，这时则可以用产钳或胎头负压吸引器帮助分娩，并对产妇施行会阴侧切术，这对胎宝宝有好处。

异常分娩

早产

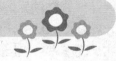

什么是早产

早产是指在满28孕周至37孕周之间（196～258天）的分娩。在此期间出生的体重1000～2499克、身体各器官未成熟的新生儿，称为早产儿。

造成早产的原因

约30％的早产无明显原因，常见的诱因有以下几点。

1.绒毛膜羊膜感染是早产的重要原因。感染的来源是宫颈、阴道的微生物，部分来自宫内感染。感染也是导致胎膜早破的重要因素，早产常与胎膜早破合并存在。

2.子宫过度膨胀。助孕技术的发展，使多胞胎出生率增加。而双胞胎或多胎妊娠，羊水过多可使宫腔内压力增高，提早临产而发生早产。

3.子宫颈口关闭不全，孕中期时，宫颈口被动扩张，羊膜囊向颈管膨出，因张力改变以致胎膜破裂，发生胎膜早破而导致早产。

4.子宫发育不全，子宫畸形均因子宫发育不良而导致孕晚期早产。

5.早产还与妊娠并发症、妊娠合并症、孕期劳累颠簸、内分泌紊乱、吸烟、饮酒、吸毒等密切相关。

6.其他，如长途旅行、气候变换、居住高原地带、家庭迁移、情绪剧烈波动等精神体力负担；腹部受到直接撞击、创伤、性交或手术操作刺激等。

发生早产的征兆

下腹部变硬 过了第8个月，下腹部反复变软、变硬且肌肉也有变硬、发胀的感觉时，可能是早产的征兆，尽早去医院接受检查。

出血 少量出血是临产的标记之一，但有时是从生殖器官出血，这有非正常临产的危险，可以局部用干净的纱布、脱脂棉、卫生纸垫上止血。

破水 有温水样的东西流出，就是早期破水。有的孕妇即便是早期破水，仍能在几周后平安生产，但一般情况下是破水后阵痛马上开始，此时可把腰部垫高，不要动腹部，要马上去医院。

子宫收缩 怀孕时，子宫通常是松弛的，在怀孕中期，一天当中子宫可能会有3～5次收缩。此时孕妇会感觉肚子硬硬的，但没有疼痛的感觉，一般比较瘦的孕妇感觉会较明显，这属于生理性宫缩。但如果收缩的次数过于频繁，达到每小时3～4次以上，就不属于生理性宫缩了，要尽快去医院。

如果感受到宫缩的同时，还有下腹、腰背的酸痛感、下坠感，或者有外阴部压迫感，阴道分泌物增加，甚至出血、破水等，都要立即就医。

早产的高危人群

本身曾有早产病史、怀多胞胎或在怀孕期间经常有阴道出血的孕妇，均是早产的高危人群，应多注意休息并观察子宫收缩的次数。至于患有糖尿病、高血压，甚至妊娠高血压疾病的孕妇更应注意饮食控制与服用药物，必要时要尽早住院治疗，控制可能发生的并发症并延长妊娠周数。

有些孕妇本身的工作量大，或是体力、精神压力负荷大者，也应视情况在孕期多卧床休息。因为过多体力或压力的负荷都容易造成早产。

早产有哪些危害

早产时若胎肺尚未成熟，早产婴儿生后肺不能很好地膨胀，会发生呼吸困难，严重时甚至会发生死亡。早产儿的肝脏发育不成熟，肝脏的酶系统发育不完善，缺乏维生素K，很容易引起出血。

早产儿的体温中枢发育不全，皮下脂肪少，体表面积相对较大，体温会随外界环境的改变而升降，一般体温较低，如果没有注意好保暖，可发生硬肿、肺出血等严重的问题。

早产儿容易发生黄疸，有时程度会很重。他们的吸吮能力差，喂养较为困难，可发生低血糖等情况。

🌷 如何预防早产

1.及早进行产前检查，找出自己存在的危险因子，评估自己的营养、身心及过去的生产史。

2.补充钙、镁、维生素C、维生素E等营养素。深海鱼油中含有亚油酸，可以调节孕妈妈的免疫功能，预防早产，同时还能大大减少新生儿将来患多动症的几率。

3.充分休息，减少压力。

4.如出现下腹不适、分泌物大量增加、膀胱不适、尿频及阴道点状出血或出血等症状，应尽早就医。

5.注意宫缩情况，如果出现不规则收缩增加或疼痛逐渐规则的情形，就应及早就医。

6.如果患有生殖道感染疾病，应该及时请医生诊治。

7.孕晚期最好不要进行长途旅行，以免路途颠簸劳累。

8.不要到人多拥挤的地方去，以免碰到腹部。

9.走路时，特别是上、下台阶时，一定要注意一步一步地走稳。

10.不要长时间保持站立或者下蹲的动作。

11.在孕晚期，须禁止性生活。

12.怀孕期间，孕妈妈要注意改善自己的生活环境，减轻劳动强度，增加休息时间。

13.孕妈妈心理压力越大，早产发生率越高，特别是紧张、焦虑和抑郁与早产关系密切。因此，孕妈妈要保持心境平和，消除紧张情绪，避免不良的精神刺激。

14.要摄取合理充分的营养。

15.孕晚期，孕妈妈应该多卧床休息，并采取左侧卧位，减少宫腔向宫颈口的压力。

难产

什么是难产

难产是指由于各种原因而使分娩的开口期（第一阶段）尤其是胎儿排出期（第二阶段）时间明显延长。如果不进行人工助产则母体难于或者不能排出胎儿的产科疾病。难产如果处理不当，不仅能引起母体生殖道疾病，影响以后的生育能力，而且还可能会危及母体及胎儿的生命。

导致难产的原因

分娩的顺利与否，与分娩过程中的产力、产道、胎儿以及产妇的心理状况有直接的关系，任何一个因素出现问题，就都有可能造成难产。

产力 产力最主要的是子宫肌肉的收缩力量，它可以把胎儿和胎盘等自子宫内逼出。正常的宫缩有一定的节律性，并且临近分娩时逐渐增强宫缩不论是过弱还是过强，都有可能造成难产。

产道 产道是指宝宝分娩时的"通道"，它主要是由孕妇的骨盆大小以及形状所决定的，当然孕妇的软产道也很

重要，两者中有任何一种异常，都会造成难产。

胎儿情况 胎儿在分娩中的自身情况也很重要。如果宝宝在孕妇子宫中的位置不正常，如臀位，横位等，或是宝宝在宫内生长发育得过大，以及有联体胎儿等畸形儿等，这些情况都会影响正常的分娩过程，造成难产的发生。所以必须及早发现并及时进行处理。

产妇的心理 如果产妇对分娩中所要面临的"挑战"没有心理准备，或者是对分娩过程过度恐惧，不能很好的配合医生，也会造成难产。

难产的两种情况

第一种是肩难产，也就是胎头出来了，但肩膀却卡住了。此时，一位医护人员可从产妇上面帮忙推妈妈的肚子，另一位就帮忙转胎宝宝。但是这种处理容易让孩子产生锁骨骨折或拉伤孩子的臂神经丛。

第二种难产则较少见，那就是胎位不正的产妇尝试自然分娩，但当胎宝宝的身体出来后，胎头却被卡住了。其后

遗症与肩难产一样，都是容易拉伤孩子的臂神经丛，甚至发生皮肤裂伤。所幸这种胎宝宝的臂神经丛拉伤会通过各种治疗复原。

如何降低难产率

1.及早发现不良因素

难产的原因有时很明确，如比较明显的骨盆异常和胎位异常，在产前检查或临产时即可发现并得到及时的处理。所以在怀孕过程中，孕妇一定要在指定的医院进行定期产前检查。在这些产前检查中，医生会对胎儿在宫内的生长情况进行监控，能够及时发现孕妇本身是否存在可能造成难产的因素，一旦发现有异常的趋势，医生就可以采取有效的措施进行纠正。

2.避免进食太多造成胎儿肥胖

胎儿太大，是现在导致难产的最主要原因。现在人们的生活水平提高，一旦怀孕了，就会拼命地给孕妇补充营养，导致孕妇胖胎儿也胖，给生产带来很大的困难。

专家指出 怀孕期间，孕妇的体重增加宜控制在10～14公斤的合理范围内。如果婴儿头部太大（BPD超过10公分），生产将很困难，一旦BPD超过10.5公分，顺产将不可能。所以，妊娠期间孕妈妈需要均衡营养，保障胎儿发育所需的营养，不需过量进补。

3.定期进行产检

发生难产的原因有时很明确，比如比较明显的骨盆异常和胎位异常，在产前检查或临产时即可发现并得到及时处理。在怀孕过程中要在指定的医院进行定期产前检查。通过产前检查，医生能够及时发现孕妇本身是否存在可能造成难产的因素，比如说初步估计产道是否适合阴道分娩，或者是胎儿的大小及位置是否正常。一旦有发生异常的趋势，医生可以采取有效的措施进行纠正。

4.注重锻炼，助力分娩

有些孕妈妈本身不爱运动，或者在孕期为了胎儿的安全尽量不运动，这样是非常不可取的。

专家建议 如果身体条件允许，在孕期应该进行适当的运动。分娩是一项相当耗费精力和体力的运动，孕妈妈应该为了顺利分娩积蓄能量。有些孕妇在分娩过程中没有足够好的体力来维持，导致分娩时间过长，从而造成胎儿缺氧。所以，妊娠期间，孕妈妈还是要多运动运动，加强自己的心肺功能及各方面的身体状况，为顺利生产打好基础。

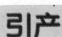

引产

🌸 什么是引产

引产是指妊娠12周后，因母体或胎儿方面的原因，须用人工方法诱发子宫收缩而结束妊娠的流产方式。引产分为中期妊娠引产和晚期妊娠引产。中期妊娠引产是因为优生或计划生育的需要而终止妊娠。晚期妊娠引产是怀孕晚期，由于孕妈妈有一些妊娠并发症或者胎儿存在问题而采取措施引起子宫收缩，结束分娩。

🌸 哪些情况需引产

1.患慢性肾炎的孕妇

患有肾炎的女性在怀孕后会加重肾脏负担，促使各种症状加重，不利于胎儿的生长发育和母体的恢复。此种情况应当及早引产，结束妊娠。

2.胎死宫内

如果孕妇感觉胎动消失，经医生检查确定胎儿死在宫内者，应立即引产排除死胎，以保孕妇生命安全。

3.有重度妊娠中毒症的孕妇

病症发生在妊娠中期和后期，孕妇全身小血管收缩，出现血压升高、头痛头晕、呕吐、下肢水肿、小便排出蛋白，经过治疗后病情无好转，如其继续妊娠时容易发生抽搐（子痫）或胎盘与子宫壁容易提早剥离，可引起子宫大出血，并会发生胎儿缺氧（窒息）甚至有死亡在宫内的危险。所以在重度妊娠中毒症的情况下，应该引产。

4.胎儿畸形无法生存者

以超声波等方法检查，发现胎儿严重畸形或者胎儿不能生存者，也需立即引产。

5.羊水过多的孕妇

孕妇羊水过多时，子宫底会急骤升高，压迫孕妇的胃，甚至使心脏移位，常会导致孕妇心悸、憋气，难以平卧，影响睡眠和饮食。如经医师确诊为羊水过多致使孕妇恶性反应及胎儿畸形者，应立即引产，终止妊娠。

6.孕妇患有糖尿病或其他严重器质性疾病者

患这些病症的孕妇，因身体虚弱、精力不济，继续妊娠时对孕妇本身与胎儿都不利，应当考虑引产。

引产有什么危害

1.引产过程中导致产道损伤

在引产过程中由于宫缩较强，宫颈口小及弹性差，往往易出现产道损伤，如后穹窿、宫颈口裂伤及阴道裂伤等。此时应清楚地暴露裂伤部位，立即缝合，可以达到止血的目的。

2.引产过程中导致子宫裂伤

（1）引产前未明确胎位或胎儿畸形，如脑积水、联体胎等，使分娩中胎儿下降受阻，但又不能从阴道娩出，最后导致子宫破裂，裂口多在子宫下段，因此处扩张后最薄。

（2）此外，如果曾有人工流产术穿孔史，人工流产次数太多等，子宫壁上面有陈旧瘀痕，再次分娩时，由于强烈的子宫收缩，也容易发生子宫破裂。

（3）引产时滥用催产素，由于剂量过大，造成子宫强烈收缩，使子宫颈口不能扩张开大，也可能发生子宫破裂。

引产需注意什么

1.孕妇在引产前一定要禁房事1周。

2.引产前要洗澡，尤其是下腹部及阴部更应清洗干净。

3.引产手术成功后要住院3～5天，如果一切正常，即可出院，出院后要注意休息。

4.注意子宫收缩情况、流血多少、是否发烧等。

5.根据引产经过情况，酌情使用子宫收缩药和抗生素，促进子宫复旧，减少出血，预防感染。

6.发现流血过多或感染时，要积极治疗。

7.引产后1个月内注意外阴部卫生，禁止性生活。

8.休息1个月后，如果未发现异常即可恢复工作。

9.引产1个月后要复查，并选用新的避孕方法。

引产后的饮食

1.蛋白质是抗体的重要组成成分，如果摄入不足，会降低机体的抵抗力。引产后半个月内，每日约需摄入蛋白质100～150克。因此，应多吃些鸡肉、猪

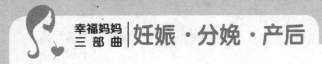

瘦肉、蛋类、奶类和豆类、豆制品等。

2.引产手术后，由于身体较虚弱，常容易出汗。因此补充水分应少量多次，减少水分的蒸发量；汗液中排出水溶性维生素较多，尤其是维生素C、维生素B_1、维生素B_2。因此，应多吃新鲜蔬菜、水果。

3.在正常饮食的基础上，应适当限制脂肪。术后一星期内脂肪应控制在每日80克左右。行经紊乱者，忌食用刺激性食品，如辣椒、酒、醋、胡椒、姜等，这类食品均能刺激性器官充血，增加月经量，也应忌食螃蟹、田螺、河蚌等寒性食物。

引产后多久可怀孕

一般来说引产后最好要等1年后再怀孕为好，如有特殊情况，至少也要等待半年后再怀孕。因为各种流产都要进行吸宫或刮宫，以便将宫腔内胚胎组织清除干净。在手术过程中，子宫内膜会受到不同程度的损伤，术后需要有一个恢复过程，如过早地再次怀孕，这时子宫内膜尚未彻底恢复，难以维持受精卵着床和发育，因而容易引起流产。

另外流产后的妇女身体比较虚弱，需要一段时间才能恢复正常，如果怀孕过早往往会因体力不足，营养欠佳而使胎儿发育不良或造成自然流产。术后遵医嘱做相关的抗炎治疗及术后的护理，一般不会影响以后的生育问题。

所以我们需要注意的几个问题是：引产手术后一个月就会恢复月经和生育能力，所以一定要注意避孕，不可以存在侥幸心理，引产手术后一个月内一定要禁止同房。

急产

什么是急产

一般正常的状况下，产妇分娩要经历一、二、三产程。在第二产程的时候，子宫口完全打开，胎膜破裂，羊水流出，由于胎头下降，压迫直肠，产妇会有排便感。此时，宝宝马上就要娩出了。尽管产程时间也是因人而异的，但初产妇在这个产程时，一般也需要1~2小时，经产妇会很快（几分钟到十几分钟）。整个分娩过程，从腹痛开始到生产结束，不应少于3小时。少于这个时间的，就属于急产。

哪些产妇易发生急产

1. 多胎的经产妇。
2. 发生早产的产妇。
3. 体重过轻的胎宝宝。
4. 上一胎有急产记录的产妇。

因为经产妇子宫颈口打开的速度会加快，临床上就有产妇依照上一胎的经验，以为自己不会那么快生产，结果没有马上到医院待产，而发生在家生产的情况。另外，有些初产妇可能因为还未到预产期，没有想到自己要生产了，而发生早产的急产。

如何预防急产的发生

急产常常发生在产力过强、骨盆宽大、胎宝宝偏小的产妇身上，多次分娩的产妇，也有可能发生急产。所以，预防急产就要根据实际可能出现的情况，在妊娠晚期，做好分娩的准备工作。当出现强烈宫缩时，应毫不迟疑地进医院分娩。医生则会按产妇的情况对症处理，必要时也可以用药物抑制宫缩，使产程缓慢进展而避免发生急产。

滞产

什么是滞产

总产程超过24小时的称为滞产。滞产通常是由下列两种原因之一所引起的：一种是子宫肌肉无法产生足够强烈或规则性的收缩。另一种是正常分娩受到梗阻。梗阻发生的原因是胎宝宝的头太大，而盆腔的骨质出口处太小，这叫做头盆不称，或者是由于胎宝宝的位置使得分娩发生困难所致。

发生滞产的危害

滞产严重时可引起脱水、酸中毒。如胎膜早破或肛查次数较多，可增加感染的机会。如果胎头挤压盆底组织时间过久，可使组织缺血水肿，甚至坏死而形成生殖道瘘管。由于子宫收缩乏力，还可能引起产后出血或胎盘、胎膜残留。胎宝宝方面也会常因宫腔内感染而发生宫内窘迫甚至死亡。

如何预防滞产的发生

1.定期检查，以便尽早发现异常情况，获得及时而适当的处理。

2.精神放松，不要有不必要的紧张情绪、顾虑及恐惧。

3.经过静脉将药物注入孕妈妈的血液，能够刺激子宫肌肉加强收缩，在滞产的病例中，可以用剖宫产或者用产钳来协助分娩。

4.休息好，多进食，增强体力，减少产时疲劳。

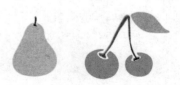

宫缩乏力

宫缩乏力的表现形式

宫缩乏力分为原发性和继发性。原发性宫缩乏力，是指产程一开始就表现为子宫收缩弱而无力，持续时间短，间歇时间长，并且不随产程进展而逐渐好转，但宫缩也不停止。子宫收缩时不见宫体隆起发硬，产妇大多无明显的腹痛感。

继发性宫缩乏力，指产程开始时子宫收缩力正常，而在产程进展中时子宫收缩力转弱。

宫缩乏力会造成难产吗

宫缩乏力可使宫颈口扩张及胎宝宝先露部下降缓慢，使产程延长或停滞。产程过长，产妇休息不好，进食少，思想顾虑重，使产妇疲惫不堪，造成肠管胀气、排尿困难，又影响子宫收缩。这种恶性循环易造成难产，导致胎宝宝窘迫、产后出血及感染。

如何应对宫缩乏力

因为宫缩乏力会使产程延长，对母胎均有不良的影响。一旦出现宫缩乏力，医生要全面分析产力、产道和胎儿三大因素，并根据产妇不同的产程做不同的处理。

第一产程 出现宫缩乏力应检查产道及胎位。若产道有梗阻或胎位不正，估计不能经阴道分娩者，要及时行剖宫产术；若估计能经阴道分娩者，应设法加强宫缩，如消除产妇的紧张心理；若产妇极度疲劳，可以给予镇静药，让产妇充分休息，同时注意补充营养；若产妇不能吃东西，可以给予输液。如果宫缩仍不见好转，可行人工破膜，破膜后，胎头紧贴子宫下段及子宫颈，从而反射性引起子宫收缩。也可以通过静脉点滴催产素来加强宫缩。

第二产程 产程进入第二阶段，宫口已开全。此时出现宫缩乏力，如果胎宝宝先露部较低行助产可以阴道分娩的话，可以静脉点滴催产素。然后行阴道助产术结束分娩。如果胎宝宝较大，先露高且有头盆不称的情况，估计不能经阴道分娩者仍要实施剖宫产术。

第三产程 胎宝宝娩出后，宫缩乏力容易引起产后出血，所以应立即肌注催产素10单位，同时腹部按摩宫底以促进子宫收缩。

过期妊娠

👩 什么是过期妊娠

妊娠达到或超过42周，称为过期妊娠。其发生率约占妊娠总数的5%～12%。过期妊娠的胎宝宝围产病率和死亡率增高，并随妊娠延长而加剧，妊娠43周时围产儿死亡率为正常的3倍。44周时为正常的5倍。初产妇过期妊娠胎宝宝较经产妇者危险性增加。

👩 出现过期妊娠的原因

多数学者认为过期妊娠与胎宝宝肾上腺皮质功能有关，下列情况容易导致过期妊娠。

1.头盆不称时，由于胎先露部对宫颈内口及子宫下段的刺激不强，容易发生过期妊娠。

2.无脑儿畸胎合并羊水过多时，由于胎宝宝无下丘脑，使垂体-肾上腺轴发育不良，由胎宝宝肾上腺皮质产生的肾上腺皮质激素及雌三醇的前身物质16α-羟基硫酸脱氢表雄酮减少及小而不规则的胎宝宝，不足以刺激宫颈内口及子宫下段引起宫缩，孕周可长达45周。

3.缺乏胎盘硫酸酯酶，是一种罕见的伴性隐性遗传病，均见于男胎病例，胎宝宝胎盘单位无法将活性较弱的脱氢表雄酮转变为雌二醇及雌三醇，致使发生过期妊娠。若给孕妈妈注射硫酸脱氢表雄酮后，血浆雌激素值不见升高，即可确诊。

4.内源性前列腺素和雌二醇分泌不足而孕酮水平增高。有作者认为过期妊娠系雌孕激素比例失调导致孕激素优势，抑制前列腺素和缩宫素，使子宫不收缩，延迟分娩发动。

👩 过期妊娠对母胎的影响

过期妊娠对母胎的危害主要有以下几个方面：

1.过期妊娠时，若胎盘功能良好，可形成巨大儿，使难产的机会增加。

2.胎宝宝颅骨变硬，变形能力低，不易适应产道，而使难产的机会增加。

3.若胎盘功能减退，围产儿死亡率增加，较正常妊娠者高4倍。

4.胎宝宝窘迫、新生儿窒息、新生

儿胎粪吸入综合征、产伤以及新生儿低血糖的发生率增高。

5.由于难产情况的增加，从而增加了母体损伤以及产褥感染的机会。

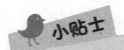 如何预防过期妊娠

在未怀孕的前半年，备孕准妈妈便应及时记录每次的月经周期，以便能推算出较准确的预产期。在停经后2个月，便应去医院检查，以后定期产前检查，尤其在37孕周以后每周至少做一次产前检查。

如果预产期超过一周还没有分娩征兆，更应积极去检查，让医生根据胎宝宝大小、羊水多少、测定胎盘功能、胎宝宝成熟度或者通过B超检查来诊断妊娠是否过期。

孕妈妈也可以自测胎动，如果12小时内胎动数少于20次，说明胎宝宝异常；少于10次，说明胎宝宝已经很危险，应立即求医。如果确诊为过期妊娠，应由医生及时引产。

小贴士

帮助妻子适应生产环境

在家中待产时，准爸爸就可以根据妻子的喜好，把家中环境调节到最佳。去医院时，准爸爸也可以带上一些让她心理安慰的东西，比如她喜欢的娃娃、衣服、小摆设等，让她即使在医院里，也能感觉到家的温馨。

临产前，准爸爸应和妻子一起去了解一下病房、产房的环境，熟悉自己的医生。熟悉的环境能让人感觉舒服、放松。同时要给予妻子积极的心理暗示，多把正确、实用的生育知识告诉你的妻子。

平时可以向那些有着顺利分娩经验的人请教，并把这些好的消息带给你的妻子。你还可以常和她一起想象宝宝有多可爱，有了宝宝以后，家庭是多幸福。这样就可以用精神上的美好想象来克服焦虑和不安了。

手术助产

会阴侧切

会阴是阴道口到肛门之间的长2～3厘米的软组织。会阴侧切术是指在会阴部做一斜形切口，它是产科最为常见的一种手术。

会阴切开术的目的是扩大阴道开口，一般用于以下情况：在推进期会阴未能充分扩张、胎头过大、臀位、胎宝宝宫内窘迫及必须使用产钳时，但要防止会阴严重撕裂。如果医生觉得必须实施会阴切开术，那么产妇首先应进行会阴部局部麻醉。麻醉区麻木后，当胎头开始着冠并且会阴被绷紧时，医生就会用剪刀将会阴剪开。

常用的切口有两种：一种是正中切口，即朝向直肠的垂直切口；另一种是侧斜切口，即与直肠稍成一定角度的侧向切口。尽管正中切口出血较少且易于恢复，但若施力过大，有伤及直肠的危险。鉴于此，侧斜切口更为常用。

但是只要孩子不是很大，产前大约三十二周开始按摩会阴，增加会阴肌肉组织的柔韧性和弹性，分娩时又与医生积极合作，侧切是完全可以避免的。

初产妇分娩时，多数人要做会阴切开。会阴切开常用于以下情况：

1.初产妇会阴紧，分娩时常有不同程度的撕裂，切开会阴是为了防止不规则撕裂和损伤肛门。

2.手术助产时，为了便于操作防止会阴裂伤，大多数产妇需要切开。

3.出现胎宝宝窘迫时，应该迅速娩出，切开会阴可达到快速娩出胎宝宝的目的。

4.早产儿虽小，但为了避免损伤娇嫩的胎宝宝，有必要进行会阴切开。

5.会阴切开能缩短分娩的时间，减少盆底组织松弛，减少产后阴道膨出及子宫脱垂。

夹钳分娩

夹钳是两片勺形的金属器具，有两个刀身和互相扣住的把手。先将一个刀身放在胎宝宝的头部周围，然后挤压另一片刀身在胎宝宝的耳朵前夹住胎宝宝，从外面轻轻地拉。在使用夹钳前，产妇的子宫颈必须完全开口。

在分娩的第二阶段，特别是在初产妇接受硬膜外麻醉的3小时内或做麻醉后2小时内没有成功地拉出孩子时，就需要使用夹钳助产。这些时间限制对于分娩过的女性来说则要缩短1小时。有时夹钳被用来帮助胎宝宝旋转或帮助臀位胎宝宝出生。

因为产钳会引起产道周围肌肉的受伤和撕裂，所以会要求产妇做阴道侧切术（关于阴道侧切术上文有讲过）。少见的情况是，夹钳会对婴儿的脸部造成暂时或永久的神经损伤。

❀ 真空吸取

近来的研究表明，真空吸取是替代夹钳接生的另一种选择，当胎宝宝的头已进入产道但是没有任何进展时可用真空吸取。

真空吸取器的一端有一个塑料的杯，放在胎宝宝的顶部，另一端是吸吮器。然后产妇用力将孩子沿产道娩出。

真空吸取通常在产妇的子宫颈完全开口、胎宝宝的头已摆好出生的姿势时使用。建议只对头向下（头顶）的足月儿实施这个手术。

装置的杯罩将附在头皮上，挤压吸吮部分。医生用手指在杯子里转，确保产妇的组织没有被吸住并向内向下施加压力。

宫缩正常时吸吮的压力会增加，施加拉力轻轻将孩子拉出来。一旦宫缩消退，医生会停止拉动，吸吮压力减小。

孩子的头就要出来时，可能会实施阴道侧切术，位动的方向将会变为向上45°角，帮助孩子的头通过骨盆和产道的弧线。一旦孩子出生，就会移走杯罩。

如果在合理的时间段里孩子的头部没有出来，或怀疑孩子的头皮受伤时，医生就会停止这个手术。

真空吸取好于夹钳的地方是更容易使用，放吸吮杯时很少有犯错的可能，产妇需要的麻醉更少，对产妇的软组织损伤更小。

与产钳相比，真空吸取也有一些不利的地方。如果技术使用不当，真空吸取器会失去真空。真空吸取比夹钳花的时间更长，孩子的头皮更有可能流血、挫伤或肿胀，被称为"头血肿"。

患妊娠合并症

妊娠合并心脏病

妊娠合并心脏病是目前较常见的内科合并症，产妇一般对心脏病的危险比较担心，有恐惧感，而经过妊娠又感觉好像心脏没有什么不好，所以会有疏忽的现象。然而分娩期是心脏负荷最重的时期，所以也是孕妈妈应注意的时期。

1.要保持镇静，不要紧张，不必惊慌，医生会对你的情况监护和处理的，因为紧张会使血压升高，加重心脏负担，更容易发生心衰。

2.要选择适当的分娩方式，一般而言，妊娠前心功能Ⅰ~Ⅱ级，胎宝宝不大，胎位正常，阴道分娩还是安全的，心功能Ⅲ级者以上或妊娠期有过心衰则需要剖宫产。

3.要保持大小便通畅，防止便秘。可以选择无痛分娩，以减少疼痛的刺激。屏气使用腹压要适当，医生为了使你减少用力，可能会行助产。

4.多与医生沟通，接受医生的建议，按照医生的要求做一些监测，如血气分析。相信通过你和医生的密切配合一定能顺利分娩。

妊娠合并肝炎

妊娠合并肝炎往往在早孕期就行人工流产了，但一些慢性肝炎或妊娠晚期发生的肝炎仍可以达到分娩期，所以妊娠合并肝炎分娩并不少见，属于高危妊娠，分娩危险性较大，主要有两个方面：肝功肾衰竭和产后大出血。

患有妊娠合并肝炎的孕妈妈，分娩时需要做到以下几点：

1.思想要乐观，休息好，以免影响子宫收缩。

2.饮食要高热量、高维生素，低脂肪，以减轻肝脏的负担。

3.继续保肝治疗，维持体内水电平衡，不使用有损肝脏的药物。

4.备好新鲜血、血浆，纤维蛋白原、凝血因子等，有条件可以备好自体血，行自家输血。

5.到条件比较好的医院分娩。

6.为自己和他人的安全，要注意隔离，物品要严格消毒。

7.分娩时医生可能要给你做侧切和助产，以防止产道裂伤出血。

8.选择剖宫产要慎重。

妊娠合并糖尿病

妊娠合并糖尿病与妊娠期糖尿病发病机制相似，对母婴的影响相同，在分娩前处理也相同，而分娩后略有差异。

临产后应严密监测产妇的血糖变化、尿酮，停止皮下注射胰岛素，开放静脉通道，静滴葡萄糖+胰岛素，以利于血糖的控制、产妇体液的维持及抢救的需要，同时给胎宝宝和产妇提供葡萄糖，减少子宫收缩乏力和胎宝宝窘迫的发生。同时还要严密监护胎宝宝在子宫内的状况，一旦有胎宝宝缺氧的情况要及时处理。

产程时间不能太长，一般要求在12小时内结束分娩，故可能需要助产。宝宝出生后30分钟内要喂葡萄糖，送婴儿室观察，并且需要监测血糖。不同之处妊娠期糖尿病分娩后大多数可以恢复正常产妇饮食，一般也不需要用胰岛素，而妊娠合并糖尿病则还应为糖尿病饮食，胰岛素用量第一天减到原来的1/2量，第二天为原来的2/3量。另外，产后两者都需要常规予以催产素预防产后出血，予以抗菌素预防感染。

甲状腺疾病

妊娠合并甲状腺疾病中以甲状腺机能亢进最多见，一般而言，甲状腺疾病并不是剖宫产的指征，只要疾病控制良好都能顺利生产。如甲状腺疾病控制不好，伴有甲亢性心脏病或高血压等重症病例，则需要行择期剖宫产。

分娩中应该注意几个问题

1.监测和治疗甲状腺疾病，因产程中容易发生甲亢危象，并做好随时抢救的准备。

2.甲状腺疾病容易引起子宫收缩乏力，所以可以适当给予催产素加强子宫收缩。

3.甲状腺疾病易发生胎宝宝宫内发育受限，产程中发生缺氧的几率高，所以要严密监护胎宝宝状况，及时处理，以免发生不良后果。

4.应缩短第二产程，多需要进行阴道助产。

5.常规使用催产素预防产后出血，使用抗菌素预防感染。

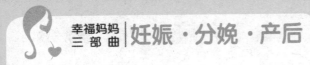

妊娠期合并贫血

妊娠期合并贫血比较常见，因为孕妈妈对铁的需要量明显增加，整个孕期包括胎宝宝生长发育需铁350毫克，母体血容量增加需铁650毫克，减去孕妈妈体内积存铁200毫克，所以孕期需要铁800毫克，每天需铁至少4毫克，而正常饮食每天仅能提供1～1.5毫克，故易造成孕期贫血。

但妊娠合并贫血并不需要剖宫产，相反剖宫产增加产后出血，使贫血加重，因此应尽可能选择自然分娩，在分娩过程中应注意预防子宫收缩乏力、预防产后出血、预防产后感染。对需要剖宫产的产妇要将贫血纠正到符合手术要求的水平。

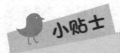

帮妻子缓解宫缩痛

妻子在宫缩时，腹部肌肉紧张是很正常的，此时，身体其他地方要尽量放松，这就需要准爸爸来帮忙了。

时断时续的宫缩要持续8～10个小时。在宫缩刚开始时，妻子还不需要入院，家里的环境可以让她感觉更好些。当她坐着或躺着时，她的身体需要一些支撑，比如枕头、靠背。准爸爸要确保妻子的肘、腿、下腰、脖子都有地方支撑，并检查她身体各部分是否完会放松。妻子可能无法顾及到这些，甚至懒得说话，所以准爸爸要主动帮忙。等到了医院，准爸爸也要随时关心妻子是否躺（坐）得舒服。

如果妻子因疼痛而感觉很紧张，准爸爸可以在一旁带她深呼吸，提示她一些保持轻松的要点。准爸爸还可以为妻子按摩，以缓解她临产时的紧张与不适反应。

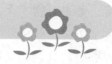

其他异常情况

产道异常

1.产道异常的种类

产道分为软产道及骨产道，它们是能否成功地阴道分娩的重要因素。软产道的异常包括有卵巢或输卵管的肿物，在阴道分娩时有阻塞产道，使胎头不能下降的可能。

子宫本身的异常，如子宫有较大的肌瘤，可能影响子宫的收缩，或阻塞产道，子宫有畸形，如双子宫，一个子宫妊娠，而另一个子宫就可能阻塞产道。子宫颈是胎宝宝阴道分娩的必经之路，如果子宫颈有瘢痕，水肿，或子宫颈有肿瘤等情况，产程中宫口不开大，或分娩的过程中肿瘤出血，都可以影响阴道分娩。阴道有异常，如瘢痕性狭窄，先天性阴道的横膈、斜隔、纵隔等，外阴异常，如严重的静脉曲张等都不能进行阴道分娩。

骨产道的异常是指骨盆的形状及大小的异常，如有脊柱弯曲的妇女的骨盆也常常是倾斜的，胎头通过骨盆时，往往就不易按照正常的过程旋转，受到阻碍使阴道分娩发生困难；又如有骨软化症的妇女，由于骨盆持重常发生变形，骨盆的大小及形状都发生异常，胎宝宝不可能阴道分娩。每个人的骨盆大小都可能不同，要能阴道分娩成功，骨盆的每一条径线都需要在一定的长度以上，如果小于最低的限度，或有骨盆形状异常，胎宝宝不能通过，会引发难产。

2.产道异常者如何选择分娩方法

由于产道异常在阴道分娩中占有很重要的位置，所以，产检发现有产道异常时，要认真核实，确定是否能阴道分娩，如有明显狭窄的骨盆，或明显形态异常的骨盆，就应考虑行剖宫产分娩。

若骨盆只是轻度不正常时，要认真估计胎宝宝的大小，并在临产后观察产力是否良好，如果胎宝宝不太大，产力又好，就可以试行阴道分娩，但如果胎宝宝较大，或产力较差时，就需行剖宫产。

软产道的问题也有造成阴道分娩困难的可能，因此，要仔细针对异常的情况来处理；如子宫有大的肌瘤，而且肌瘤的部位又正好会阻碍胎宝宝在分娩过程中的下降时，就应该考虑剖宫产分

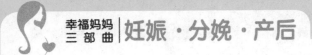
娩；如果肌瘤不大，而且又不会影响胎宝宝下降，就可以考虑阴道分娩。有卵巢肿瘤，分娩的过程中不仅可能影响胎宝宝下降，也会在分娩时发生扭转，或由于挤压而发生破裂的可能，因此可在行剖宫产同时探查卵巢肿瘤的情况，并尽可能地予以切除。

宫颈、阴道、外阴的异常存在时，也应根据具体情况，由医生来决定能否阴道分娩；有的情况较为容易解决时，就有阴道分娩的可能，如有阴道的纵隔，分娩时把纵隔切开，胎宝宝就可从阴道分娩，有的情况不容易解决，如有阴道的横隔或斜隔，不是简单地切开就能解决问题，就需要剖宫产了。当产前检查有产道异常时，应听取医生的意见，决定如何分娩。

🌸 胎盘早期剥离

胎盘早期剥离（胎盘早剥）是非常难以诊断的一种情况。因为胎盘通常应该在胎宝宝出生后才与子宫分离，但胎盘早剥却是胎盘在胎宝宝尚未出生前就已经剥离了。由于胎盘是胎宝宝营养和氧气的来源，所以，胎盘一旦剥离后，就没有氧气输送给胎宝宝了。一旦发生胎盘早剥，会发生急性胎宝宝宫内窘迫，即使通过手术马上将胎宝宝分娩出来，产妇仍有危险，新生儿也可能存在很多问题，甚至马上出现缺氧现象。

胎盘早剥的最大特点是出血，并有剧烈腹部疼痛。如果发生在分娩的过程中，这种疼痛和分娩的疼痛混合在一起，使医生难以诊断；如果发生在孕期33～35周时，由于已经有很明显的疼痛，而且整个子宫变得硬邦邦的，医生可以使用一些仪器和手段来决定是否需要紧急处理。

胎盘早剥常常和孕妈妈的高血压、糖尿病和前置胎盘有关。医生除了靠母体羊水是否带血性来判断外，还得靠超声波检查及临床症状来诊断，例如：胎宝宝是否有心跳的明显变化？即使不是胎盘早剥，但胎宝宝心率明显变缓，医生也会尽快施行剖宫产，以确保孩子的安全。

🌸 前置胎盘

前置胎盘绝大多数发生在孕妈妈怀孕28周之后，常会伴随出血现象，其特点是无痛性出血，常发生在半夜，医生通常要依靠超声波检查来诊断，不过，有时候超声波也检查不出。

由于胎盘盖到了子宫颈口，当胎宝宝要从子宫颈口出来时，一收缩子宫颈口就会扩张，一扩张就会与胎盘剥离而出血，大部分孕妈妈不会感到疼痛，但是，出血量却是一次比一次多。

前置胎盘又可以分为四大类型：完全型、部分型、边缘型及低置型。除了完全型和部分型前置胎盘的孕妈妈需要进行剖宫产外，边缘型和低置型前置胎盘者可以考虑自然分娩。不过，出血量如果非常多，威胁了孕妈妈的安全，医生都会施行剖宫产，并且尽量保胎。因此，建议有前置胎盘的孕妈妈一定要多卧床休息，少活动，尽量不要憋尿，这样可以预防或减少出血。

🌸 胎儿缺氧窒息

胎宝宝缺氧窒息就是所谓的胎宝宝窘迫，是指通过胎宝宝的心跳变化判断出他有缺氧或不舒服的现象，也就是当胎宝宝血液中的含氧量低到一定程度时，胎宝宝的心跳就会变慢。

胎宝宝窘迫会出现许多不同的情况，例如：胎宝宝心跳变快、变慢、心率变化异常、羊水里有胎便等。缺氧的原因主要有脐带受到压迫、子宫收缩太强、胎盘功能不好、脐带绕颈、破水太久而没有羊水等等。

由于胎宝宝发生缺氧，其心跳会发生变化，所以，医生会用胎心监护仪来观察胎宝宝心跳的变化。正常的胎宝宝心跳应在每分钟120～160次，并呈现上下波动的曲线。如果胎宝宝心跳每分钟超过160次或低于120次，持续不缓解都提示胎宝宝存在宫内缺氧的情况。

当然，也不是每个胎宝宝心跳变慢都属于窘迫，有的窘迫只是短暂的，很快就可以恢复，医生只须要给产妇吸氧，或让产妇侧躺就可以改善状况。万一出现严重的胎宝宝窘迫，会危害到胎宝宝的生命时，医生会采取措施，让孩子尽快出生。

🌸 脐带脱垂

脐带脱垂绝大部分发生在胎位不正、破水的情况下。如果胎宝宝的胎位是足位，也就是在子宫内双脚朝下，当一只脚滑下时，脐带常常会跟着滑落。如果胎位正常，但胎头仍没有进入骨盆腔固定，此时如果发生脐带脱垂的话，胎宝宝反而更危险，因为母体一旦出现破水，胎宝宝脐带脱垂下来，胎头可能因为往下降而直接压迫到脐带，也就是胎宝宝自己把自己的血液供应阻断了，这会在3分钟内造成胎宝宝极为严重的缺氧甚至死亡。

所以，医生通常会让产妇"头低脚高"地躺着，好让胎头或胎宝宝的身体离开压迫位置，再将手伸入产道内，

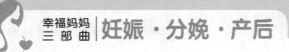

将胎头往上顶，使胎宝宝不要压迫到脐带，然后赶紧施行剖宫产。

在手术过程中，医护人员应该有人在产妇下方，协助主要医生用手将胎宝宝顶住并往上推，以协助医生直接从上方尽快将胎宝宝拉出。

产时大出血

分娩时本来就会出血，例如：胎宝宝、胎盘娩出后，子宫内的出血。在整个分娩过程中，出血量如果超过500毫升，就认为是"大出血"。

如果产妇在产程中大出血，而胎宝宝仍无法尽快娩出时，医生通常会考虑产妇的安全而施行剖宫产，然后，再寻找出血点，采取措施止血。

导致产中及产后大出血的常见原因有子宫收缩不好或产道裂伤等，医生会采取一定的手段来止血，包括伤口缝合、加强子宫收缩或尽量将不完全剥离的胎盘刮干净等。

如果处理后仍继续流血，就得打开腹腔，将产妇的子宫动脉或某些特殊的大血管绑住，做"血管结扎手术"以减少出血量。若仍未找到出血点，必要时，只好采取"子宫切除手术"来止血了。

万一连子宫切除都无效时，就要采取"压迫性"的止血方式，甚至用血管

摄影来做血管栓塞性的止血。因此，这种产中或产后大出血一向是妇产科医生很头疼的事，因为止血很困难。

子宫破裂

20多年前的子宫破裂，绝大多数发生于分娩过多胎的妈妈，是由于多次妊娠、分娩使子宫的纤维损伤、子宫壁变薄弱，产妇在强力收缩的时候造成子宫破裂。

近年来的子宫破裂则常见于做过剖宫产的孕妈妈，在她生产下一胎时力图自然分娩。不过，此类破裂较多见于"直式剖宫产"，而目前新式的"横切式"剖宫产较不易发生子宫破裂。

至于子宫破裂的前兆，包括胎宝宝心跳变慢出现窘迫现象；可从产妇腹部清楚地摸到胎宝宝的肢体或躯干。如果产妇的肚子膨胀得很厉害，这是发生了内出血，而且出血量非常大。

因此，产妇发生子宫破裂时，医生就会尽快施行剖宫产。

胎膜早破合并感染

以往认为孕妈妈破水24小时后，胎宝宝容易有感染现象，现在则认为破水18小时后，胎宝宝的感染机会就会增

高。那么产妇破水是否一定要施行剖宫产呢？其实，只有在胎宝宝已经有感染迹象，而又无法很快经阴道娩出时才需要手术。总之，要尽快生下宝宝。

一般情况下，产妇开始出现发热、心跳加快、羊水有异味、肚子有压痛、血常规检查有白细胞明显上升现象时，就能够判断出胎宝宝已经有感染迹象了。如果产妇破水达48小时，又出现了感染时，医生会建议使用抗生素，并且采取适当的方式协助胎宝宝尽快娩出。

如果胎宝宝已严重感染却无法立即生出时，医生会立即为产妇进行剖宫产手术。因为感染加重会造成生命危险。

因此，产妇一旦在妊娠33～35周发生破水，最好尽快生下胎宝宝，因为此时胎肺基本成熟了，千万不要保胎太久，否则会增加感染的机会。

🌼 羊水栓塞

所谓羊水栓塞就是大量羊水进入孕妈妈的血液中，造成过敏性休克，因羊水栓塞可导致大量消耗掉凝血因子，造成凝血功能障碍，使产妇发生休克及大出血，甚至死亡。由于这种情况几乎无法事先预防或预知，所以它造成产妇死亡的几率高达90%。

当产妇发生羊水栓塞出现大出血时，医生最常用的方法就是给妈妈输入大量新鲜的血液，但即使如此，也常常无法减弱这种血流不止的现象或循环功能的衰竭。

若是胎宝宝尚未出生，医生通常会考虑施行手术，但是，剖宫产的伤口就又成了一个出血点。所以，此时医生的治疗会非常慎重，要多次跟家属沟通来商议解决办法，看是救妈妈或是救孩子，无论做哪种决定，都令人心痛。

🌼 双胞胎

一般来说，双胞胎分娩时会有一定的危险，但许多产妇还是能顺利通过阴道娩出双胞胎，且其分娩过程比单胎分娩还要快。然而，对双胞胎产妇要给予额外的关照。分娩时麻醉师必须在场，以应对可能出现的突发情况。

第一个宝宝可能会顺利通过阴道娩出，但第二个宝宝就可能胎位不正，需要矫正。一般第一个宝宝娩出后15～20分钟，第二个宝宝就会娩出。如果产程进展缓慢（滞产），可用催产素，加速分娩过程，或用产钳帮助胎宝宝娩出。胎宝宝娩出后，胎盘会很快娩出，否则，应注射催产。

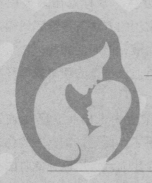

第三部 产后

　　你的眼神纯真而温暖，我仿佛看到了最初的自己。自从有了你，我更加的爱自己，爱生命本身的模样。

　　是的，作为妈妈您要爱护自己。下面我们将为您讲解产后恢复及哺乳等各类问题，并祝福您健康、美丽、幸福！成功完成幸福妈妈三部曲！

生理变化和基本护理

产后母体的身体变化

子宫的变化

产褥期变化最大的是子宫，子宫复旧是产后母体恢复的一个重要标志。子宫复旧主要体现在子宫肌纤维缩复，子宫变小及子宫内膜再生。

产妇分娩后子宫颈松弛、充血及水肿，呈紫色，子宫颈壁薄，皱如袖口，1厘米厚，3～6厘米长。18小时内很快就会缩短，变硬，恢复至正常形状。一般产妇于分娩后第1天，子宫底在脐下1～2横指，子宫重约100克，以后每天下降约1.2厘米。

产后1～2天，下腹部会鼓起一个球形发硬的小包，而且阵阵作痛，这是子宫复旧过程中的生理现象。子宫一般在10～14天缩入盆腔，从下腹部就摸不到子宫了。到产后6周时，子宫可恢复到正常大小。

子宫之所以有如此变化，是因为子宫肌肉剧烈收缩促使子宫壁的血管闭锁或狭窄，引起局部贫血，肌纤维的胞浆蛋白发生自溶作用的原因。

阴道的变化

正常情况下，没有生过孩子的女性，阴道前后壁会贴在一起，处女膜和小阴唇覆盖着阴道口，这样就形成了一层保护屏障，细菌不容易进入阴道。

分娩时，为了使产道充分扩张，阴道壁肌张力减小，黏膜皱襞消失。分娩后，阴道腔会逐渐缩小，肌张力逐渐恢复，黏膜皱襞于产后3周重新出现，但不能完全恢复到未孕状态，阴道较孕前松弛，皱襞减少。处女膜在分娩时会完全撕裂成处女膜痕，产后不能恢复。小阴唇不能覆盖阴道口，使阴道口暴露于外阴。

盆底的变化

分娩过程中，由于胎头长时间的压迫与扩张，使盆底肌肉和筋膜因过度伸展而弹性降低，并有可能伴有部分肌纤维断裂。

如果没有严重的损伤，产后1周内，水肿和淤血就会迅速消失，组织的张力会逐渐恢复。最好能结合产后锻炼，否则难以恢复到孕前的水平。如果产后过早劳动，特别是体力劳动，就会引起阴道壁膨出及子宫脱垂，应该特别注意。

腹壁的变化

由于妊娠时腹壁肌肉长期受到妊娠子宫膨胀的影响，使肌纤维增生，腹部弹力纤维破裂，以致在分娩后腹壁呈松弛状。产后腹下区正中线的色素逐渐消退，紫红色妊娠纹变为白色。腹壁的紧张度会在产后6～8周恢复正常，部分产妇腹壁过度扩张，则会引起永久性的腹直肌分离。

乳房的变化

受大脑分泌的催乳激素的影响，妊娠晚期孕妈妈就开始分泌初乳，产后1～2天逐渐增多，乳汁的分泌量随婴儿的需要会逐渐增多，最高每天可达1000～3000毫升，产后6个月会逐渐减少。

产妇在产后24小时左右开始感觉乳房发胀，变硬，最初几天的初乳颜色发黄，含免疫性物质和胡萝卜素，非常有营养，易于吸收，并且可以增加新生儿的抵抗力。1周后颜色变白，变为成熟乳。宝宝对乳头的吸吮可以促进母亲分泌乳汁，还可以促进子宫收缩复旧。

其他器官的变化

1.心血管系统

怀孕期间，血容量与心输出量均增加，分娩后便趋于缓解。产后3天内，由于子宫收缩，大量血液从子宫进入体循环，回心血量明显增加，心脏负担加重，易诱发心力衰竭。因此，凡是有妊娠合并心脏病者，无论是顺产还是难产，均应特别注意产后3天的变化。

2.呼吸系统

产后腹部器官恢复正常位置与状态，因此，不会有呼吸困难的情形发生。如果有呼吸困难，一般需先排除肺栓塞的可能性。

3.泌尿系统

经阴道分娩者，膀胱受到胎宝宝通过的压力，以及尿道周围组织肿胀、淤血、血肿或会阴切口的影响，致使产妇对膀胱涨满的敏感度降低，易产生排尿困难。另外，涨满的膀胱也会影响子宫收缩，因此，经阴道分娩的产妇产后6小时内排尿极为重要。

4.消化系统

由于分娩时能量的消耗以及体液的大量丢失，产妇常会感觉到饥饿和口渴，如无麻醉等特殊原因，产后可立即进食，最好是清淡饮食。产妇产后腹部压力降低，肠蠕动减慢，容易出现便秘，宜多喝汤，多吃蔬菜，保持大便通畅。

5.血液循环系统

由于怀孕，妊娠期间孕妈妈的血容量会持续增加，分娩后一般过3~6周才能完全恢复至孕前水平，但产后2~3天内，大量血液从子宫进入体循环，以及妊娠期间过多的组织间血液的重吸收，故血容量会上升。特别是产后24小时内，心脏负担会加重，对于患有心脏病的患者，产后一定要加强护理和注意，以防不测。在产后第1周内，中性白细胞数会很快下降，孕晚期下降的血小板数在产褥早期迅速上升，血浆球蛋白及纤维蛋白原量增加，促使红细胞有较大的凝集倾向。

月经与排卵

1.月经的恢复

如果产妇产后不哺乳，月经通常会在产后4~8周恢复。可是有时临床上很难确切说清是哪一天恢复月经。少数妇女会在分娩后很快开始有少量阴道出血，也会因为哺乳而很长时间没有月经，其个体差异很大。哺乳妇女的第一次月经可以在产后第二个月至产后一年半之间复潮。

2.排卵的恢复

通常排卵的恢复是以月经恢复正常为标志，有些产妇分娩后42天就有排卵，显然产后恢复性生活的妇女采取避孕措施是很有必要的。产后哺乳的妇女比不哺乳的妇女排卵频率要少得多，产后哺乳妇女会推迟恢复排卵。每天哺乳7次，每次15分钟以上会推迟排卵的恢复；排卵可以不伴有出血；出血也可以是无排卵的。估计在哺乳期产妇怀孕的可能性接近于4%。

产后母体的生理反应

🌸 体温升高

产后体温多数在正常范围。产程延长导致过度疲劳时，体温可在产后24小时内略升高，一般不超过38℃，数小时后，可以自然回归到正常温度，不需要担心。产后3~4天因乳房血管、淋巴管极度充盈，乳房充血肿胀也可以发热，这种发热一般也仅持续数小时，通常不会超过24小时，也很少超过38.5℃。这种体温升高是由泌乳引起的，是生理性的发热，不属于病态。

如果持续发热达38℃以上，超过24小时，往往预示着存在感染，大多数情况是泌尿生殖系统感染，需要进行必要的治疗。

🌸 产后宫缩痛

产后的子宫仍然保持收缩，在产褥早期因宫缩引起下腹部阵发性剧烈疼痛称为产后宫缩痛。疼痛时子宫呈强直性收缩，在产后1~2天出现，持续2~3天变得轻微到自然消失。初产妇的子宫肌纤维较为紧密，容易复原，复原所需要的时间较短，子宫收缩不是很强烈，疼痛不明显。经产妇子宫肌纤维曾受到过牵拉，产后子宫常强有力地收缩，引起较明显的产后宫缩痛。哺乳时反射性宫缩素分泌增多使疼痛加重。伴随着产后宫缩痛，在下腹部可以触摸到较硬的包块即收缩的子宫。

产后宫缩痛属于正常的生理现象，一般不需要特殊治疗，个别情况下需要止痛剂。

🌸 恶露的排出

产褥期间的阴道排出物称为恶露。恶露中含有血液、坏死蜕膜组织、上皮细胞、细菌及粘液等。正常的恶露有血腥味，没有臭味，持续时间为产后3周左右。随着时间的推移，恶露的颜色和量都会发生变化，颜色逐渐变淡，量逐渐减少至完全干净。这些变化是子宫出血逐渐减少的结果。若子宫复旧不全、宫腔内有胎盘胎膜残留，血性恶露持续时间延长，量增多，合并感染时有臭味。

产后恶露的变化主要有以下三种。

血性恶露 分娩后最初几天内，恶露量会较多，有时有小血块，有少量胎膜及坏死蜕膜组织，颜色鲜红，含有大量的血液。持续3~4天后，逐渐转为浆液性恶露。

浆液性恶露 分娩5天后，子宫出血减少，恶露中含有少量血液，但有较多的坏死蜕膜组织、宫颈粘液及细菌等，颜色淡红，似浆液。持续10天左右，逐渐转为白色恶露。

白色恶露 分娩15天以后，子宫出血停止，恶露中含有大量的白细胞、坏死蜕膜组织、表皮细胞及细菌等，较粘稠，色泽较白。持续2~3周干净。

排尿与排便

排尿 虽然在分娩过程中并未给予过多的静脉液体，但是正常妊娠会显著增加细胞外液的水分，产后2~5天产妇的尿量会增加。但由于分娩过程中膀胱受压致使粘膜水肿、充血，肌张力降低，以及会阴伤口疼痛、不习惯卧床排尿等原因，有时于产后1~2天内，会发生尿潴留及排尿困难。在产程较长的情况下，尿酮体可呈阳性，这是过度消耗的结果，产后很快就会得到纠正。

排便 排便时，由于腹压减小、会阴伤口疼痛、存在痔疮等原因，不能充分用力，容易发生便秘。另外，产褥期最初的1~2周内，胃酸分泌减少，胃肠肌张力及蠕动力减弱，加上卧床时间较长，运动较少，腹肌及盆底肌肉松弛，也是产褥期容易发生便秘的原因。

褥汗增加

产褥早期皮肤排泄功能旺盛，汗腺分泌活跃，会排出大量的汗液，以夜间睡眠和初醒时更明显，这不属于病态，于产后1周内会自行好转。

体重下降

产后由于胎宝宝和胎盘的娩出，羊水排出，血液流失，通常产妇的体重会下降5~6千克。还会因为排恶露、出汗、尿量增加、乳汁分泌等因素使体重再下降2~3千克。在产后6个月内，多数产妇的体重会接近其孕前水平，但仍然会平均增加1.4千克，大多数产妇产后好像都要比孕前稍微胖一些。影响产后体重下降的因素有孕期体重增加量、是否为初产妇、休假时间等。

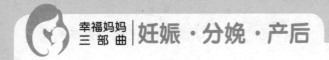
🌻 畏寒及不适感

分娩后短时间内，由于分娩时用力造成的肌肉紧张突然消除，或因大量出汗而有一种发凉和寒冷的感觉，会感到一时的不舒服。出现这种情况时，要让产妇喝一些热开水或热红糖水，并盖好被子，充分休息半小时左右，不适感就会慢慢消失。

🌻 口渴、食欲差

产后最初1～2天内，产妇常常会感到口渴，喜欢进食流食或半流食，有的产妇可能会食欲较差，但也要适量补充流食，因为此时补充水分对于解除疲劳是有益的。随着体力的恢复，食欲会逐渐增加，哺乳后，尤其是乳汁大量分泌后，食欲会进一步增加。

🌻 产后头痛、头重

产后贫血、血压高、过度疲劳及因剖宫产使用过麻醉药物的人，有时会感到头疼或头沉重。当遇到这种情况时，应该充分休息，保证充足的睡眠，并且给以对症处理，症状就会得到缓解，并逐渐消失。如果症状严重或持续时间长，应该请医生诊断治疗。

🌻 面部和眼睑水肿

分娩的过程中，产妇由于屏气用力，有时会引起面部和眼睑水肿，有时还会引起眼结膜充血。遇到这些情况时不必担心，只要在产后好好休养，不久就会自然痊愈。刚刚分娩后如果上述症状比较严重，可以采取冷敷的方法，使症状得到缓解，这样产妇会感到舒服。

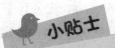
小贴士

帮助妻子产后恢复

正常分娩后6个小时，剖宫产24小时后，产妇即可扶着栏杆轻微活动。新妈妈初次下床，可能会有些头晕眼花的感觉，丈夫应给予搀扶、照顾。此外，丈夫要协助妻子做好以下几件事：每天洗脸、梳头、刷牙；新妈妈排汗量大，丈夫应该协助妻子勤换衣裤；提醒妻子经常变换休息的姿势，不宜久卧，要适当下床活动。

自然分娩产妇的基本护理

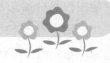

产褥期母体各系统变化很大，属于生理范畴，但是子宫有较大创面，乳腺分泌旺盛，容易发生感染和其他病理情况，分娩后仍然需要对产妇进行细致的观察和护理。

♀ 产后2小时内的处理

临床上把产后2小时称为第四产程，产妇需要留在产房观察。在分娩后2小时之内，每15～30分钟测量一次血压和脉搏，如有指征可以更频繁地测量。除帮助产妇首次哺乳外，要不断观察阴道的出血量，并定时摸清宫底位置，以了解其收缩情况。如果发现子宫收缩不良，应通过腹壁按摩子宫，以加强子宫收缩力，减少阴道出血。

♀ 产后早期活动

产后早期活动即产妇在产后过几个小时就可以下床活动了。产后早期活动有许多好处，比如可以减少膀胱并发症及便秘。更重要的是，产后早期活动减少了产后静脉血栓的形成及肺栓塞的发生率。为防止站立后可能出现头晕或晕厥，在产后第一次活动时要在有人陪伴的情况下进行，以防发生损伤。

♀ 外阴的护理

产妇须从前至后清洁外阴；用1/5000的高锰酸钾液冲洗外阴，每天2次；勤换卫生巾；排尿时，由于尿液的刺激，会感到会阴伤口疼痛或有烧灼感，排尿前准备1支0.5/1000的醋酸氯己定（洗必泰）液，排尿后冲洗伤口，可减轻疼痛和不适感。产后几小时内用冰袋冷敷，可减轻侧切伤口的水肿和不适。

会阴部水肿明显者，可以用50%的硫酸镁浸湿纱布外敷，产后24小时后可以用红外线照射外阴。会阴部有缝线者，需每天检查伤口周围有无红肿、硬结及分泌物。于产后3～5天拆线。如果发现伤口感染，需提前拆线引流或行扩创处理，并定时换药。

♀ 产后要重视便秘

产后容易发生便秘，要从饮食、活动等方面进行调整。有时，产后没有排便仅仅是分娩前清洁灌肠而引起的结果。产后要让产妇尽早下床行走，及早进食，便秘就会得到缓解。

产后不适的护理

阴道分娩后的几天内，产妇可能会因为各种原因而感到不适，包括产后宫缩痛、会阴伤口痛、乳房肿胀等。为缓解会阴伤口的疼痛，常用的治疗方法是烤灯。但是在夏季，可能会造成很大的不适。早期给予冰袋冷敷可以减轻局部肿胀，减少不适。严重的不适和疼痛，尤其是应用止痛剂仍不能缓解症状的时候，要注意有无血肿形成。

轻度抑郁的处理

在产后几天内产妇表现为一过性的、一定程度的抑郁是很正常的。产后抑郁多数是由于多种因素共同作用的结果。对于大多数产妇，有效的治疗不需要其他的方法，仅仅是理解、认识以及使其恢复自信。这种轻度的不适是自限性的，通常2~3天后就会自然缓解，也有持续10天左右者。如果产后抑郁持续存在，并有恶化趋势，就要引起足够的重视，以明确抑郁的原因并进行适宜的心理咨询。

观察子宫恢复及恶露

每天早晨医生查房前，产妇要提前排尿，以便医生能准确检查子宫逐日恢复的情况。应及时告诉医生恶露的变化。血性恶露约持续3天，会转为浆液性恶露，约2周后变为白色恶露，一般2~3周后干净。

腹壁松弛的处理

产后通常不需要用腹带，它对于保持母亲的体形没有太大的帮助，相反会有不舒服的感觉。剖宫产后，紧绑腹带，不利于胃肠功能的恢复，并延长排气的时间，所以不再提倡常规使用腹带。但如合并心脏病、妊娠高血压疾病等，绑腹带还是有必要的。如果腹壁过于松弛和下垂，使用一个普通的紧身内衣效果会很好。阴道分娩后可在任何时候开始腹肌强度训练，剖宫产手术后腹壁疼痛消失后即可开始锻炼。

产后的饮食安排

对于自然分娩的产妇，饮食上没有什么特殊的禁忌，只是不能吃一些辛辣、刺激性的食物。

在正常阴道分娩后2个小时，如果没有出现并发症，产妇可以喝些水，吃一些想吃的食物。产后第一餐可以进食适量、比较热、易消化的半流质食物。如：红糖水、藕粉、蒸蛋羹、蛋花汤、卧鸡蛋等。

产后的乳房护理

产后乳房的护理至关重要，是关系母乳喂养成功的因素之一。

初次做母亲，常常会因为哺乳时乳汁不畅，婴儿不能很好地含接，或者婴儿吸不出奶水等原因，急得不知所措，甚至想哭。遇到这些情况时，千万不要灰心，相信哺乳是人类的天性，应该耐心地坚持下去，一定会成功的。

很多医院都会进行乳房按摩和母乳喂养的指导，住院期间一定要多学多问。要特别注意乳房的清洁，在做乳房按摩或哺乳前，一定要把手洗干净，用干净的棉球或纱布擦拭乳头，哺乳后同样需要把乳头擦干净。平时要带上干净的胸罩，特别是当泌乳较多、乳汁通畅时，容易溢出乳汁浸湿胸罩，所以胸罩一定要勤换勤洗。

出院的时间

自然分娩如果没有合并症，住院时间一般是3～5天。出院前，产妇通常要接受一些关于正常产后心理、生理变化的指导，比如正常恶露的表现、多尿引起体重下降及哺乳的知识。产妇也要接受一些关于产后疾病防治方面的指导。遇到特殊情况要求提前出院者，要向医生问清楚需要注意的相关事项。

随诊出院时，自然分娩的产妇可以恢复一些日常活动，有半数妇女产后6周可恢复原有的体力。在这一时期，自然分娩的产妇感到体力恢复的人数是剖宫产的2倍。

剖宫产产妇的基本护理

镇痛处理

剖宫产术后24小时内会给予充分的镇痛，未带镇痛泵者会根据疼痛情况给予哌替啶（度冷丁）肌内注射。产妇感觉伤口疼痛时不必强忍，要及时告诉医护人员，医生会及时给予镇痛处理。充分镇痛有利于检查子宫收缩的情况。

观察生命体征

在术后4～6小时内，通常每0.5～1小时要检查一次血压、脉搏、宫底高度、出血量及尿量。接着在24小时内，每4～6小时检查一次，并测量体温。

补充液体

通常剖宫产手术中和手术后，不需要静脉给予大量的液体，手术后的24小时内给予3000毫升液体就已经足够。

饮食安排

术后6小时可以进食无糖无奶的流食，一次不要多量饮入，要逐渐加量。术后12小时可进食半流食，排气后可进食普通食物。开始进食宜少量多餐，以富含营养、易消化的食物为主。

排尿

通常是在手术次日早上拔除尿管，同阴道分娩一样，拔除尿管后要注意排尿情况，争取4小时内排尿，以防尿潴留。大多数剖宫产手术后会出现麻痹性肠梗阻，但其持续时间很短。症状包括轻微的腹胀或腹痛，不能排气排便。大多会在48小时内排气。

适当活动

多数情况下，手术后第一天，产妇应该在别人的帮助下，缓慢地下床活动，至少2次。静脉输液者，应该选择适宜的时间下床活动。第二天产妇可以在别人的帮助下行走。

伤口护理

医生每天会检查伤口，看看有无红肿、硬结、渗出物等，通常5～7天拆线。对于没有并发症的剖宫产产妇，通常可以在术后5～7天出院。

02 月子妈妈日常护理

营造舒适的室内环境

🌸 保持安静

产妇休息的卧室要保持安静，避免噪声，取东西时要轻拿轻放，尤其是开关门时，要注意动作轻缓，以免突然的响声，引起婴儿不自主的反射动作。不主张过多的亲友入室探望。闲暇时或护理婴儿时，可以听一听优美的轻音乐。

🌸 保持空气流通

产褥热其实是藏在产妇生殖器官里的致病菌在作怪，多源于消毒不严格的产前检查、接生，或产妇不注意产褥卫生等。若门窗紧闭，床头挂帘，裹头扎腿，室内卫生环境差、空气污浊，更容易使产妇、新生儿患病。建议一定要保持房间内空气流通。

🌸 冷热适宜

产妇和宝宝的居室应温馨、安静、整洁，光线充足，保持良好的通风。温度和湿度要适中，室内温度25℃~26℃，相对湿度50%~60%，空气清新，定时通风，气温低时要注意保暖，气温高时要注意预防中暑。随着气候与居住环境的温度、湿度变化，产妇穿着应做适当的调整。

🌸 适当点缀

室内家具物品不要摆得太多、太拥挤，可以挂几张活泼可爱的婴儿图片，还可以根据季节适当摆些无毒的花卉盆景，有利于产妇心情愉悦。

月子期间坐卧有讲究

保持正确的站、坐姿

分娩以后，因为身体的巨大变化，也因为日夜为宝宝操劳，许多产妇都感到肌肉酸痛、浑身疲乏。这个时候，保持正确的站、坐姿非常重要。

怀孕期间，体型的变化会改变孕妈妈身体的重心，减弱肌肉的力量，使韧带变得柔弱。生产以后，身体的重心又骤然改变，这时就要重新调整自己以适应这种状况。保持良好的姿态意味着身体各部分的平衡，当肌肉维持某项姿势时，所需耗费的力量是适中的。

新妈妈站立时，体重均匀地分配在双脚上，维持膝盖的柔软度，使它们不会因站直而僵硬。同时收缩腹部，并将臀部向内与向下缩，有助于矫正骨盆的姿势。坐时，也要收缩腹部，挺胸抬头，以保证适当的调整。

产后不宜睡席梦思床

席梦思床虽然睡着舒服，但并不适合产妇。产妇睡席梦思床，会引起很多不良的后果。

许多产妇会因为产后睡席梦思床而引起骶关节错缝、耻骨联合分离等骨盆损伤。主要是因为在妊娠末期卵巢会分泌一种激素，叫松弛素，它有松弛生殖器官中各种韧带与关节的作用。产后的骨盆会失去完整性和稳固性，松散的骨盆再加上席梦思的松泡性，弹性好，压下去，重力移动又弹起，产妇躺在上面左右活动都受到一定的阻力，不利于产妇翻身起坐。如欲急速起床或翻身，极易造成产妇骨盆损伤。

因此，产妇不宜睡席梦思床，产后宜睡一段时间的硬板床（产后42天），待身体复原后再睡席梦思床。

产后不宜长时间仰卧

经过妊娠和分娩后，维持子宫正常位置的韧带变得松弛，子宫的位置可以随体位的变化而变化，如果产后常仰卧，可使子宫后位，从而导致产妇腰膝酸痛、腰骶部坠胀等不适。

因此，为了使子宫保持正常的位置，产妇最好不要长时间仰卧。早晚可采取俯卧位，注意不要挤压乳房，每次时间20～30分钟，平时可采取侧卧位，这种姿势不但可以防止子宫后倾，还有利于恶露的排出。分娩后几天起，早晚各做一次胸膝卧位，胸部与床紧贴，尽量抬高臀部，膝关节呈90°。

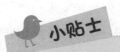 **产后应早下床活动**

传统观念认为坐月子要整天卧床休息，其实这对产妇有害无益。产妇在经历了分娩这一过程后，体力消耗很大，身体很虚弱，会感到疲劳，因此要注意休息。

同时，产妇也要进行适当的活动。一个健康的产妇（包括做了小的手术如侧切等），在产后24小时后即可下床在室内活动。早下床活动，可以促进血液循环，有利于伤口愈合，有利于子宫收缩和恶露的排出，从而减少感染的机会。同时，还可以促进肠蠕动，以及膀胱排尿功能的恢复，使大小便通畅。

此外，还可以减少出现下肢静脉血栓形成的几率，促进盆底肌肉、筋膜紧张度的恢复等。

我们提倡早期下床活动，指的是轻微的床边活动及做产后保健操等，并非过早地进行体力劳动。在产后6周内，严禁提举重物和较长时间的站立或蹲位。劳动过早、过重，得不到适当休息，不仅会延长全身康复的过程，还可能发生子宫脱垂。因此，产褥期既不能长期卧床，也不能从事过重的体力劳动。

小贴士

控制亲友的探视频率

宝宝出生后，亲朋好友大多会到医院看望贺喜等，应付这些社交活动，难免会给妻子造成很大的疲惫感。为了让妻子好好休息，丈夫要提醒亲朋好友，妻子住院期间最好少来探访，等妻子出院后再到家里探访，以保证产妇有平稳的情绪，充分的休息。一次来访的客人不宜过多，2～3人即可，探访时间尽量要短，10～20分钟为宜。

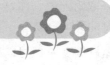

月子期间讲究个人卫生

🌸 适时洗澡

过去由于环境简陋，生活条件差，又没有这么多现代化的电器设备，所以有一个月不能洗头、洗澡的限制。随着生活水平的提高，不能洗澡的时代已经过去了。何时洗澡比较合适，要根据具体情况而定。自然分娩的产妇，产后3日体力恢复后，便可以开始淋浴。会阴有伤口以及剖宫产者腹部有伤口的产妇，产后1周内不宜洗澡，待拆线后再洗澡，但可以擦澡。

一些人接受不了这一观点，实际上产后洗澡有诸多好处。产褥期多汗、溢奶，身上粘湿难受，恶露不断排出，整整一个月不洗澡，不利于个人卫生。经常洗澡，不仅可以清洁皮肤毛孔，加速血液循环，加快新陈代谢，而且还会使人神清气爽。

产妇洗澡时应该注意以下几点：

1.洗澡水的温度不能过高，以37℃左右或稍热为宜。以防全身、皮肤血管过度充血，造成头部供血不足而头晕。

2.洗澡的时间不要太长，20分钟左右为宜。

3.洗澡或擦身（澡）时，室温不要过低或过高。夏季一般室温就可以，冬天以26℃较为合适。

4.洗澡最好采取淋浴，不要盆浴。因为盆浴时，污水容易进入阴道，导致感染。没有淋浴条件的，可以用脸盆装水往身上边浇边洗。如用温开水坐浴，最好在5000毫升水中加入1克高锰酸钾，达到灭菌的作用。

5.洗完澡后应立即将身体擦干，以免着凉。

6.产后初期的几天内，洗澡时最好有人陪伴，以免发生晕厥。淋浴时不要空腹，以防发生低血糖。

7.不宜洗澡的产妇，可以采用擦澡的方式解决卫生问题，但平时要勤换会阴垫和内衣内裤。

🌸 每天刷牙漱口

月子里可以照常刷牙，以保护牙齿健康。有人认为月子里不能刷牙，这是不对的。产妇在月子里须进食大量的糖类、高蛋白类食物，进食的次数也会增加，如果不刷牙，最容易坏牙，引起口臭和口腔溃疡。漱口刷牙能清除食物残渣及其他酸性物质，保护牙齿和口腔。

产妇应该每天早晚各刷一次牙，刷牙时要用温水，牙刷不要太硬。刷牙时，不能横刷，要竖刷，即上牙应从上往下刷，下牙要从下往上刷，而且里外都要刷到。

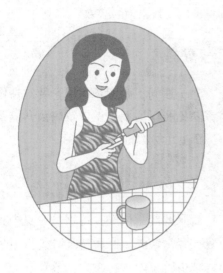

中医学主张产后用手指漱口。方法是：将右手食指洗净，或用干净纱布裹住食指，再将牙膏挤于手指上，犹如使用牙刷一样来回上下揩拭，然后按摩牙龈数遍。在月子期间，这样漱口可以防止牙龈炎、牙龈出血、牙齿松动等。也可以用盐水漱口、药液漱口等方法，如用陈皮6克，细辛1克，用沸水浸泡，待水温后去渣含漱。

🌸 保持会阴清洁

自然分娩会阴的清洁 产后恶露多，要注意常换卫生巾，如果会阴无伤口，要用温水冲洗。

会阴伤口的护理 如果会阴有侧切伤口或裂伤，可用1/5000的高锰酸钾溶液或稀释的碘伏冲洗，水的温度以洗澡水温度为宜，不要用热水的蒸气熏，也不要用过热或过凉的水。每次排便、排尿后，可用0.5/1000的醋酸氯己定（洗必泰）液冲洗。药液为塑料药瓶装，带有冲洗管，用时很方便，去卫生间时，顺便带上1支即可。冲洗时要注意按照从前向后的顺序，即先冲洗会阴，再冲洗肛门，以免将肛门的细菌带到会阴伤口和阴道内。产后1周可用1/5000的高锰酸钾溶液坐浴，每晚1次，每次15分钟（高锰酸钾溶液浓度不能太高，以液体淡红色，不染手为宜）。

会阴伤口疼痛一般不重，不需要口服止痛药物，如果产妇对疼痛比较敏感，产后24小时内可以冷敷，24小时后可以理疗，如微波、频谱、神灯等局部照射，均有促进血液循环、加速伤口愈合、减轻疼痛的作用。会阴部血液循环丰富，伤口愈合能力强，通常愈合后瘢痕大多不明显，恢复后无不适感，也不影响日后性生活，所以不必对会阴侧切有所顾虑。

处理产后恶露

分娩后，产妇的阴道会流出类似经期的血，但量会稍微多一点，这就是恶露。子宫收缩会帮助恶露排出。恶露的排出量受几个因素的影响，如由较长时间的卧姿改为立姿，恶露的流出量会增加，所以许多产妇经过一夜的休息后，早上发现恶露量增加。如果恶露一直持续流出，或出现红色恶露的现象，即表示子宫复旧不全，或者是发生了感染，一旦子宫受到感染，则排出的恶露会有恶臭味。一般恶露处理的方法如下：

1.将脱脂棉或棉纱剪成5厘米大小的方块，煮沸消毒后浸泡在2%的硼酸水或来苏液体，或浸泡在稀释1000倍的消毒皂液中即可。随之将消毒过的脱脂棉装进容器中，以便随时使用。脱脂棉或棉纱煮沸时间只需5分钟即可。

2.更换脱脂棉时（排便、排尿后），一定要洗净手。擦拭便尿时，要由外阴部向肛门方向擦拭。如果反之，则会将肛门部的杂菌带进分娩时留下的外阴部伤口中，进而引起感染，不可用同一块消毒棉纱擦两次，每擦一次要换一块。

3.消毒后要垫上新的布巾和脱脂棉，药布应垫在最上面，不然的话，棉屑会沾在外阴部上。随后要缠上工字带或月经带。

一般而言，产后2～3周子宫颈便会完全闭合，这时恶露也即将停止。如果产后3～4周恶露仍然持续着，那么就有进一步检查其原因的必要。

勤修剪指甲

月子期间不要留长指甲，要定期修剪，以免藏存污垢，携带致病菌，以及划伤新生儿幼嫩的皮肤。

衣服要常换

衣服要经常换洗，特别是贴身内衣更应该经常换洗。产后要及时更换卫生巾，减少脏了内衣的次数，最初几天出血量多时，最好用为产妇特制的加长加宽卫生巾。产后短裤脏了就换，做到勤洗勤换，有条件的要放置在阳光充足的地方晒干，不要阴干。如果觉得洗起来不方便，现在有一次性的内裤，产后用起来非常方便，不妨买几包试一试。感觉内衣潮湿了就要换洗，至少1～2天要换洗1次。

月子期间穿着的要求

选择舒适的衣服

传统观念里认为坐月子要"捂"，其实现代的生活环境使得坐月子大可不必"捂"，完全可以做到穿着舒适得体，整洁大方。

衣服质地要舒适 坐月子时穿的衣服宜选择纯棉、麻、毛、丝、羽绒等天然材料制品，现在很多人都喜欢穿这类质地的衣服，柔软舒适，透气性好，保暖性强，又有很好的吸湿性，更适合坐月子时穿。

衣服应略微宽大但要得体 有些产妇怕产后发胖，体形改变，想靠衣服来掩饰已经发胖的身体，便穿紧身衣服，进行束胸或穿牛仔裤。这样的装束不利于血液循环，特别是乳房受压极易患乳腺炎。正确的做法应该是选择透气性好、松紧适宜的棉质内衣，外衣略微宽大，以方便活动，但要得体。哺乳的产妇，最好准备两件胸前可以敞开的哺乳衫，便于哺乳，也很雅观，还可以避免产妇腰部、腹部裸露受寒。如果穿毛衣，最好选择开襟衫，方便实用。

衣服要做到厚薄适中 产后产妇的抵抗力会有所下降，所以衣着应根据季节变化进行相应的增减。夏天产妇的衣着被褥皆不可过厚，以穿着棉布单衣、单裤、单袜为宜。被褥须用棉织品，勤晾晒。冬天产妇的床铺、衣着均须柔软，床上宜适当铺厚一些，被子宜轻软，宜穿保暖内衣、棉睡衣、厚棉线袜，外出宜穿羽绒服。春秋季节产妇穿着应较平常人稍厚一些，以感觉微热为好。

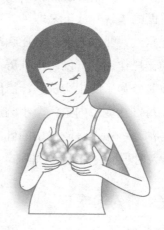

佩戴合适的胸罩

有些人哺乳期间不喜欢戴胸罩，觉得不戴胸罩更舒服，喂奶更方便，其

313

实戴胸罩有诸多好处，可以起到支托乳房、方便哺乳的作用。

哺乳期间，新妈妈的乳房要比平时大许多，如果长时间没有上托的支撑，便容易使乳房下垂，影响乳房造型的恢复。另外，很多哺乳的产妇不戴胸罩，经常有乳汁溢出浸湿衣服，乳头与干燥变硬的衣服摩擦，易引起乳头皲裂，而且衣服浸湿或干燥后留有痕迹也不雅观，所以哺乳的产妇一定要戴胸罩。可以选用质地柔软、透气性好、前面系扣、适当宽松的胸罩。

现在有特制的哺乳胸罩，罩杯是窗式结构，哺乳时不必解开胸罩，只需把胸罩前面的盖解开放下来即可，与哺乳衫搭配穿戴，非常方便。钢托胸罩，有很好的支托作用，可以防止乳房下垂。戴胸罩时，为了防止少量乳汁溢出浸湿衣服，可以在胸罩内垫一个小圆形薄垫或几层消毒纱布，吸附溢出的乳汁，浸湿后要及时更换，保持局部清洁。

✿ 合理使用腹带

产后是否需要使用腹带，要根据具体情况来定。对妊娠合并心脏病、血液疾病或某些剖宫产术后的产妇，需要在特定的时间使用腹带。遇到这种情况，医生通常会帮助或提醒产妇绑好腹带。大多数情况下产后或剖宫产术后不需要使用腹带。产后使用腹带，会影响局部的血液循环。剖宫产术后用腹带，会影响肠蠕动，不利于胃肠功能的恢复。腹带过松起不到作用，过紧往往不利于汗液的蒸发，天气热时，还很容易起痱子。如果愿意，可以穿棉质的收腹提臀短裤，挑选合适的，穿着会比较舒服。

✿ 要选择软底鞋

鞋底要软 生完孩子后，穿软底鞋不容易累，如果过早地穿上硬底鞋且长时间站立的话，今后年纪大了容易落下后脚跟痛的毛病。

合脚保暖 最好是选择一脚套，不用束鞋带的鞋。因为新妈妈刚开始做妈妈，难免有些手忙脚乱，夜里起来喂奶或者孩子突然哭闹，都会匆匆忙忙。

防滑鞋底 新妈妈身子虚，自己走路都要注意别滑倒了，何况抱着刚出生的小宝宝，那就更要注意了，所以鞋底必须防滑。

顺利实施母乳喂养

🌷 母乳喂养的好处

母乳是最完美的食品 母乳是妈妈专门为自己的宝宝生产的最完美的天然食品。母乳含有婴儿所需要的全部营养物质，而且随着婴儿月龄的增长，母乳的成分也会发生相应的改变。母乳含有蛋白质、乳糖、脂肪，尤其是丰富的不饱和脂肪酸，各种各样的维生素及比例恰当的无机盐等，充分保证了新生儿的生长发育，并且母乳易于消化、吸收，可以被婴儿机体有效的利用。母乳对宝宝的一生都起着非常重要的作用，是任何食品都不可替代的。

母乳中富含抗体及抗感染物质 母乳可以提供天然的免疫力，增强宝宝的抗病能力，母乳喂养的婴儿在4～6个月以前很少生病。

可以增进母子间的感情交流 母乳喂养能增进母子之间感情的交流，满足互相的渴望，这对于宝宝的心理、语言、智力的发育有相当重要的影响。另外，妈妈抱起宝宝喂奶的同时也增加了观察宝宝的机会，可以及时发现宝宝的异常表现，及早处理。

能促进产妇康复 宝宝吸吮乳头时会反射性地引起妈妈的子宫收缩，减少产后出血，有利于妈妈产后的康复，并保持健美的体态。

降低妈妈患某些癌症的几率 母乳喂养还可以降低哺乳的妈妈患卵巢癌、乳腺癌的几率。

由此可见，母乳喂养不仅有利于婴儿的健康成长，也有利于产妇的产后康复，凡有条件哺乳的妈妈都应该用母乳哺喂自己的宝宝。

🌷 早接触和早开奶

早接触和早开奶对妈妈和宝宝都有很多好处。它可以帮助母子建立亲密的关系，促使妈妈的乳腺尽快分泌乳汁。

1.早接触

早接触就是指在婴儿出生后，把婴儿身上的血迹及粘连物清除干净，并在30分钟内把婴儿放到妈妈的胸腹部。这时，新妈妈可以注视着自己的宝宝，当两个人的皮肤亲密无间时，母子感情就开始建立了，新妈妈可以拥抱及抚摸宝宝，俩人的感情开始了交流。母子二人的接触时间最好控制在30分钟以上，效果更为明显。因为产后1~2小时是母婴感情交流最强烈的时期，所以母婴早接触能够使母子二人的感情更加亲密。

2.早开奶

早开奶就是让新生儿在出生后30分钟内吮吸妈妈的乳头。当婴儿降生到这个世界上来时，最本能的反应就是吮吸，而新生儿在出生后的10~40分钟内吮吸反射最强烈。当宝宝嘴唇开始蠕动，撅起小嘴有寻找乳头的动作时，就表明他有想吃奶的欲望。这时，新妈妈可以把乳头放到他的嘴中，他就会主动地开始吸取乳汁，即使刚开始时没有乳汁分泌出来也没有关系，吮吸的动作会刺激乳腺分泌乳汁，而且初乳对于婴儿来说是最有营养的。

如果错过了这一个好时机，再让他学会如何正确地吮吸就比较困难了。而且在喂奶的同时，妈妈和婴儿的皮肤接触可以使双方都产生满足感。因此，要大力提倡早开奶。

❀ 哺乳的正确姿势

半躺式 在分娩后的头几天里，妈妈坐起来仍然有困难，这时，以半躺式的姿势喂哺宝宝便最为合适。让宝宝横倚着妈妈的腹部，背后用枕头垫高上身，斜靠躺卧。

摇篮式 摇篮式喂哺最广为人熟悉。婴儿的头部枕着妈妈的手臂，腹部向内，而妈妈的手应托着婴儿的臀部，方便身体接触。利用软垫或扶手支撑手臂，手臂的肌肉便不会因为抬肩过高而拉得绷紧。采用这种喂哺姿势时，垫高双脚有助于身体放松，例如把脚放在脚踏上。

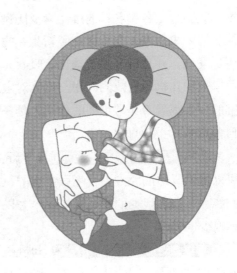

侧卧式 在晚上喂哺或想放松一下时，可以采取这种姿势。妈妈和婴儿都侧卧在床上，腹部相对，这样婴儿的口便会正对乳头。妈妈的手臂及肩膀应平放在床垫上，只有头部以枕头承托。妈妈可以用卷起的毛巾或类似物品垫着婴儿，让婴儿保持同一种姿势。

🌸 母乳喂养的技巧

要保证母乳喂养顺利成功，妈妈还必须学习正确的母乳喂养技巧——嘴乳衔接的正确方法。正确的嘴乳衔接应该是婴儿的小嘴完全环抱妈妈乳房的乳头和乳晕。

1.用乳头挠弄宝宝的小嘴唇

一旦母婴都处在感觉非常舒适的体位，妈妈就可以用乳头轻轻抚弄婴儿的嘴唇，等婴儿的小嘴完全张开——直到像打呵欠那样大大地张开小嘴为止。

建议直接用乳头对准宝宝的鼻子抚摸，然后逐渐向下移到婴儿上唇粘膜，逐步诱导宝宝大大地张开小嘴衔接乳头，这样可以避免哺乳时宝宝吸吮自己的下唇。如果宝宝还是不肯大大地张开小嘴，那么就可以挤点初乳涂到宝宝的唇部，鼓励宝宝张开小嘴衔接乳头。

如果宝宝把头移开了，可以用手轻轻地抚摸宝宝的颊部将其头部靠近妈妈的乳房，本能的新生儿吸吮反射会使宝宝将头部转向妈妈的乳头。

2.嘴乳衔接

一旦宝宝大大地张开了小嘴，就要把婴儿向妈妈靠近。妈妈不要将自己的乳房去接近宝宝的小嘴，更不要将宝宝的头部推向乳房。

3.嘴乳衔接的检查

婴儿正确衔接乳头的表现应该是嘴唇向外凸出（就像鱼嘴一样），而不是向口腔内回缩。妈妈还要检查婴儿有没有吸吮自己的下唇，妈妈牵拉下唇就能检查出婴儿是否在吸吮下唇和舌头。

如果婴儿吸吮舌头，妈妈要用手指终止吸吮，并移开乳头。要明确婴儿是在正确地吸奶而不是在无效地吸吮乳头，妈妈就要细心观察婴儿是否有持续强有力的吸奶，吞咽—呼吸的节律性运动。一旦婴儿颊部、下巴、耳部出现节律性的协调动作，随后妈妈就能体验到乳汁从乳头流出的感觉以及听到婴儿吞咽声（或者间断呛咳声），有节奏地连贯出现这些现象就说明婴儿正在吸奶。

如果婴儿衔接乳头的姿势正确，哺乳是不会有乳头疼痛的（妈妈有乳头皲裂或乳房感染的除外）。

4.给宝宝留点呼吸空间

宝宝衔接乳头后，如果乳房组织阻塞了宝宝的鼻孔，妈妈可以用手指轻轻地向下压迫乳房表面组织就能让宝宝呼吸畅通，轻轻抬高宝宝，也能给宝宝提供一点呼吸空间。

5.终止吸吮

如果宝宝吸奶完毕仍不肯松开衔在乳头上的小嘴，唐突拉开会导致乳头损伤。首先应该终止婴儿的吸吮，妈妈终止婴儿吸吮的方法就是用手指非常小心地插入宝宝的口角让小量空气进入，并迅速敏捷地将手指放入宝宝上、下牙槽突龈缘组织之间直到宝宝松开为止。

🌸 产后的乳房护理

为了顺利实施母乳喂养，哺乳期间要做好如下的乳房护理工作。

1.根据具体情况选择正确的喂奶方式，一般常用侧卧式、摇篮式等。正确的喂奶姿势有利于防止乳头疾病的发生。根据新生儿需要随时哺乳。每次喂奶后应将乳汁排空。

2.哺乳时不要让孩子过度牵拉乳头，每次哺乳后，要用手轻轻地托起乳房按摩10分钟。

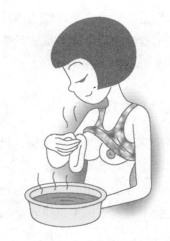

3.每天至少用温水洗浴乳房两次，这样不仅有利于乳房的清洁卫生，而且还能增加乳房悬韧带的弹性，从而防止乳房下垂。

4.乳罩选戴松紧要合适，令其发挥最佳提托效果。

5.哺乳期不要过长。孩子满10个月后，即应断奶。

6.注意新生儿口腔卫生，如有乳头破损，要停止喂奶并及时治疗。

7.哺乳期妇女应注意休息，保持精神愉快，增强身体的抵抗力，减少乳腺炎的发生。一旦发现乳腺炎要及时去医院在医生的指导下治疗。

8.坚持做俯卧撑等扩胸运动，促使胸肌发达有力，增强对乳房的支撑作用。

母乳不足怎么哺乳

一般来说，几乎每个妈妈都可以分泌足够的乳汁，满足婴儿的需要，而且乳量还会随着婴儿的长大而增加。但是在某些情况下会影响乳汁的分泌，造成母乳不足。比如母亲精神紧张，情绪低落，焦虑不安；身体虚弱，过度疲劳；营养不合理；乳腺发育不良或受限，乳腺管阻塞等。

1.如何判断乳汁是否充足

判断乳汁分泌是否满足宝宝的需求，可以看看宝宝是否有如下的情况，如果有，就要想办法促进乳汁分泌。

（1）妈妈自己体会，如果妈妈总觉得自己乳房空空，总是干瘪瘪的，那就是奶水不足的信号。可以多吃一些有催奶作用的食物，帮助乳房分泌乳汁。

（2）观察宝宝的排泄物，如果宝宝一天之中大便只有一次或更少，小便没有超过7次，那就说明母乳供给不充足。

（3）宝宝吃奶的时间变长，吮吸力度变大，用力吮吸却听不到吞咽的声音，吸取乳汁时总是莫名其妙地停下来，有时会突然松口，放声大哭。这些都是宝宝在抗议，他还不会说话，只能用哭闹的方式来表达自己的不满。

（4）宝宝的体重没有增长。刚出生的宝宝，因为生理原因，体重会减轻。但一般下降不会超过出生体重的8％，且7～10天即可恢复。如果下降超过体重的8％，就表明宝宝生长不是很健康，你的乳汁没能满足宝宝的需求。

（5）宝宝吃饱了会自主地松开乳头，如果授乳过后1个小时又哭闹，说明他刚才没有吃饱，母乳的供应量不足。

2.怎样才能使母乳充足

（1）母乳喂养的过程中，妈妈应该信心十足、精神愉快，尽量避免生气。

（2）要有充分的睡眠和休息，不能过度疲劳。

（3）不要穿过紧的胸罩，以免影响乳腺的发育。不要穿戴人造纤维做的内衣和胸罩，以避免纤维粒子进入乳头阻塞乳腺管。

（4）产后要尽量早喂奶、勤喂奶，白天、夜间都要按需哺乳。

（5）掌握正确的喂奶姿势，喂奶是一件愉快的事，喂奶时要让妈妈感到舒适，宝宝感到满足。

（6）宝宝每次吃奶一定要吸空一侧乳房再吸另一侧，乳房有余奶要挤出。

（7）合理补充营养。乳汁分泌的多少与产妇的饮食密切相关，所以合理地

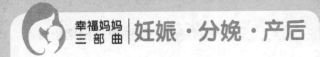

补充营养非常重要。产妇应根据自己的口味和习惯制定食谱，做到荤素搭配、粗细夹杂、少吃多餐、新鲜可口，保证营养全面均衡。如鸡蛋、鸡肉、瘦肉、鱼、虾、猪肝、动物血、牛奶、豆制品等含有较丰富的蛋白质、部分无机盐和维生素；馒头、饺子、包子、馄饨、米饭、面条等各种面食中含有较多的糖类和部分纤维素；各种蔬菜、水果中含有多种维生素和纤维素。无论是煮、烧、炖，只要易于消化吸收即可，但要避免烹调过程中营养物质被破坏。

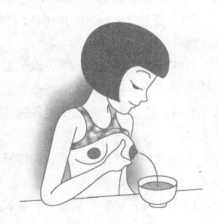

（8）因为乳汁中含有88％的水分，所以除了喝水外，还要多喝鸡汤、鱼汤、排骨汤，每天不少于3000毫升，既补充了营养，又满足了对水分的需要。

（9）针灸或服用催奶药。

❀ 不宜哺乳的产妇

产妇有心脏疾患 心功能较差（Ⅲ、Ⅳ级）的产妇，因为产后心血管发生了很大的变化，血液重新分配，乳房和内脏血液增多，心排血量增加，加重了心脏的负担，产妇往往难以适应，容易发生心力衰竭，故一般不宜喂奶。如果孕期及产后心功能均较好，则可以喂奶。

产妇有肾脏疾病 严重肾功能不全的产妇不宜进行母乳喂养，因为哺乳会加重肾脏的负担。肾移植术后的妈妈往往体质较差，即使肾功能正常，但长期服用免疫抑制剂也会通过乳汁影响婴儿的健康，所以不可以喂奶。

产妇有高血压疾病 高血压伴心、脑、肝、肾等重要脏器功能损害者，不宜哺乳。因为抗高血压的药物会进入乳汁对婴儿产生不良的影响，同时利尿药物会减少甚至抑制乳汁的分泌。

产妇有糖尿病 糖尿病伴严重脏器功能损害者，伴尿酮症者，如果酮体进入乳汁会使婴儿肝大，故不宜喂奶。但孕期患糖尿病的妈妈完全可以喂奶，哺乳有抗糖尿病的作用，哺乳妈妈的血糖会自然降低而无需增加胰岛素的用量。

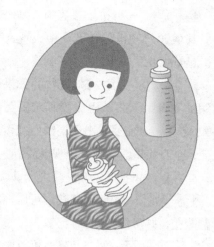

产妇有传染病 各种传染病的急性期，如各类肝炎的传染期、肺结核的传染期，都不宜哺乳，以减少母体的消耗及新生儿的感染。

产妇有精神疾患 需要药物治疗的严重精神病，及患产后抑郁症的妈妈，都不宜母乳喂养。

产妇有癫痫 产后仍有癫痫发作的妈妈，一方面抗癫痫药物对婴儿有不利的影响；另一方面癫痫发作时婴儿会受到威胁。

产妇有遗传性代谢性疾病 患有遗传性代谢性疾病的妈妈，如患有苯丙酮尿症的妈妈的血液中含有较多的苯丙酮酸，可以进入乳汁，婴儿吃了这种母乳后，苯丙酮酸就会存在于体内，抑制了大脑的发育而导致智力低下，使原本已

带有这种基因的婴儿更加雪上加霜，变得更加愚笨，因此不宜喂奶。

产妇产时或产后有严重并发症 产时或产后有严重并发症的产妇，如出血过多身体虚弱，产后高热及严重的产褥感染等，可以暂时不喂奶，待身体好转后即可喂奶。

产妇有甲状腺功能亢进 甲状腺功能亢进的妈妈，如果产后仍然需要继续服用抗甲状腺的药物，应该根据病情及服药种类、剂量，在医生的指导下决定是否可以母乳喂养。

产妇有性病 患性病的妈妈，如淋病在产前未治愈，产后即使乳汁中无淋病双球菌，但通过密切接触也可以传染，所以暂时不宜母乳喂养，待治愈后再喂母乳。尚未治愈而又确实需要喂奶时，要注意严密消毒，特别要注意保护婴儿的眼睛和外阴部。梅毒可以通过胎盘及乳汁进行传播，不可哺乳，必须经过正规治疗后才可以哺乳。

🌸 哺乳期用药要注意

药物通过血液循环可以进入乳汁中，宝宝吃奶时这些药物也会随着乳汁一起进入体内。不同药物在乳汁中的浓度不同，对宝宝产生的危害也不尽相

同。而且新生儿对生物转换和排泄的功能尚不完善，清除药物的能力也相对低下，对药物的排泄异常的缓慢，不仅会引起急性不良反应，还会引起微小而不容易被发现的影响。

1.哺乳期用药原则

（1）几乎能通过胎盘的药物均能通过乳腺进入乳汁，因此孕期不适宜用的药物，哺乳期也不宜使用。

（2）哺乳期用药时，哺乳时间应避开血药浓度高峰期，减少乳汁中的药物浓度。可以通过调整哺乳时间，以减少孩子吸入的药量。妈妈应该在哺乳后立即服药，并尽可能推迟下次喂奶的时间，间隔4个小时为好。当怀疑乳汁中有某种有害物质时，应该予以检测。

2.目前已知乳母禁用的药物

放射性制剂 如碘制剂可以对新生儿甲状腺产生抑制作用，影响生长发育并引起智力低下。如果妈妈必须注射放射性诊断制剂，应该在放射性物质从乳汁中完全消失后再恢复哺乳，碘的消失为7～9天。

抗甲状腺药物 这类药物可通过乳腺进入乳汁，如果用药剂量过大，会引起婴儿甲状腺激素的生成和分泌不足，甚至产生甲状腺功能减退和甲状腺肿。

异烟肼 一种抗结核药物，妈妈服用后其代谢产物也能在乳汁中出现，可以引起新生儿肝中毒。

巴比妥类 为抗癫痫药物，如果患癫痫的乳母每天服苯巴比妥和苯妥英钠各400毫克，会使婴儿出现高铁血红蛋白血症，全身瘀斑、嗜睡并出现虚脱。

溴隐亭 可抑制泌乳，减少乳量。

抗肿瘤药 如环磷酰胺，可以抑制骨髓造血，并可能致癌。

抗精神病药 如奋乃静，可以影响孩子的智力发育并使肝脏受损。

抗凝血药 如阿司匹林，可以引起孩子出血。

抗生素类 如链霉素、卡那霉素可以损伤孩子的听神经和肾脏；诺氟沙星（氟哌酸）等可影响孩子的骨骼发育；氯霉素可抑制孩子的骨髓造血；四环素可影响孩子的牙齿、骨骼的发育。

避孕药 影响乳汁的分泌。

除上述药物外，其他药物在乳汁中的排泄量很少，一般不会对孩子产生什么不良的影响，所以服药期间不必停止哺乳。关于服用药物的具体情况，还是要征得医生的同意后再服药。

调整产后的不良情绪

适应身份的转变

现在很多产妇是独生女，从小习惯以自我为中心，现在突然发生角色转换，会觉得自己不受重视、不被关心了，有时还会产生失落感。此外，10个月的以孕妇为中心突然变成了现在的以宝宝为中心，心里难免会有落差。这时，丈夫和家人就要多关心产妇，帮她接受家庭角色的转变和情感转移。

换位思考，彼此理解

因为小宝宝的到来，爸爸会感到压力很大，他们会更勤奋地工作，为家人提供更好的生活。新妈妈要理解丈夫的辛苦和对家庭的奉献，不要认为只有自己"劳苦功高"，强迫丈夫回家后带孩子、干家务。而丈夫也应该理解妻子产后身体的变化与照顾宝宝的辛苦，主动分担家务、特别是起夜照顾小孩这样的工作，不能全丢给妻子。夫妻之间要相互理解，抽出时间相互交流，不要把对彼此的不满放在心里不说或听之任之。

处理好与家人的关系

如果有条件，可以让自己的母亲来照顾月子，这样可以使产妇心情放松，如果是婆婆照顾，就要尽力搞好婆媳关系，这要双方都做出更多的心理调节来适应。有时，宝宝的性别或健康也是引起家庭矛盾的一个因素，有人重男轻女，也有人想要女儿却生了儿子，还有人觉得孩子没有想象中的可爱漂亮。此时，要接受现实，无论孩子是否如你所愿，都是生命中最珍贵的礼物。

建立照顾好宝宝的信心

很多新妈妈总是感到自己责任重大，对是否能照顾好宝宝没有信心。而月子里的实际情况也往往是手忙脚乱，身心俱疲，这也是引起焦虑的原因。此时应多向其他的妈妈请教交流，看看育儿书籍，减缓焦虑情绪，相信自己可以慢慢学会照顾孩子。此外，在哺乳的问题上，周围的人要充分鼓励，给产妇信心，不要动不动就让她放弃努力。

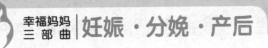
适度运动，快乐心情

新妈妈应该做适量的家务劳动和体育锻炼。可以到室外散散步。这不仅能够转移妈妈的注意力，不再总是想着宝宝或者烦心事。更重要的是体力劳动或体育锻炼，可以使妈妈体内自动地产生快乐元素，使妈妈的心情愉快起来。如果妈妈按传统的说法，整天不能下地、不能出门等等，这样只会使妈妈感觉到生活的乏味单调，加剧抑郁情绪。

珍惜睡眠的机会

妈妈只有在这个时候才能真正体会到睡眠有多重要。妈妈要学会创造各种条件，让自己睡个觉。有时候，即便半个小时的睡眠也能带来好心情。当宝宝安然入睡时，妈妈不要去洗洗涮涮，而要抓紧时间睡睡，哪怕是闭目养神，也要休息一下。这时千万要记住关掉手机，不要让它惊扰了你和宝宝的好觉。

接受帮助与寻求帮助

一方面，家人应该充分了解新妈妈在产后将会产生的情绪变化，做好必要的准备，不要只顾沉浸在宝宝到来的快乐中而忽略了新妈妈的心理变化。要多陪新妈妈说说话，及时告诉她育儿的经验，避免她手足无措。另一方面，新妈妈要学会寻求丈夫、家人和朋友的帮助，让他们知道如何能帮到你。应该与你的家人和朋友保持联系，不要孤立自己。只要你说出来，大家都会帮助你。

自我心理调适

学会进行自我心理调适，不仅能够应对产后抑郁，而且也是我们重返职场的必备素质。有了宝宝后，妈妈的价值观会有所改变，对自己、对丈夫、对宝宝的期望值也会更接近实际，甚至对生活的看法也会变得更加实际，坦然接受这一切有益于帮助妈妈摆脱消极情绪。妈妈可以做一些自己喜欢做的事情，如看杂志、听音乐等等，做自己感兴趣的事时，才会比较容易忘记烦恼。

勇敢面对，科学治疗

如果妈妈出现产后抑郁症的症状，要及时在医生的指导下进行治疗，及时控制病情，不要轻视抑郁症对人的危害性。产后抑郁要根据每位妈妈不同的症状类型和严重性进行不同的治疗。可以选择的治疗方法有：服用抗焦虑或抗抑郁的药物、心理治疗和参与支持小组。

产后"性"福生活

产后何时恢复性生活

产褥期女性的性欲一般都比较低，但随着时间的推移，性需求就会慢慢地有所增加。那么，大部分产妇都是在什么时候恢复性生活的呢？

恢复性生活的时间与产妇自身的状况调整有关。产后身体恢复顺利的产妇，产后2个月就可以恢复性生活，这是因为女性生殖系统的恢复时间大约要6～8周。而剖宫产新妈妈的伤口愈合得较慢，时间还应延长，最好在3个月之后。

在子宫未收缩完全之前，子宫内胎盘附着的地方没有恢复到原样，子宫内口未完全闭合，这时如果开始性生活就会使病菌侵入，容易引起产褥感染，损伤阴道，严重时还会引起产后大出血。特别要提醒一下，如果恶露未净，就表示子宫尚未完全恢复，就应该绝对禁止性生活。

因此，从妊娠7周后到产后的2个月内，要尽量避免过性生活。可以阅读一些关于性知识的读物，了解不应有性生活的原因，两人互相理解、体谅，待妻子身体完全恢复后再开始性生活。

影响产后性生活的因素

不少产妇在产后经过一段时间的调养，会阴伤口早已愈合，但在首次性生活时，还会出现伤口裂开、出血。本来好端端的片刻欢愉，一下子变成了无言的痛楚。这是为什么呢？分析其原因，大致有以下三种情况。

1.与恢复性生活的时间有关

会阴切口的伤口一般需要7天才能愈合，并将缝线拆除。此时，会阴表面组织已经愈合，但是深部肌层、筋膜需6～8周才能得以修复。如果过早恢复性生活，可能会导致伤口裂开、出血。

2.与产妇全身情况有关

当产妇患有贫血、营养不良或阴道会阴部发生炎症时，均会延迟会阴伤口的愈合。

3.与伤口缝合情况有关

除了会阴部表皮层用丝线缝合外，内层肌肉、皮下脂肪层均用羊肠线缝合。由于人体组织羊肠线的吸收有明显的个体差异，加上羊肠线的品质、会阴部是否严格消毒等问题，也会影响人体组织的吸收。

因此，产后一定要等产妇会阴伤口完全愈合后才可以恢复性生活。

🌸 找回产前的甜蜜时光

经过了产后的休养阶段，夫妻终于可以回味以前的甜蜜时光了。但是，在两个人再次享受甜蜜时光的时候，夫妻俩一定要注意一些生活细节。

产后首次进行夫妻生活时，由于从妻子怀孕后期到身体恢复的时间较长，丈夫可能较冲动，这是最不可取的，如果动作过于激烈会给妻子带来不适。也容易引起会阴组织损伤、出血或裂开。丈夫动作一定要轻柔，如果出现阴道出血的状况，应立即就诊，不要自己止血了事，以免延误最佳治疗时机。

新妈妈生产时如果做了侧切手术，就一定要等伤口完全恢复了再开始性生活，以免用力时产生酸痛。如果会阴伤口硬胀，可以用温热水冲洗，并按摩，这样可以加快伤口的愈合及伤疤的软化。

新妈妈在身体恢复阶段就要开始锻炼盆腔和腹部肌肉，力求恢复产前的最佳状态。

在甜蜜时要准备一些水溶性润滑剂，以减免性交时的干涩感。夫妻甜蜜前可以增加爱抚和亲吻动作，一番亲昵的耳语就可以唤起性欲，帮助降低性生活时可能出现的疼痛。

🌸 产后阴道松弛怎么办

产后阴道松弛现象在产妇中并不少见。轻者会因为阴道宽松而失去对阴茎的"紧握"能力，使性快感下降；重者由于阴道壁的支持组织失去了对膀胱、尿道甚至直肠的支撑作用，而导致它们向阴道前、后壁膨出，因此还会出现尿失禁或排便困难。

要想缓解产后阴道松弛的症状，首先产妇要保证必要的营养支持，避免因过分节食，导致肌肉缺乏必要的营养而变薄。其次，产后要尽早进行适当的运动，积极进行阴道肌肉的恢复性锻炼。

1.每天早晚在空气清新的地方，深吸气后闭气。

2.像忍大、小便一样收缩肛门，如此反复50次以上。

3.小便时进行排尿中断锻炼，排尿一半时忍着不排让尿液中断，稍停后再继续排尿。

♀ 如何找回"性"趣

重新恢复自我 第一次做妈妈，情感上、生理上和精神上都会有巨大的消耗。为了重新"充电"，你必须努力将你和宝宝分开，让爸爸和宝宝在家玩一会，你可以去附近的咖啡店喝杯饮料或读张报纸。你必须从全心全意照顾宝宝中重新恢复你的自我，以便再次燃起你对丈夫的兴趣。而宝宝也会因为你们爱情的滋润，得到更多的来自父母双方的爱和热情。

创造氛围和环境 回想一下你们过去什么活动能激起浪漫和热情，是否能重复这些交流。给丈夫写张卡片，在卧室放音乐、鲜花，点烛光等。

去除对身体的负面印象 很多妇女对自己生完孩子后身体的改变很不满意，对自己身体的负面印象也给她们的性生活带来了负担。她们认为丈夫可能不会像原来那样喜欢她的身体了，自我感觉不良是影响性欲的又一因素。其实男人通常没有那么挑剔，而且散发着母性光彩的你也许更性感，丢弃这些想法，会让你在性生活中更自信，也就更美。

不要忽视丈夫 做了母亲的女性容易满眼只是孩子，经常忽略丈夫的存在。新妈妈一定要多关心和照顾丈夫。

♀ 产后避孕不可忽视

产后进行性生活时，新妈妈既要防止意外怀孕，又不能因服药而影响内分泌，还不能在仍旧脆弱的子宫上附加避孕器械。那么，产后应该怎样避孕呢？

如果女性产后持续用母乳喂养，直接让婴儿吮吸乳头，且月经尚未恢复，就可以不采取避孕措施。不过，目前中国女性很难做到上述严格的要求，所以，产后3个月月经正常后，就应该采用其他方法避孕。

避孕环是最普遍的选择。顺产后满3个月、剖宫产后满半年的哺乳期妇女，也可放置避孕环，但要在医生的帮助下，对避孕环的形状、型号加以选择，若出现不规则出血、白带增多、月经延迟、腹痛等症状时，应尽早就医。

产后女性还可以选择避孕药，不过切记要选不含雌激素的纯孕激素类避孕药，只有这类药物才不会引起哺乳期女性的不良胃肠道反应，不会造成乳汁质量和数量的下降，从而不影响婴儿的正常发育。皮下埋植缓释避孕药物、甲地孕酮等纯孕激素类口服避孕药也可以。

不想再生育的女性也可以做绝育手术，但有严重的神经官能症、性疾病或生殖系统炎症的哺乳期女性不适合。

03 月子期饮食与营养

饮食调养的重要性

满足生理代谢的需要

月子期间的营养需要满足两个基本要求，一是产后康复，二是泌乳。分娩是相当大的体力劳动，经历了整个分娩过程，体力和热能的消耗都很大，再加上产时、产后失血，产妇身体会变得虚弱。并且胎宝宝胎盘娩出后，产妇的整个康复过程伴随着内分泌代谢的巨大改变，如果产后不能及时地补充足够的高营养物质，将不能满足月子期间产妇生理代谢的需求。

有利于防治产后疾病

妊娠期间存在的某些疾病，如缺铁性贫血、妊娠期糖尿病等，产后进行必要的饮食调养会有助于疾病的痊愈。另外，通过饮食调养会预防某些疾病的发生，如缺钙引起的骨质疏松等。所以，产后不注意饮食调养会影响产妇的身体康复。

有利于婴儿的健康发育

产妇月子期间还要承担起给新生儿哺乳的重任，其营养状况会直接影响到孩子的成长、发育。母乳喂养的婴儿对妈妈吃什么，喝什么很敏感。有研究者对母体摄入一听啤酒对婴儿的影响进行研究，发现妈妈饮酒后，婴儿在第一分钟吸吮更频繁，但最终婴儿吸吮乳汁却较少。因此，必须对月子期的营养予以足够的重视，要进行科学的饮食调养。

产妇饮食营养需求

人体必需的营养素有七大类，即蛋白质、脂肪、糖类、无机盐、维生素、水和膳食纤维。月子期的饮食要充分考虑营养的需求以及营养素的平衡。

适量摄入脂肪

有些产妇担心产后身体发胖，影响体形，不愿意进食含脂肪的食物。事实上脂肪在产妇膳食中也很重要。每日每千克体重需要1克脂肪，若少于1克时，乳汁中脂肪的含量就会降低，影响乳汁的分泌量，进而影响新生儿的生长发育。含有脂肪的食物很多，产妇可以结合自己的口味，搭配选食。只要不过多摄入，搭配合理，就不会引起发胖。按以上需要量计算，一个中等体重的产妇，每日进食脂肪至少应在50克以上。

补充蛋白质

产妇每日需要的蛋白质为80～120克，较正常女性多20～30克，较孕期多10克。产妇每日分泌乳汁1000～1500毫升，每100毫升乳汁中含蛋白质约2克。此外，产后康复也需要大量的蛋白质。蛋白质是生命的物质基础，含大量的氨基酸，是修复组织器官的基本物质，这对产妇本身也是十分必要的。在蛋白质类食品的选择上，要多选用优质蛋白质，动物蛋白中鱼和鸡蛋最好，植物蛋白中豆制品最好，每日膳食中必须搭配2～3种含蛋白质丰富的食物，才能够满足产妇对多种氨基酸的需求。

增加热能的摄入

为了恢复体力和哺乳的需要，应尽早开始正常饮食，多吃营养价值高的食品。尽管每个产妇的情况不完全相同，但作为标准，比怀孕前的进食量增加20%～30%较适宜。

补充维生素

维生素是人体不可缺少的营养成分。产妇除维生素A需要量增加较少外，其余各种维生素需要量均增加1倍以上。因此，产后膳食中各种维生素必须相应增加，以维持产妇的自身健康，促进乳汁分泌，并保证供给婴儿的营养成分稳定，满足婴儿的需要。维生素的种类和对应含量多的食物见下表。

维生素的种类和对应含量多的食物

维生素的种类	对应含量多的食物
维生素A	蛋黄、黄油、动物肝脏、胡萝卜、西红柿、南瓜、菠菜
维生素B_1	谷类、花生、豆类、动物肝脏、山芋
维生素B_2	牛奶、奶酪、豆豉、蛋类、青菜、动物肝脏
维生素B_{12}	动物内脏、奶制品、鱼、海藻
维生素C	新鲜蔬菜、水果,尤其是柑橘类水果
维生素D	鱼肝油、干鱼、黄油、牛奶、干蘑菇
维生素E	莴苣、菜花、油菜、玉米、牛奶
维生素K	深绿色蔬菜、卷心菜、紫菜、海藻
叶酸	动物肝脏、肾脏、鸡蛋、豆类、绿色蔬菜、硬果

🌸 重视矿物质的摄入

矿物质在产后康复和哺乳过程中发挥着重要的作用,尤其是富含钙和铁的食物是产后不可缺少的。下面我们列举一些产妇所需的常见矿物质及其对应的食物。

各种矿物质和对应含量多的食物

所需矿物质	对应含量多的食物
锌	香蕉、麦麸、瘦肉、坚果仁、豆类、谷类、鱼、海藻、奶制品
铁	动物全血、肝脏、瘦肉、蛋黄、红枣、全麦制品、蘑菇、干果
硒	蘑菇、芝麻、肝、肾、鱼、肉类
铜	香菇、菠菜、芋头、黄豆、肝、肾、蛤类及鱼类等海产品
钙	牛奶、豆制品、虾米、海藻、芝麻、蛋黄、黑木耳、深绿色蔬菜
锰	绿叶菜、莴苣、坚果仁、谷类、肝、鱼子、蟹肉、茶叶
镁	绿叶蔬菜、红辣椒、香蕉、红薯、豆类、蛋类、肉类

补铁 妊娠期间由于血容量增加、血液稀释，以及胎宝宝的需要，约半数的孕妈妈会出现缺铁性贫血。分娩以及产后失血，会使铁进一步丢失，乳汁中也含有一定浓度的铁。铁是构成血液中血红蛋白的主要成分。在孕期母体需要储存铁量约1350毫克，哺乳期泌乳每天消耗铁0.3毫克，加上每天基本损失铁0.8毫克，每天总损失铁为1.1毫克。目前中国居民膳食铁参考摄入量中建议哺乳期每天需摄入25毫克。因为膳食中铁的吸收利用率低，哺乳期妇女常不能从膳食中得到足够的铁，需要额外补充。不能把血红蛋白的高低作为衡量是否缺铁的指标，血红蛋白一旦下降，表明已经严重缺铁。国外有些医院建议产后需常规补充铁剂3个月。

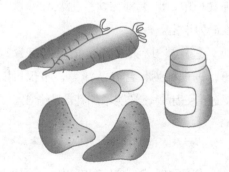

补钙 妇女非孕期每天钙需要量为600毫克。哺乳期妇女每天钙需要量为1100毫克，每天通过乳汁排出的钙约300毫克。如果膳食中钙的供应不足，母体会缺钙，为保证乳汁中有足够的钙，就要动用母体骨骼组织中储备的钙，使骨密度下降，导致骨质疏松。母体钙摄入量高，乳汁中钙含量也会较高。有研究报道，充足的钙还可以维持乳汁不减少。乳汁中钙含量不足，使婴儿缺钙，直接影响婴儿的生长发育。因此，整个哺乳期都要保证钙的充足供给。

另外，补钙要看饮食状况，正常人体内含有1000～1200克钙，人体中99%的钙集中在骨骼和牙齿中，只有1%的钙存在于细胞外液中，因此血钙并不能完全反应人体缺钙情况，还要看有无骨质疏松。值得提倡的是女性一生都要注意补钙。

适量摄入膳食纤维

蛋白质、脂肪、糖类、无机盐、维生素是人体必需的五大营养素，有人把膳食纤维称为第六大营养素，由于膳食纤维对人体有很多益处，所以越来越受到人们的青睐。粗粮、韭菜、芹菜、香蕉等含有较高的膳食纤维，有利于肠蠕动，防止便秘，产妇应适量多吃一些。

月子期的饮食原则

多餐、多样、多汤

多餐 所谓多餐是指一日五餐。一日三餐的传统进餐模式不适于产妇，要鼓励产妇适量多餐，将进餐次数增至五餐。从营养学角度讲，这样有利于营养的吸收；从瘦身的角度看，将同样多的食物分成五次以上吃完者，比起三餐来，体内产生的热能要少，不容易发胖。具体安排过程中，不妨把五餐分成三次正餐，饭菜丰富一些；两次加餐，则简单一些，以汤和副食为主。

可参考以下时间安排，早晨7点至7点半早餐，中午11点半至12点午餐，下午3点加餐，下午5点半至6点晚餐，晚上9点加餐。

多样 所谓多样是指应食用多色、多种主食和菜类，如白、黄、红、绿、黑等天然颜色的食物。

（1）白色。指主食米、面及杂粮，人体生长发育及生命活动所需热能的60%以上是由此类食物供给的。

（2）黄色。指各种豆类食物，富含优质的植物蛋白等营养成分，其中以豆腐、豆浆、豆花等最易消化吸收。

（3）红色。代表畜禽肉类，含有丰富的动物蛋白和脂肪等营养成分，按照对人体健康的有益程度先后排列为鱼肉、鸡肉、牛肉、羊肉、猪肉等，又把鱼肉、鸡肉称为白色肉类，牛肉、羊肉、猪肉称为红色肉类。

（4）绿色。代表各种新鲜蔬菜和水果，是提供人体所需维生素、纤维素和微量元素等营养成分的食物，以深绿色的叶菜最佳。吃蔬菜不能每天单吃一种。每天应进食多种蔬菜，如富含维生素C、维生素A、纤维素的蔬菜。

（5）黑色。代表可食的黑色动植物，如乌鸡、甲鱼、海带、黑芝麻及各种食用菌，此类食物含维生素和微量元素最为丰富。

多汤 所谓多汤是指最好每餐有汤，进食稀粥、营养汤汁等，不仅可以促进产妇康复，又能增加乳汁的分泌。

荤素搭配，粗细搭配

荤菜和素菜、粗粮和细粮、固体食物和汤类要互相搭配，以满足产后康复和哺乳的需要。

营养均衡，清淡可口

所吃食物所含的各种营养成分的比例要适当，食物种类要尽可能地丰富一些，经常变换饭菜的花样，使产妇吃起来觉得舒心、可口。饭菜要做得细、软、清淡一些，这样比较易于消化。

适当合理选择食补

食补简单方便，性味平和，无不良反应，是最好的滋补方法。迄今为止中国人的饮食观念仍然很看重食补。

药补与食补相结合 月子里的食补也一直很受青睐，通常认为药补不如食补，而月子里将中药和食物结合起来的药膳，确实有滋补养生的功效。尤其是产妇有一些病症时，药补起到了营养、调理、治病的多重功效。但既然有药在其中，就有其适应证，所以不可滋补过度，最好在医生的指导下选用。

对症食疗 要特别强调，月子期间的饮食要以温补为主，饮食方面有个人体质的差异性，应该有所不同。饮食疗法只是辅助治疗，不可不重视，也不可过于迷信。一旦患了疾病，一定要先到医院诊断清楚。在医生的指导下，根据个人体质，对饮食与药物做相应的调配，对症食疗，比较妥善。

按季节进补 产妇进补时要考虑季节的影响，春夏秋冬四季由于温度差异大，因此产妇的饮食必须有所调整。否则会引发副作用。一般传统的坐月子饮食，性质温热，适用于冬季，春秋季生姜和酒都可以稍稍减少。若是夏季炎热之际，可不用酒烹调食物，但是姜片仍不可完全不用，每次约用2～3片为宜。

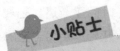

小贴士

安排合理的膳食

产后的饮食调养对产妇来说非常重要。要知道新妈妈要吃婴儿和自己两个人的饭。食品一定要新鲜、卫生、可口，最重要的是营养丰富，除了医院的饮食外，丈夫可以多准备些水分、维生素丰富的蔬菜、水果，如西红柿、西瓜、橙子、葡萄等。每天适当为妻子加餐，增加2～3次小点心、汤类、水果等等。

三阶段"月子餐"安排

开胃为主的产后第1周

不论是哪种分娩方式，新妈妈在最初几天里都会感觉身体虚弱、胃口较差。如果这时强行吃下重油重腻的食物，只会让胃口更加减退。在产后的第1周里，可以吃些清淡的荤食，如肉片、肉末、瘦牛肉、鸡肉、鱼等，配上时鲜蔬菜一起炒，口味清爽营养均衡。橙子、柚子、猕猴桃等水果也有开胃的作用。本阶段的重点是开胃而不是滋补，胃口好，才会食之有味，吸收也好。

1.分娩后第一餐，如果没有什么特殊情况的话，产后稍事休息后就可以进食了。产后的第一餐饮食应首选易消化、营养丰富的流质食物。如：糖水煮荷包蛋、蒸蛋羹、冲蛋花汤、藕粉等。

2.分娩后1～3天，应吃容易消化、比较清淡的饭菜，如煮烂的米粥、面条、新鲜瘦肉炒青菜、鲜鱼或蛋类食品等。不宜马上进补太过油腻或者加了米酒的料理。等肠胃正常、排泄也正常时（一般需要7天左右的时间），就可以用传统坐月子的食补，补充丰富的铁质、蛋白质、维生素等。

3.产后3～4天，不要急于喝过多的汤，避免乳房乳汁过度淤胀。鸡蛋不宜吃得过多，1天吃3～4个足矣。

补血为要的产后第2周

进入月子的第2周，妈妈的伤口基本上愈合了。经过上一周的精心调理，胃口应该明显好转。这时可以开始尽量多吃补血的食物，调理气血。苹果、梨、香蕉能减轻便秘症状又富含铁质，动物内脏更富含多种维生素，是完美的维生素补剂和补血剂。

进行催奶的分娩半月后

宝宝长到半个月以后，胃容量增长了不少，吃奶量与时间逐渐建立起规律。妈妈的产奶节律开始日益与宝宝的需求合拍，反而觉得奶不涨了。其实，如果宝宝尿量、体重增长都正常，两餐奶之间很安静，就说明母乳是充足的。免不了有些妈妈会担心母乳是否够吃，这时完全可以开始吃催奶食物了。

月子期饮食注意事项

选择原料的方法

在挑选原料时，要选择新鲜的、天然的，最好是应季的原料，不要只挑一种，可以组合多种原料。应避免进食与自己身体状况不相适应的食物。特别要注意鱼和肉，腐败或可能腐败的肉食吃了会引起不良的后果，要直接扔掉。

烹调时的注意事项

原料的清洗与蒸煮应合理 原料清洗时不要在水里浸泡时间过长，这会造成营养物质丢失，味道也会变淡。蒸煮时间同样不要过长，要充分利用煮食物的汤。

加工方法要得当 有的原料生吃更有利于营养物质的摄取。特别是富含维生素C的食物，在水里浸泡时间越长，加热时间越长，维生素C丢失得越多。因此，富含维生素C的食物以生吃为好，如水果、绿叶蔬菜等。此外，在加热时，要用高温短时间加工。在煮青菜、煮豆、煮粥时要严禁使用小苏打（碱性物质），这是因为维生素B_1、维生素C等最不耐碱，遇到碱性物质时很容易被破坏。此外，淘米时不要淘得遍数过多。喝骨头汤补钙时，烹调时要加入适量的食醋，使钙易于释出。

进食时的注意事项

1. 适量饮食、不偏食、不挑食

月子期的营养固然重要，但并不是进食越多越好，食物过多不仅会造成不必要的浪费，增加消化器官的负担，而且过量进食还会造成肥胖。产后进食要饥饱适度，不偏食，不挑食，特别注意不要偏食，不要只挑自己喜欢的食物吃，要考虑到营养物质平衡才会使身体恢复得快。

2. 细嚼慢咽，少吃多餐

哺乳期对肥胖者的进食建议是要养成健康的饮食行为，每餐不宜过饱，7~8分饱即可；不能暴饮暴食；要细嚼慢咽，延长进食的时间；要挑选低脂肪的食物；用小餐具进食，增加满足感；按进食计划把每餐食品计划好；少量多餐完成每日的进餐计划；哺乳期不宜减肥。

3.少吃生冷、寒凉的食物

产后身体气血亏虚，应多食用温补的食物，以利于气血恢复。若产后进食生冷或寒凉的食物，会不利于气血的充实，容易导致脾胃消化吸收功能障碍，并且不利于恶露的排出和瘀血的去除。而且，生冷食品未经高温消毒，可能带有细菌，进食后易导致产妇患肠胃炎。在夏季坐月子时，产妇如果出汗多、口渴，可以食用绿豆汤、西红柿，也可以吃些水果消暑，对雪糕、冰淇淋、冰冻饮料等还是该敬而远之。

产妇需要的食物

如果没有特殊的禁忌，凡是有营养的食物，月子里均可以食用。月子里饮食宜清淡，并不是强调不放葱、姜、料酒、食盐等调味料。作为调味品，做菜煲汤时，适当少量应用，不仅能使汤、菜味道可口，增进食欲，而且还可以促进血液循环，有利于产后康复。但要注意不要用辛辣刺激的调味品。

奶、肉、蛋含有蛋白质、脂肪、微量元素和维生素，是动物性蛋白质的主要来源，妈妈要多吃白色肉类，如鱼、虾、鸡等；各种豆制品是优质的植物性蛋白质来源；蔬菜、水果、海产品等含有人体所需的维生素和微量元素；薯类含有丰富的B族维生素和维生素C；各种营养汤可以促进乳汁分泌和身体康复。以上这些都是产妇需要的食物。

产妇应节制的食物

1.产妇应少吃甜食、肥肉、油炸食物等，这些食物不仅影响食欲，还容易使产妇发胖。

2.不宜食用含盐过多的食物，如腌肉、咸鱼、酱菜、腌菜、豆腐乳等，这些含盐多的食物不利于孕期潴留水钠的排泄，尤其是有妊娠水肿的人，更不宜吃这些食物。

3.不宜喝高脂肪的浓汤，浓汤上的油应该撇出来一部分，否则过量的油脂可能会引起新生儿脂肪泻，也容易使产妇自身发胖。

4.避免食用刺激性较强的食物，如咖啡、浓茶等，饮用后，会使神经系统兴奋，难以保证充足的睡眠。

药膳调理注意事项

必须依据产后体质情况进行调理 体质好、健康、无疾病者，宜每天食药膳1次，服用3天左右即可。体质虚弱者，可食药膳半个月。

必须依据季节情况进行调理 冬季宜选择羊肉类药膳，夏季宜选择鸭、猪、鱼类药膳，春秋季宜选择鸡、鱼、猪肉类药膳。

选择合适的时间服用 一般药膳最好早晨或者空腹食用。

要依据感觉进行调整 食用药膳后感到身体舒适者，可以多食几剂，如果出现不适，应及时停止食用。

🌼 坐月子每日进食量

哺乳的妈妈每天要维持10878～11715千焦（2600～2800千卡）的热能，乳汁中各种成分的含量与母体内营养成分有关。

坐月子期间每日进食多少比较合适，可以参考以下定量：牛奶250～500毫升，鸡蛋2个，肉类食品150～400克，豆类及豆制品50～100克，蔬菜400～500克，水果250克，粗细搭配的谷类食物400～500克，植物油25～50克，营养汤、粥等共1000～1500毫升。

🌼 喝催乳汤有讲究

绝大多数乳汁分泌量较少的女性都会在产后饮用催乳汤。为了能尽快地分泌乳汁，她们往往在产后第一天就开始饮用了，而且量特别大。在这里要提醒新妈妈们，喝催乳汤也是有讲究的，开始饮用的时间、饮用的剂量都需要注意，只有遵循一定的原则，才能健康、有效地分泌出更多的乳汁。

喝汤的时间 对于开始饮用催乳汤的时间，新妈妈要注意观察自己的情况。宝宝刚出生时，妈妈会分泌初乳，它的营养价值是最高的，这时泌乳量还没有到达顶峰，可以让婴儿反复吮吸乳头，看乳汁的分泌量会不会有所增加，三天内如果没有变化，就要开始饮用催乳汤了。如果妈妈通过婴儿的吮吸，泌乳量有所增加，可以暂时不用饮用。

喝汤的量 新妈妈饮用催乳汤的量要视自己的情况而定。如果新妈妈营养良好，身体比较健康，初乳的分泌量较正常，可以视情况减少饮用量，时间方面也可以往后拖延。因为过多过早地饮用催乳汤会导致乳汁分泌量大增，宝宝吃不完，就会致使乳汁积聚在乳腺内，严重时会使乳房出现肿块。反之，则要求新妈妈早些饮用催乳汤，以免小宝宝的"饮食"出现问题。此外，催乳汤属于高热量的食物，饮用过多会导致消化不良，所以要适可而止。

产后滋补身体的食物

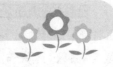

🌻 鲤鱼

　　月子里多吃鲤鱼，能够帮助子宫尽快排出恶露。为什么鲤鱼具有这样的功效呢？因为，鱼类富含的丰富的蛋白质可以提高子宫的收缩力，特别是鲤鱼比其他的鱼类更能促进子宫收缩，而恶露的排出与子宫的收缩力密切相关。如果子宫在产后能够很好地收缩，肌纤维就会缩短，挤压子宫肌肉里的血管，把子宫剥离面毛细血管断端的余血挤压出去，排入子宫腔。

　　然后，又在子宫收缩时将宫腔里滞留的残留血液及黏液排出体外。如果子宫收缩不良，剥离面的断端将会开大，造成子宫腔内积血，导致恶露增多，致使恶露排出的时间加长。而且，鲤鱼还具有生奶的作用，这对刚刚分娩的产妇也是十分有益的，可以促进乳汁分泌。

🌻 玉米须

　　有些产妇在分娩后会出现小便不利，身体浮肿的现象，大量补充水分时容易加重心脏的负担。如果把玉米须放在开水中煮，每天当茶饮用，会帮助身体利尿，从而减轻水肿，而且不增加心脏的负担，还具有减肥的作用。方法是把200毫克的玉米须放在700～800毫升的开水中煮，待煮到1/3水量时即成，每天饮用1杯。

🌻 海带菜

　　海带菜不仅是一种味美价廉的滋补品，还富含丰富的褐藻胶、碘质、粗蛋白、多种维生素和钾、钙、铁等多种矿物质，这些都是你的身体在分娩后非常需要的营养。

　　特别是碘质，不仅可以帮助你化滞体内的淤血，还可以补充在怀孕期间被胎宝宝夺取的大量甲状腺激素，而碘是生成甲状腺激素的重要成分。而且，海带菜还具有利水消肿、收缩子宫、镇定神经的功效，可以帮助子宫剥离面尽快减少出血，避免产后产生抑郁的情绪。另外，海带菜虽然营养丰富但热量却很低，因此还具有预防产后肥胖的作用。

✿ 芝麻

白芝麻中富含蛋白质、脂肪、钙、铁、维生素E等多种营养素，本身就是一种分娩后滋补身体的佳品。如果把芝麻炒熟后放在小米粥里，做成的小米芝麻粥将会增强滋补的作用。因为小米粥中除了含有多种营养素外，还富含膳食纤维素。当小米与芝麻一起食用时，不仅可以与芝麻中的蛋白质、脂肪等营养素互为补充，大大提高营养价值，并且膳食纤维素还可以帮助你预防或改善产后便秘。

✿ 鸡蛋

有些人不喜欢吃鸡蛋，但鸡蛋却是坐月子时必须要吃的一种食物。因为，产妇在分娩时消耗了大量的体力和精力，加上分娩时及分娩后身体失血过多，因此身体很虚弱，还容易发生缺铁性贫血。鸡蛋中的蛋白质和铁含量很丰富，很容易被人体吸收利用，不仅可以帮产妇补充体力和精力，还可以补充铁质，从而增加体力，预防贫血。

鸡蛋中还含有其他人体必需的营养素，如卵磷脂、卵黄素及多种维生素和矿物质，有助于减轻产后的抑郁情绪。如果你不喜欢吃鸡蛋，最好采取多样的吃法，如做成蒸蛋羹、蛋黄焗南瓜、蟹黄豆花等。不过，每天吃鸡蛋2～3个就足够了。过量食用鸡蛋，不但难以被吸收，还会增加肠胃的负担，甚至容易引起胃病。

✿ 猪血

猪血中含有人体不可缺少的无机盐，如钠、钙、磷、钾、锌、铜、铁等，其中猪血含铁尤其丰富。产妇膳食中要常有猪血，既防治缺铁性贫血，又可以增补营养，对身体大有益处。

✿ 黑木耳

黑木耳中铁的含量极为丰富；还含有维生素K，能减少血液凝块，预防血栓症的发生，有防治动脉粥样硬化和冠心病的作用。

✿ 红枣

红枣味甘性湿，具有养血安神、补中益气的功效。红枣的营养价值颇高，虽然含铁量不高，但它含有大量的维生素C和维生素A，而缺铁性贫血患者往往伴有维生素C缺乏。因此产妇在吃富含铁的食物的同时，还要补充维生素C，而大枣就可以提供丰富的维生素C。

月子期间的饮食禁忌

❀ 饮食不能过于单调

产后的饮食，因地域习惯不同有所区别，但满足产妇身体恢复以及哺乳婴儿的需要则是相同的。有些民间习惯对产妇是无益的，如饭菜单调，只喝小米粥和红糖水、吃鸡蛋，一顿饭吃几个鸡蛋，实际上鸡蛋吃得太多不仅不会被完全吸收，还会影响食欲或者引起消化不良，达不到营养均衡的目的。

❀ 不能多食味精

味精的主要成份是谷氨酸钠，如果乳母在摄入高蛋白饮食的同时，又多食味精，大量的谷氨酸钠会通过乳汁进入宝宝的体内，与宝宝血液中的锌发生特异性结合，形成不能被机体吸收的谷氨酸锌，从而引发宝宝发生急性锌缺乏。锌是人体必须的微量元素，可以改善食欲并促进消化功能，若是缺锌，则会使舌头上的味蕾受累而影响味觉，并导致厌食。缺锌还能使宝宝发生弱智、生长发育迟缓、性晚熟、成年侏儒症等病。在分娩后的3个月内，乳母食用的菜肴应注意不要多加味精。

❀ 滋补不宜过量

产妇分娩后，为了补充营养和促进乳汁分泌，都会进行滋补，常常是天天不离鸡鸭鱼肉。如果滋补过量会导致产妇肥胖，从而使体内糖和脂肪代谢失调而引起各种疾病。另外，产妇营养过剩，会使乳汁的脂肪含量增多，若新生儿胃肠能吸收，也易造成肥胖，并易患扁平足；若新生儿胃肠消化功能较差，不能充分吸收，就会出现脂肪泻，若是长期慢性腹泻，就会造成营养不良。

❀ 不能过量吃红糖

适量吃些红糖对母婴都有利。红糖所含的营养成分有助于产妇产后恢复。红糖水有利尿的作用，可以使产妇排尿通畅，减少膀胱内的尿潴留，使恶露排泄通畅，有利于产后子宫收缩。

但红糖有活血化瘀的作用，过多食用反而会引起恶露增多，造成继发性失血。因此，产妇吃红糖的时间要以7～10天为宜。红糖含有较多的杂质，应煮沸沉淀后再喝。

不宜多喝浓汤

产妇产后多喝高脂肪浓汤，不但会影响食欲，还容易发胖，导致体态变型，并且使乳汁中的脂肪含量过高，致使新生儿不能耐受和吸收而引起腹泻。产妇应喝含脂肪量少的清汤，如蛋花汤、鲜鱼汤等。

不能吃麦乳精

麦乳精中除了含有牛奶、奶油、鸡蛋、麦精等营养成分外，还含有麦芽糖和麦芽粉。这两种从麦芽中提取的成分有营养价值又具药用价值。它们能消化一切饮食积聚，补助脾胃，还可以帮助产妇回乳。因此，产妇在哺乳期内不要吃麦乳精为好，以免影响乳汁的分泌。

不要立即服用人参

产后不要立即服用人参，因为人参中含有人参皂甙、对中枢神经系统和心脏血管有兴奋作用，食用后会使产妇出现失眠、心神不安等症状，影响产妇休息和身体恢复。人参还会加速血液循环，刚刚分娩后的产妇内外生殖器的血管多有损伤，会妨碍受损血管的自行愈合，同时加重出血。产后2～3周，若产妇产伤已愈合、恶露明显减少时可服用人参。产后2个月，若有气虚症状，可以每天服人参3～5克，连续1个月即可。

不宜多喝黄酒

产后少量饮黄酒可以祛风活血，有利于恶露排出，子宫复旧，但过量或饮用时间过长可助内热，使产妇上火，并通过乳汁影响新生儿，还会使恶露排出过多或持续时间过长，不利于产后恢复。饮用时间以产后一周为宜。

产后不宜马上禁食

女性产后体重增加，主要为水分和脂肪，若给宝宝授乳，必然要消耗体内的大量水分和脂肪，所以产妇不仅不能节食，还要多吃营养丰富的食物，每天必须保证摄入2800千卡的热量。

不要吃辛辣温燥食物

辛辣温燥的食物可以使产妇内生热，造成产妇上火，出现口舌生疮，大便秘结及痔疮等。给宝宝授乳的妈妈有内热，能够通过乳汁影响新生儿，使宝宝体内也生热。因此，产妇饮食宜清淡温和，特别是在产后5～7天内，不要吃大蒜、辣椒、韭菜等刺激性强的食物，更不要饮酒。

素食新妈妈饮食原则

从营养学上讲，我们还是主张产后新妈妈营养摄取一定要均衡，但新妈妈如果因为某些原因一时难以改掉长期形成的素食习惯，那么，就应该在营养专家的指导下制定一个科学的营养摄取方案，特别是在生产后这一特殊的阶段，这样就会使你在食物的选料和烹饪上多用心些，使自己从植物类食物中摄取的营养素，可以在一定的程度上弥补素食带来的营养缺憾。一般来讲，应遵循以下的四个原则。

✿ 多粗少精

素食新妈妈的食谱更应该经常变换粮食的种类，比如在米饭内加五谷、燕麦等，吃全麦面包，这些都是均衡营养的好方法。

✿ 菜品多样

蔬菜是纤维素的主要来源，并且每一种蔬菜都有自己独特的营养，所以素食新妈妈每天应该至少吃3种以上的蔬菜，而且尽可能每天不同。不同颜色的蔬菜拥有不同的营养和食疗作用，如果能搭配在每天的菜肴里会更健康。

绿色蔬菜 如芥菜、菠菜等。含有丰富的维生素C、维生素B$_1$、维生素B$_2$、胡萝卜素及多种微量元素，对高血压有一定的治疗作用，并有益于肝脏。

黄色蔬菜 如蒜黄、南瓜等。富含维生素E，能减少皮肤的色斑，调节胃肠道的消化功能，对脾、胰等脏器有益。

红色蔬菜 如西红柿、红椒等。能提高食欲、刺激神经系统兴奋。

紫色蔬菜 如紫茄子、紫扁豆等。有调节神经和增加肾上腺分泌的功效。

白色蔬菜 如茭白、莲藕、竹笋、白萝卜等。可以调节视觉、安定情绪，对高血压和心脏病患者有一定的益处。

✿ 多豆少油

豆类富含蛋白质，是新妈妈产后恢复必不可少的食物。另外，由于乳汁分泌的需要，新妈妈的身体对钙的需要量也很大，而豆类食品中含有更多的钙，所以膳食中要多摄取豆类及豆制品。

但烹调用油一定要适量。炒菜时使用过量油脂，口味可能更浓厚些，但摄入过多的植物油脂一样会给身体造成负担，并造成产后肥胖。

素食新妈妈可以多吃一些坚果，如腰果、核桃、杏仁等，这些坚果内的油脂成分多样化，不易给身体造成负担，可以弥补不吃动物类脂肪的缺憾，而且还富含其他对身体有益的营养成分。

🌼 水果常新

传统坐月子有"产妇不宜吃水果"的说法，因为水果大多偏凉性，容易使脾胃受凉，影响新妈妈的身体恢复。但现在大多数新妈妈身体素质都很好，所以没必要那么"娇气"了。只要不是性质特别寒凉的水果，素食新妈妈应该换着花样吃，这样才能摄取更全面的营养，不过，刚刚生完宝宝的产妇，胃肠功能还有些弱，注意一次不要吃太多。

苹果 味甘、性平微凉。可以生津、解暑、开胃，含有丰富的纤维素，可促进消化和肠壁蠕动，减少便秘。

香蕉 味甘、性微寒。有清热、润肠的功效。含有大量的纤维素和铁质，有通便补血的作用。新妈妈经常卧床休息，容易发生便秘。再加上产后失血较多，需要补血，而铁质是造血的主要原料之一，所以新妈妈吃一些香蕉能防止产后便秘和产后贫血。

木瓜 味甘、性平。有舒筋活络、化湿和胃的功效，并且可以下乳。我国自古就有用木瓜来催乳的传统。营养成分主要有糖类、膳食纤维、蛋白质、B族维生素、维生素C、钙、钾、铁等。

桂圆 桂圆肉益心脾、补气血、安精神，是一种名贵的补品。产后体质虚弱的人，适当吃些新鲜的桂圆或干的桂圆肉，桂圆既能补脾胃之气，又能补心血不足。

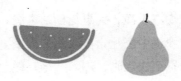

月子期间的营养食谱

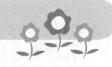

🌸 滋养粥类

1.荔枝山药莲子粥

原料：干荔枝5枚，粳米30克，山药20克，莲子20克，白糖30克。

做法：

（1）干荔枝去壳；粳米淘洗干净；莲子去心；山药去皮，洗净，切成小丁。

（2）锅中放水约500毫升，加入原料，置炉上煮。

（3）先用大火烧开，再改中火加热，至米烂汁粘稠时放入白糖，搅匀，片刻后离火即可。

用法：早晚餐食用。

功效：健胃益脾，安神补血。

2.大枣桂圆粥

原料：大米100克，大枣100克，桂圆肉50克，红糖10克。

做法：

将大米淘洗干净，大枣与桂圆肉洗净。放入大沙锅中烧开，再改用文火慢煮。当大米煮至快烂时，加入红糖，继续煮至粥稠即可。

用法：早晚餐食用。

功效：健胃益脾，安神补血。

3.百合糯米粥

原料：百合60克，糯米200克，红糖50克。

做法：

糯米淘洗干净入锅，加入洗净的百合，加水适量，旺火烧开改用文火煮至熟烂，加糖拌匀即可。

用法：早晚餐食用。

功效：滋阴补血，催乳。

4.牛奶大枣粥

原料：牛奶250毫升，大米50克，大枣10枚，红糖10克。

做法：

大米淘洗干净，加水500毫升，煮开后用小火煮20分钟。米烂粥稠时加牛奶、大枣同煮10分钟，再加入红糖即可。

用法：早晚餐食用。

功效：补血生乳。

5.红薯粥

原料：鲜红薯150克，大米或小米100克。

做法：

将米淘洗干净，红薯洗净去皮，切成小块，一起放入锅中，加水适量，旺火烧开，改用小火熬煮成稀粥。

用法：早晚餐食用。

功效：健胃益脾，益气通乳，润肠通便。

6.花生百合粥

原料：花生45克，大米100克，百合15克，冰糖适量。

做法：

（1）将花生和大米一同下锅，加水适量，大火煮开。

（2）加入百合片，稍煮片刻，转用小火煮半小时，加入冰糖，稍煮待冰糖溶化即可。

用法：早晚餐食用。

功效：健脾开胃，养血通乳。

7.黑芝麻糊

原料：黑芝麻25克，大米50克，红糖30克。

做法：

（1）将黑芝麻洗净，在锅中炒出香味后，将其碾碎。

（2）大米放入加适量水的锅中，旺火烧开，将黑芝麻和红糖放入锅内，小火煮至粥粘稠适宜即可。

用法：加餐食用。

功效：补肝肾，催乳。

🌼 滋养汤面类

1.鱼汤面

原料：鲜活鲫鱼500克，面条150克，青蒜50克，猪油100克，精盐8克，黄酒25毫升，葱10克，姜5克。

做法：

（1）鲫鱼去鳞，剖腹去内脏，去鳃，洗净；青蒜、葱去皮，洗净，切成小段。

（2）姜切成薄片。热锅里放入猪油上火，待油溶化后将鲫鱼放入，用文火煎至两面发黄，烹入黄酒，略焖，掺入适量水，放入葱段、姜片。

（3）水烧开后用小火慢慢熬至汤色乳白，将汤过滤，回锅烧开，放入面条煮熟，加入精盐，撒上青蒜段即可。

用法：正餐食用。

功效：补虚，益气，催乳。

2.清炖鸡块汤面

原料：面条150克，鸡块300克，香油10克，精盐10克，黄酒5毫升，葱段8克，姜片5克。

做法：

（1）水烧开，将鸡块放入锅内焯一

下，捞出洗净沥水。将鸡块放回锅内，加清水、葱段、姜片，煮沸后加入黄酒。文火炖半小时，至鸡块熟烂。

（2）将面条下入鸡块汤内，稍煮，加入精盐，将鸡块、面条和汤盛入放有香油的碗内即可。

用法：正餐食用。

功效：温中益气，养血润燥。

3.鸡丝馄饨

原料：面粉150克，猪肉馅50克，熟鸡胸脯肉50克，鸡蛋2个，虾皮10克，紫菜5克，酱油、精盐、姜、葱、大蒜、香菜、鸡汤各适量。

做法：

（1）面粉和成软硬适度的面团，揉匀擀成馄饨皮。猪肉馅内加入精盐、酱油、剁碎的姜、葱、大蒜及适量鸡汤，拌成肉馅。将熟鸡胸脯肉撕成丝状。

（2）馄饨包好后，锅中放入清水烧开，放入馄饨煮熟。

（3）碗内放虾皮、紫菜、切碎的香菜、精盐，将煮熟的馄饨盛入碗中，上面撒上鸡丝，浇上汤即可。

用法：加餐食用。

功效：补虚，温中，益气。

4.猪蹄汤面

原料：面条100克，菠菜100克，猪蹄1只，花生油50克，精盐、葱、姜、大蒜、黄酒各适量。

做法：

（1）把猪蹄清理干净，切成块，放酱油搅拌均匀。葱切成段，姜、大蒜切成薄片。

（2）热锅放油，放入猪蹄煎至变色，放入葱、姜、蒜煸炒出香味，烹入黄酒，加水烧开，转至文火，煮至熟烂，捞出猪蹄。

（3）旺火汤沸，下面条至近熟，加入菠菜，略滚一下，至面条熟，放入精盐即可。

用法：早晚餐食用。

功效：催乳，补铁。

滋养汤羹类

1.西红柿排骨汤

原料：猪排骨500克，西红柿150克，葱、姜、精盐各适量。

做法：

（1）排骨切成块，过沸水后捞出。葱、姜切成细丝，将排骨、葱、姜一起下锅，加适量水，旺火烧开，转为小火慢煮至排骨熟烂。

（2）西红柿洗净，过沸水后捞出，去皮，切成片，放入排骨锅中烧开略煮，加入精盐、胡椒粉即可。

用法：佐餐食用。

功效：健胃消食，凉血降压。

2.猪肝清汤

原料：猪肝500克，菠菜150克，姜、香油、料酒、精盐各适量。

做法：

（1）猪肝切成薄片，姜切成细丝，菠菜切成10厘米长段。

（2）锅中加水适量，烧开，放入切好的猪肝、姜丝，煮沸，再放入菠菜，稍煮片刻，加入料酒、精盐，淋入香油即可。

用法：佐餐食用。

功效：补肝，养血，明目。

3.冬笋母鸡汤

原料：嫩母鸡1只（约750克），冬笋500克，水发木耳15克，熟猪油25克，精盐、料酒、葱、姜各适量。

做法：

（1）将母鸡开腹去内脏洗净，切成3厘米见方的方块，过沸水后捞出，用清水冲洗干净。把冬笋切成滚刀块，木耳洗净，葱切成段，姜切成片。

（2）锅内放入熟猪油烧热，放入葱、姜、鸡块略煸炒一下，烹入料酒，加入冬笋块和适量水，旺火烧开，转为

小火慢炖至鸡肉熟烂，加入精盐，旺火烧至汤汁呈白色，放入胡椒粉，将木耳下锅略滚一下即可。

用法：佐餐食用。

功效：滋补催乳。

4.金针猪蹄汤

原料：鲜金针菇15克，猪蹄1只，葱、姜、精盐各适量。

做法：

（1）将金针菇洗净；猪蹄冲洗干净，从中间劈开成4块；葱切成段；姜切成薄片。

（2）猪蹄过沸水后捞出控水，再与葱、姜一同下锅，加水适量，旺火烧开，撇去浮沫，加入金针菇和精盐，转为小火煮至猪蹄熟烂时即可。

用法：佐餐食用。

功效：生津催乳。

5.银耳海参汤

原料：银耳50克，水发海参50克，鲜汤300毫升，黄酒、精盐各适量。

做法：

（1）将银耳用温水泡开，去根蒂，清水洗净。海参洗净，切成小片。银耳、海参片一起过沸水后捞出滤去水分。

（2）银耳、海参放入锅中，掺入鲜汤，旺火烧开，加入料酒，转为文火煨5

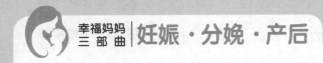

分钟，加入精盐即可。

用法：佐餐食用。

功效：益气滋阴。适用于阴虚口干者。

6.鲫鱼豆腐汤

原料：豆腐250克，鲜活鲫鱼500克，植物油50克，香菜20克，葱、姜、大蒜、精盐、黄酒各适量。

做法：

（1）鲫鱼去鳞，剖腹去脏，去鳃，洗净；豆腐切成方块；葱去皮，洗净，切成小段；姜、大蒜切成薄片；香菜切碎。

（2）热锅里放入油，油热后放入鲫鱼，用文火煎至两面发黄，烹入黄酒，略焖，掺入适量水，加入豆腐，放入葱段、姜、大蒜。

（3）烧开后用小火慢慢熬至汤色乳白，加入精盐，撒上香菜末即可。

用法：正餐食用。

功效：利尿消肿，通络催乳。

7.排骨清汤

原料：鲜猪排500克，植物油40克。葱、姜、黄酒、精盐各适量。

做法：

（1）将排骨剁成块，葱切成大段，姜拍成块。

（2）锅内加入植物油烧热，放入葱段、姜块、排骨爆炒，待排骨色泽由红变白后，烹入黄酒，掺入适量清水，旺火烧沸，撇去浮沫，加盖焖煮15分钟，转为小火炖至排骨酥软离骨时，加入精盐、胡椒粉。

（3）冷却后，放入冰箱5，去掉上面一层白油，即成为排骨清汤，食用时加热即可。

用法：佐餐食用。

功效：滋补催乳。

8.白菜鸡汤

原料：老母鸡肉50克，白菜心250克，黄酒15毫升，葱、姜、精盐各适量。

做法：

（1）将老母鸡肉切成小方块，加黄酒、葱、姜、清水，用旺火烧开，撇去浮沫，转为文火炖煮30分钟。

（2）白菜心顺刀切成长条，加入锅内，再煮沸5分钟，加入精盐即可。

用法：佐餐食用。

功效：滋补催乳。

9.三鲜汤

原料：水发海参50克，鸡胸脯肉50克，大虾1只，冬笋20克，油菜心20克，香油、精盐、鸡汤各适量。

做法：

（1）油菜心洗净过沸水，冬笋、海参、鸡胸脯肉切成薄片，大虾去头、皮、沙线，切成薄片。

（2）鸡汤放入锅中烧开，分别先后加入鸡肉、海参、虾片、冬笋片、油菜心，加上精盐，淋入香油即可。

用法：佐餐食用。

功效：滋补催乳。

10.清炖甲鱼汤

原料：甲鱼1只（500克左右），冬笋15克，水发口蘑30克，香菜10克，花生油50克，葱、姜、料酒、精盐各适量。

做法：

（1）将冬笋切片，水发口蘑切成细条，香菜切成末，葱切段，姜切薄片。

（2）将甲鱼洗净，剁下头，控净血，冲洗后过沸水，捞出控净水。

（3）锅加热放入油，将冬笋、口蘑、料酒、姜、葱放入锅中煸炒，加适量水，放入甲鱼，旺火烧开后，改用文火炖烂，加入精盐、香菜即可。

用法：佐餐食用。

功效：强身补气，催乳。

❀ 滋养甜汤类

1.牛奶冲蛋花

原料：牛奶250毫升，鸡蛋1个，红糖20克。

做法：

（1）把鸡蛋磕开倒入碗中，搅拌均匀。

（2）牛奶烧开后，淋入鸡蛋液，快速搅拌，蛋花飘起，离火，加入红糖即可。

用法：加餐食用。

功效：补充优质蛋白质。

2.清润地瓜汤

原料：地瓜（红薯）300克，生姜、白糖各适量。

做法：

（1）地瓜削去皮，切成滚刀块；生姜切成薄片。

（2）把适量的清水烧开，放入地瓜、姜片煮半小时，待地瓜熟透变软，加入白糖即可。

用法：随意饮用。

功效：补中益气，通乳通便。

3.苹果什锦饮料

原料：苹果1个（约150克），柠檬1个（约75克），蜂蜜20毫升。

做法：

将苹果、柠檬洗净，去皮，榨取原汁，加入蜂蜜，搅拌均匀即可。也可略加热饮用。

用法：随意饮用。

功效：补充维生素C。

4.木耳红枣汤

原料：木耳50克，红枣100克，红糖适量。

做法：

把木耳、红枣洗净，冷水浸泡5分钟之后把木耳、红枣及浸泡水一同放入锅中，大火烧开煮熟，加入红糖即可。

用法：加餐食用。

功效：补气生血。

5.红枣银耳莲子汤

原料：红枣100克，银耳50克，莲子100克，红糖适量。

做法：

将红枣、银耳、莲子洗净，冷水浸泡5分钟，把红枣、银耳、莲子及浸泡水一同放入锅中，大火烧开煮熟，加入红糖即可。

用法：加餐食用。

功效：生津，补血，益气。

6.醪糟蛋花汤

原料：醪糟200克，鸡蛋1个，白糖适量。

做法：

把醪糟放入锅中，加水适量，旺火烧开。鸡蛋磕开倒入碗中，搅拌均匀，洒入烧开的醪糟汤中，蛋花飘起关火，加入适量白糖即可。

用法：加餐食用。

功效：补气，活血，催乳。

🌸 滋养菜肴类

1.枣泥山药

原料：山药750克，枣泥250克，菠萝半个，白糖250克。

做法：

（1）山药洗5净，削去皮，切成6厘米长的段，用刀拍扁，整齐地排在碗内，放入枣泥，上面再放一层山药，上笼蒸5分钟后翻扣盘中。

（2）锅内注入适量清水，加入白糖，烧开后，浇入盘内，将菠萝切小块点缀周围即可。

用法：佐餐食用。

功效：补血，补铁。

2.清蒸鲫鱼

原料：鲫鱼1条（约500克），笋片50克，熟火腿5片，水发香菇5个，黄酒5毫升，姜2片，熟猪油10克，葱花、精盐各适量。

做法：

（1）将鲜鲫鱼去鳞，剖腹去内脏，分别在鱼的两面均匀斜切，但不能伤骨，涂黄酒后平置于盆中。

（2）在鱼上撒少量精盐，依次放上香菇、笋片，最上面放火腿片，再放葱、姜、熟猪油和鲜汤，上蒸笼，急火蒸15分钟左右，去葱姜即成。

用法：佐餐食用。

功效：补充蛋白质和微量元素。

3. 芝麻肝

原料：猪肝250克，芝麻100克，面粉50克，鸡蛋2个（用蛋清），精盐、姜末、葱花、植物油各适量。

做法：

（1）将猪肝洗净，切成薄片。用鸡蛋清将面粉、精盐、葱花、姜末调匀，放入猪肝蘸浆，粘满芝麻。

（2）锅中放油，烧至六成热，放入粘满芝麻的猪肝，炸透，起锅装盘。

用法：佐餐食用。

功效：补血，补铁。

4. 山药炒猪肝

原料：猪肝50克，山药250克，芡粉25克，花生油50克，葱、姜、精盐、白糖、黄酒各适量。

做法：

（1）将猪肝洗净，切成薄片，放入碗中，加湿芡粉。将山药洗净，削去皮，切成片。再将葱洗净切成葱花，姜洗净切成末。

（2）锅上火，放油烧热，投入猪肝煸炒至松散变色时，加入葱花、姜末、山药片、黄酒、白糖、精盐及少量水煸炒至肝片熟，炒匀出锅。

用法：佐餐食用。

功效：益气补血。

5. 肉末炒菠菜

原料：猪瘦肉25克，菠菜200克，植物油25克，酱油10毫升，料酒5毫升，精盐3克，葱、姜各5克。

做法：

（1）洗净猪肉，剁成碎末；菠菜洗干净，切成寸段。

（2）将油放入锅内，热后先煸葱、姜，然后将肉末放入，煸至变色，加入酱油、料酒翻炒均匀，投入菠菜，用旺火急炒几下，放入精盐即成。

用法：佐餐食用。

功效：补血，补铁。

6. 虾皮烧油菜心

原料：油菜心200克，虾皮10克，植物油10克，精盐3克。

做法：

（1）把清理好的嫩菜心洗净，虾皮用水浸洗干净。

（2）锅放在旺火上，放入植物油，旺火烧至六成热，将菜心倒进锅中，翻炒，然后加入虾皮，再翻炒几下，加入精盐即可出锅。

用法：佐餐食用。

功效：补充维生素C、钙。

7.姜汁鱼

原料：鲫鱼1条（重约750克），鲜姜50克，醋、香油、酱油、精盐、黄酒、葱、姜各适量。

做法：

（1）将鱼去除鳞和内脏，鱼身两面切十字花刀，放水中稍煮，用精盐和黄酒腌上；葱、姜切成片放在鱼上，置于笼屉蒸熟。

（2）再把姜剁成细末，与醋、香油、精盐、酱油调匀，浇在鱼上即可。

用法：佐餐食用。

功效：补充蛋白质。

8.鹌鹑蛋烧两样

原料：鹌鹑蛋15个，红薯300克，豆腐200克，植物油100克，精盐、生姜末、鲜汤、葱、蒜片各适量。

做法：

（1）将鹌鹑蛋用盐水煮熟后去壳，红薯洗净后切成长方条，豆腐切成1厘米的厚片。

（2）油烧热后，将豆腐、红薯条放入油锅中炸，待外观变黄后捞出待用。

（3）将葱、姜、蒜入锅内煸炒，然后放入鹌鹑蛋及炸好的红薯条、豆腐片，加入鲜汤、精盐略烧即成。

用法：佐餐食用。

功效：健脾益脑，滋阴补血。

9.豆腐烧鲫鱼

原料：鲫鱼500克，嫩豆腐200克，酱油、黄酒、精盐、水淀粉、葱、姜、植物油各适量。

做法：

（1）把鱼收拾干净，豆腐切成1厘米的长方条，葱、姜切成片待用。

（2）油烧热后将鱼下锅，稍煎，捞出，留适量油，把葱、姜下锅，待炒出味，烹入黄酒、酱油，添汤适量，把鱼下锅，烧开，把豆腐放在鱼旁，加入精盐，移至小火慢烧。

（3）待鱼烧透，捞出放入盘中，勾入适量水淀粉，浇在鱼上即可。

用法：佐餐食用。

功效：益气催乳，清热解毒。

04 产后恢复完美身材

产后的减重计划

♀ 产后6周内

产后6周内减重的原则是充分休息、调整食量、均衡营养、轻度活动。

未哺乳的妈妈，每天需摄取的热量要恢复到怀孕前的1600～1800卡；哺乳妈妈，为提供充足的乳汁，每天应该比没有哺乳的妈妈多增加500卡。

除了均衡摄取六大类食物外，坐月子期间还要注意补充蛋白质（尤其是哺乳者，可以从脂肪含量低的瘦肉、去皮鸡肉、鱼类及牛奶中获取）、纤维（从蔬菜、水果、糙米、全麦面包等获取）、铁（从紫菜、文蛤、黑芝麻、红豆、鸡蛋等获取）、钙（每天喝2杯牛奶，或吃小鱼干、豆腐、豆类等）。

适当下床走动，并做一些简单、轻松的家务活。

♀ 产后6周后

产后6周后减重的原则是适度限制饮食、每天运动30分钟。没有哺乳或已经停止哺乳的妈妈，应适度减少每天摄取的热量，例如减少300～400卡。哺乳妈妈不要过度限制热量摄取。

饮食定时定量，均衡摄取营养。多选择蒸、煮、炖等低油的烹调方式。选吃瘦肉、去皮的鸡肉和鱼，少吃油炸食物。少吃甜食、少喝含糖的饮料。正餐之外如果想吃东西时，先喝一杯热水，15分钟后如果还觉得饿，可以吃2块苏打饼干或一份水果、一个低热量的点心等。晚餐后想吃东西，可以喝蔬菜汤。

适当进行有氧运动，如健走、慢跑、游泳、跳舞、骑自行车等。有氧运动能够增进心肺功能，促进脂肪燃烧。

产后如何预防肥胖

♀ 合理膳食

合理膳食的原则是平衡膳食，避免高脂饮食，在保证摄取足够营养、满足母婴需求的前提下，避免营养过剩。可以多吃些鱼、肉、蛋、豆制品、奶制品，以及新鲜水果蔬菜等，尽量少吃甜食、油炸食品、肥肉等。但不要偏食鸡、鸭、鱼、肉、蛋，而应荤素搭配。这样既能满足身体对蛋白质、无机盐、维生素的需要，又可以预防发胖。

♀ 母乳哺养

母乳喂养不仅可以满足婴儿生长发育的需要，而且还有利于母亲自身的健美。研究发现，哺乳可以加速乳汁分泌，促进母体的新陈代谢和营养循环，还可以将身体组织中多余的营养成分运送出来，减少脂肪在体内的蓄积，预防生育性肥胖的发生。

♀ 做产后操

产后积极运动是预防生育性肥胖的重要措施。适当的运动可以促进新陈代谢，避免体内热量蓄积。一般无会阴裂伤及身体其他不适者，产后3天即可下床活动。产后1周后，可以在床上做仰卧位的腹肌运动和俯卧位的腰肌运动，如双腿上举运动、仰卧起坐等，这对减少腹部、腰部、臀部脂肪有明显的效果。

♀ 产后避孕

产后性生活应及早采取避孕措施，否则避孕失败导致怀孕或人工流产都会导致身体肥胖。其原因是产后受孕，会使体内新陈代谢及性激素分泌出奇的旺盛，进而导致机体碳水化合物合成脂肪的功能增强。

♀ 科学睡眠

产后每天晚上要睡8个小时，午睡1个小时，一天的睡眠时间即可以保证。如果睡眠时间过多，人体的新陈代谢就会降低，碳水化合物等营养物质就会以脂肪的形式在体内积聚造成肥胖。

♀ 心情愉快

愉快的心情有助于调节新妈妈体内的分泌系统，加快新陈代谢的速度，间接减少产后肥胖的可能。

产后锻炼的注意事项

产后开始锻炼的时间

1.自然分娩的产妇

如果产后没有任何并发症，在征得医生或护士同意的情况下，分娩后的第2天，新妈妈就可以下地做一些轻微的运动，它可以帮助新妈妈的身体尽快恢复。如果新妈妈产后的恢复情况不是很理想，就要在床上多躺些日子，等身体可以承受一定的运动量时再下地活动。

2.剖宫产的产妇

生产后新妈妈在拆线前只可以翻身或下地走路，拆线后1周才能开始活动。如果在生产时子宫受到的伤害比较大，最好要等到伤口完全愈合后再去进行锻炼。产后1个月，如果身体没有并发症，新妈妈可以做一些简单的锻炼，例如仰卧起坐、抬腿运动等，它们可以帮助新妈妈锻炼腰腹部的肌肉，减去腹部和臀部的多余脂肪。

但要注意，不论新妈妈恢复得有多好，在分娩后6周内运动的时候，要尽量做一些步骤简单的动作，且动作要轻柔，在锻炼的过程中如果感觉不舒服应立即停止，及时向医生咨询。

运动时间不宜过长

新妈妈的身体如果还没有完全恢复，长时间的运动只会给身体造成很大的负担。

运动强度不宜过大

新妈妈的锻炼强度最好是依据自身的情况而定，在运动刚刚开始的时候要掌握好力度和幅度，随着时间的推移再慢慢增加。

不同的运动方式

对于剖宫产的妈妈来说，在伤口还未愈合时就开始大幅度的运动，有可能会造成伤口的再度撕裂，给新妈妈带来更多的痛苦。顺产的女性可以先从缓慢行走开始，当身体已经可以适应这种频率的运动后，再开始进行户外的散步，运动的上限是心跳没有加快的迹象。

注意劳逸结合

不管身体恢复的情况如何，运动后都要保证自己有充足的睡眠和休息。

坚持做产后保健操

做产后保健操的好处

产后保健体操可以使气血畅通，加强腹壁肌肉和盆底支持组织的力量，预防尿失禁、子宫脱垂等产后疾病，同时可以消除腹部、臀部、大腿等部位多余的脂肪，促进身体各项生理功能的恢复，保持健美的体形，防止肥胖臃肿。所以，只要产妇没有异常的情况，就应该早做产后保健操，如能坚持锻炼，对体质及体形的恢复均有益。

产后做操的注意事项

1.征得医生、护士的许可，要在她们的指导下进行。

2.配合体力的恢复，从轻微的运动开始，逐渐加大运动量。

3.室内空气要新鲜，温度要适宜，锻炼时要心情愉快，着装要宽松。

4.饭后不要马上锻炼。

5.做操之前应排空大、小便。

6.剖宫产术后从拆线后开始。

7.会阴切开或有裂伤者，伤口不适，未恢复前，应该避免进行盆底肌肉恢复的锻炼。

8.锻炼强度以不过度疲劳为限。

9.腹直肌分离的人，绑上腹带后锻炼为宜。

10.须坚持每天锻炼。

另外，体质虚弱、有较严重贫血及其他产后并发症、产褥感染等情况的产妇，不宜急于做产后保健操。

产后第1个月的保健操

1.产后第1天的保健操

盆底肌运动 练习缓慢蹲下和站起，可以根据自己身体的具体情况，每天尽量多做几次。这项运动可以增强盆底肌，如果分娩时有缝合的伤口，还有利于伤口愈合。

脚踩踏板运动 踝部用力向上弯，再向下弯，这样反复练习。这项运动能改善血液循环。

腹部肌肉运动 仰卧，两臂上举，吸气时收腹，让两臂平放在身体的两侧，呼气，腹肌放松，反复做。

胸式呼吸 面朝上平躺，双手放在胸前，慢慢吸气，呼气，每次10遍，每日2～3次。

腹式呼吸 面朝上平躺，双手放在腹部，吸气至下腹部凸起，然后呼气，做深呼吸。每次10遍，每日2~3次。

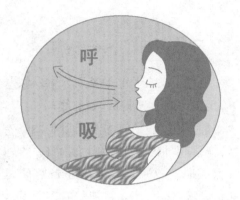

踝部操 左右脚相互交错做伸屈运动，脚腕左右交替转动，每次各做10遍，每日2~3次。这项运动可加速脚部血液循环，加强腹肌，有助子宫早日恢复。

抬头操 吸气慢慢抬头，抬头静止一会儿，然后呼气慢慢放下，不要使膝盖弯曲，每日3次，每次10遍。这项运动可以使头脑清醒。

骨盆倾斜操 面向上平躺，脊背贴紧床面，双手放在腰上。右侧腰向上抬起，停顿2秒钟后再恢复初始状态，然后抬起左侧腰，左右交替进行，每次5遍，每日3次，注意不能屈膝。这项运动可以使腰部变得苗条。

2.产后第2天的保健操

双臂操 面朝上平躺，手掌向上，双臂水平展开，两肩成一线。双掌向上抬，在胸前稍用力，两手掌合起，不能屈肘。每日3次，每次10遍。这项运动可以促进血液循环，解除肩膀疲劳。

下肢操 面朝上平躺，腿、胳膊自然伸直，然后两腿交替向上慢慢抬起，放下。每日3次，每次5遍，以不勉强为限。这项运动可以促进下肢血液循环。

3.产后第3天的保健操

骨盆和肛门操 面向上平躺，双腿屈起，双手放在腹部，仿照大便时的要领，提肛，然后放松，每日3次，每次20遍。这项运动可促进会阴和阴道恢复。

4.产后4~5天的保健操

腹肌操 面向上平躺，双腿屈起，双手放在背下，使后背拱起。轻轻用力收缩腹部肌肉，不要憋气，用力使身体恢复平直，每次5遍，每日数次。这项运动可以收缩腹部肌肉。

趴睡操 面朝下趴着，枕头放在腹部，脸侧向一边，保持自然呼吸，即使这样睡着也没有关系，早晚各做几十分钟。这项运动可以防止子宫后位，促使子宫回到正确的位置上。

5.产后6~7天的保健操

抬腰操 面向上平躺，双手放在脑后，双膝弯成直角。用双肘和双足支撑住身体，抬腰，然后停住，随后边呼气边放下腰部，回到原来的状态，每次5遍，每日3次。这项运动可以帮助收缩腰部肌肉。

下肢操 面向上平躺，双膝屈起，足底贴床，单腿抬起，大腿与床成直角，呼吸1次。大腿屈向腹部，腿与床成直角返回，同时绷直膝盖，呼吸，放下脚。左右腿交替进行，每日2次，每次5遍。

6.产后2周到产后1个月的保健操

产后第2周后，可以逐渐再增加一些运动。每项运动都要重复多次，但都要以感到舒适为宜。

向后弯曲运动 坐直，两腿弯曲并稍微分开，两臂在胸前合拢，然后呼气，与此同时你的骨盆稍向前倾斜，并将身体慢慢向后弯，直到你感觉腹部肌肉被拉紧为止。在感到舒适的情况下，尽量将这种姿势保持长一些时间。在保持阶段，可以采取正常的呼吸方式，然后放松，吸气坐直，准备再进行下一次练习。

向前弯曲运动 仰卧在床上，两腿弯曲，两脚少许分开，两手靠放在大腿上。呼气，抬起头部及两肩，身体向前伸，使两手尽可能地碰到双膝。如果你的双手一开始不能碰到两膝，也不要紧，继续做下去，做完吸气并放松。

侧向转体运动 仰卧在床上，两臂平放在身体两侧，手掌分别靠拢在大腿外侧，头部微微抬起，身体向左侧偏转，左手滑动到达小腿。再仰卧，然后向右侧重复上述的动作，左、右两侧各连续2~3次。

🌸 产后第2个月的保健操

经过上一个月的锻炼后，可以做以下的运动了，要坚持锻炼2个月。

仰卧抬臀运动 屈膝仰卧，两腿外展，两脚掌相对，然后向上抬臀，收缩骨盆底肌。这项运动主要是锻炼腰背部、大腿后侧、骨盆底肌，有利于子宫的恢复。

弓背挺胸运动 跪立，两手撑地，然后收腹弓背，低头，收缩骨盆底肌，再抬头，挺胸塌腰，反复做。这项运动可以收缩骨盆底肌，有利于产道的恢复。

跪坐直起运动 跪坐在脚跟上，然后跪立，收缩臀肌和骨盆肌肉，然后再坐下、起来，反复做。这项运动除了可以锻炼骨盆底肌以外，还可以锻炼大腿前侧的肌肉。

腰部环绕运动 两腿分开站立，然后上体在双手的带动下，分别向顺时针和逆时针方向做环绕运动，幅度越大越好。这项运动可以增加腰部和腹部的柔韧性和灵活性。

直立踢腿运动 手扶椅背站立，然

后两腿分别向前、向侧、向后踢腿，如此反复运动。可以加强髋关节的灵活性，增加大腿前侧、外侧、后侧的力量，保持健美的腿形。

🌷 身体局部塑形的保健操

1.头颈部运动

时间 自然分娩后第3天开始。

方法 仰卧在床上，全身放平，手脚伸直，将颈部抬起，尽量向前屈，使下颌贴近胸部，重复10次，每天做1遍。做此运动时注意不要牵动身体其他部位。

目的 收缩腹肌，使颈部和背部肌肉得到舒展。

2.胸部运动

时间 自然分娩后第6天开始。

方法 身体平躺，手平放在身体的两侧，将双手向前直举，双臂向左右伸直平放，然后上举至两掌相遇，再将两臂向下伸直平放，最后回到前胸复原，重复5～10次。盘膝坐在床上，双手紧握脚跟处，头向后仰，做30次。

目的 可以使背部挺直，乳腺管泌乳通畅，乳房弹性增强而渐趋坚挺，防止乳房松弛下垂。

3.腰部运动

方法 仰卧在床上，两手臂齐肩平放，让骨盆连同脊背、腰、大腿抬高，然后左右反复地扭摆腰肢，扭摆前先吸气，随着转动再呼气。

目的 每天做数次腰部运动，2～3周后可以使腰身变细，并且可以增强阴道的收缩力和肛门括约肌的舒张力，有恢复性感身形和防止便秘的功效。

4.腹部运动

时间 自产后第14天开始。

方法 平躺，两手掌交叉托住脑后，用腰部和腹部力量坐起，用肘部碰脚面两下后再慢慢躺下，重复做5～10次，待体力增强后可增至20次。

目的 增强腹肌力量，减少腹部赘肉。

5.腿部运动

方法 平躺，举右腿，使左腿与身体呈直角，然后慢慢将腿放下，交替同样的动作，重复5～10次。

侧卧屈腿，然后两腿伸直，右侧卧，屈左腿。左侧卧，屈右腿，重复5～10次。

俯卧屈腿，俯卧，两腿伸直平放，然后屈膝，脚跟靠近臀部，一侧做完再做另一侧，5～10次。站立，向后抬小腿，脚部慢慢贴近臀部，然后伸直、放下，再举起另一条腿，做同样的动作，重复5～10次。

目的 促进子宫及腹肌收缩，消除

臀部和大腿的赘肉，使臀部恢复浑圆结实的线条，使两腿变得修长而结实。

6.会阴收缩运动

时间 自产后第8天开始。

方法 仰卧或侧卧，吸气，紧缩阴道周围及肛门口肌肉，屏住气，持续1～3秒后再慢慢放松吐气，重复5次。平躺在床上，双腿弯曲，悬空，分开，双手抱住膝盖，向身体靠拢，同时收缩肛门，然后将双腿分开放到床上，并放松肛门，如此重复5次。平时在床上随时都可以做收缩肛门及憋尿的动作，每天30～50次，以促进盆底肌肉张力的恢复。

目的 收缩会阴部肌肉，促进血液循环和伤口愈合，减轻疼痛，改善尿失禁的状况。

7.阴道肌肉收缩运动

时间 自产后第14天开始。

方法 平躺，双膝弯曲，大腿和小腿呈垂直角度，两脚打开，与肩同宽，利用肩部及足部力量将臀部抬高成一个斜度，并将两膝并拢，数1、2、3后再将腿打开，然后放下臀部，重复做10次。

目的 使阴道肌肉收缩，预防子宫、膀胱、阴道下垂。

练瑜伽重塑小蛮腰

练瑜伽可以减少腰腹部的赘肉。

1.梨式

（1）平直仰卧，腿并拢，手放于体侧，掌心向下。

（2）吸气，屈膝抬腿，与身体垂直。

（3）呼气，将双腿向后摆至双脚伸过头后，臀部、下背会自然离地，如果身体柔软，脚趾会碰到地面。

（4）保持10～15秒，缓慢规律地呼吸。

（5）恢复时，膝部弯曲，感觉脊椎一节一节地展开卷曲的身体，直到臀部再次贴回地面。

2.三角式

（1）双腿分开，稍宽于肩，腿伸直。

（2）右脚向右侧转90°，左脚向右侧转一点，脚跟成一条直线，双臂两侧平伸，与地平行。

（3）呼气，向右侧弯腰，过程中保持双臂与身体成90°（侧弯时避免腰部以上身体同时向前倾）；右手放在小腿前侧，双臂成直线，扭头向上看。保持20秒舒适呼吸。

（4）吸气，慢慢回到开始的姿势，左边做同样的步骤。

3.腰转动式

（1）双腿分开，稍宽于肩。

（2）吸气，双臂高举过头，十指相交。

（3）呼气，向前弯身，至上身与下身成直角，眼注视手。

（4）吸气，将上身尽量转向右侧。

（5）呼气，再转向左侧。

（6）重复5次，身体回到中心位，恢复直身姿势。

4.站式

（1）双腿分开，稍宽于肩。

（2）呼气，右脚向右转90°，左脚稍向右转15°～30°。屈右膝，直至大腿与地面平行，小腿垂直于地面，大腿、头向右转，眼睛注视右手指尖，保持30秒。

（3）吸气，伸直右腿，恢复起始的姿势，向左侧重复以上动作。

5.单腿旋转式

仰卧，腿伸直，臂放于体侧，抬高右腿，顺时针方向划圈，头、身体及其余部分保持贴地。8～10次停止，逆时针方向做8～10次，然后换左腿（注意不要让身体过分用力而产生疲劳）。

6.三角转动式

（1）双腿分开，稍宽于肩，伸直双臂与地面平行。

（2）右脚向右转90°，左脚向右转30°。

（3）呼气，将身体转向右侧，左手接触右小腿或放在右脚外侧地面上，双臂成一直线，眼睛看右手指尖，保持30秒。

（4）吸气，慢慢将双手和身体抬起，脚转回，恢复基本站立式，向左侧重复以上动作。

7.猫式

（1）跪姿，膝触地，大腿与小腿垂直，掌放于肩正下方，手臂伸直。

（2）吸气，抬头，收缩肩部肌肉，保持6秒。

（3）呼气，垂下头，拱起脊柱，保持6秒。

（4）吸气，呼气各做10次。

8.侧卧抬腿式

（1）侧卧，下侧手臂屈肘撑住身体，上臂与前臂成直角。上侧手臂放于胸前，腿伸直并拢，稍向斜前方放置。

（2）吸气，双腿并拢，抬起至与髋部同高或稍高一点（腹部斜肌腰肌有明显收缩感），保持20秒。

（3）呼气，放松回地面，重复6次。反方向重复以上动作。

9.船式

（1）对齐仰卧，双腿伸直，两臂平放体侧，掌心向下。

（2）吸气，同时将头部、上身、两腿全都抬离地面，双臂向前伸直并与地面平行。蓄气不呼，尽量长久保持姿势。

（3）呼气，放下双腿，身体放回地面，放松全身。以上动作重复6次。

产后美容当即时

产后美丑大变换

女性生育后，体形、面容都会发生不同程度的变化，好像变丑了。可以从5个方面采取措施，防止"产后变丑"。

头发

新妈妈产后易脱发，应注意饮食多样化，补充丰富的蛋白质、维生素和矿物质。新妈妈要养成经常洗头的习惯。发型要整齐，最好剪成易梳理的短发。

体态

妇女会因为生孩子而引起生育性肥胖症。妊娠期间和产褥期间，妇女要注意饮食合理搭配，坚持适当运动，避免脂肪在体内堆积。

精神面貌

新妈妈要始终保持积极向上的状态和愉快的心情，注意身体和衣着的整洁。衣着要得体，要选择适合自己目前体形的衣服，衣服的大小要合适。

皮肤

新妈妈产后需要日夜看护婴儿，往往会睡眠不足，时间一长，面部皮肤就会变得松弛，容易出现黑眼圈。此时，新妈妈每天应保证8个小时以上高质量的睡眠。面部出现棕色或暗棕色蝴蝶斑的产妇，应避免过多日照，局部涂抹品质好的祛斑霜，可以使蝴蝶斑自然消退。

牙齿和眼睛

产妇产后牙齿容易松动，牙龈容易发炎，应该注意坚持刷牙，并适当补充钙质。为了使眼睛秀美明亮，应该注意预防眼病，并补充维生素A和维生素B_2，这些营养成分在动物肝脏、绿色蔬菜和水果中含量都较高。

产后重视皮肤保养

很多产妇感觉自己突然间变老了许多，皮肤没有了弹性，出现了许多色斑，脸色也大不如从前了。皮肤的这种变化是妊娠和分娩所导致的。如果科学保养皮肤，皮肤会重新变得光彩动人，富有弹性。产后4～6周身体各部分会基本恢复。这时要进行正式的皮肤保养。

🌸 皮肤保养的基本方法

1.早晚洗脸

产后皮肤保养，最重要的是洗脸。早晨洗脸，只要将夜间面部分泌的杂质清除干净即可，可以使用温和的洗面奶洗脸。在手上揉出泡沫后，轻轻抹在脸上按摩。对于皮脂分泌较多的T形部位，尤其要注意仔细清洗。

晚上洗脸时，要将洗面奶和香皂配合起来使用。因为白天堆积在皮肤上的灰尘会堵塞毛孔，为了让皮肤在晚上充分休息，可以采用这种双重洗脸的方法。

产后，皮肤敏感要避免使用对皮肤有刺激性的洗面用品。应选择适合自己皮肤的洗面用品，用温水多洗几次，将泡沫充分洗净，最后再用凉水清洗。

2.保湿

水分是决定皮肤美丽的重要因素。产后，皮肤会出现浮肿，水分的供给显得尤其重要。维持合适的水分，皮肤看起来才会滋润有弹性。涂抹保湿品会起到一定的保湿作用，但多喝水更有利于皮肤保湿。水分的供给能促进新陈代谢，重现健康、有弹性的皮肤。

🌸 皮肤保养的步骤

1.用洁面霜洗脸

性质柔和的洁面霜适合中、干性皮肤，选择泡沫型洁面霜时要注意选择含有保湿成分的类型。油脂分泌较多的油性皮肤，应选择奶液型或水质型洁面霜。敏感性皮肤很容易过敏，最好选择无香的奶液类型。复合型皮肤可以使用柔和的洗脸用香皂或泡沫型的洁面霜。

2.涂抹护肤水

洗脸后，用化妆棉蘸上护肤水，按从脸颊、额头、鼻梁到下颌等部位的顺序开始涂抹。擦时应顺着皮肤的纹理由里到外，T形部位尤其要仔细。额头由里向外，鼻子由上向下，眼角和嘴角也按由里向外的顺序擦。最后用化妆棉，涂抹剩余的皮肤部位。脖子由下往上擦，以防止颈部出现皱纹。

3.涂抹奶液

用指肚取出一茶匙左右的奶液放在手背上，然后依次涂抹在脸颊、额头、鼻子、下颌等部位。涂抹时，从脸颊部位按从下往上的顺序呈螺旋形涂抹。眼、嘴周围由里向外，额头也要由里向外呈螺旋型，鼻子从上往下均匀涂抹。手背剩余的奶液从下往上涂抹在颈部。

4.涂抹天然精油

如果皮肤有紧绷感或明显的细皱纹，可以将天然精油涂抹在相关的部位。感觉特别干燥的部位也可以用浸湿的化妆棉蘸上香油按摩1分钟。

科学地补充皮肤营养

1.按摩皮肤

经过妊娠、分娩，产妇的皮肤会变得很干燥。按摩能起到改善皮肤血液循环、恢复皮肤弹性、预防皱纹产生的作用。不要觉得按摩麻烦而又浪费时间，事实上，只要用手轻轻抚摸皮肤即可。

按摩时，手部用力不要过大，只要轻轻触摸整个面部慢慢移动就可以。面部按摩时，也不可以忽视颈部，时间以20分钟为宜，如果身体感到过度劳累时，按摩5分钟或10分钟也可以。

按摩最好在洗完脸，涂抹上护肤水、奶液、护肤霜之后再进行。按摩后可以用纸巾或蒸汽毛巾擦净面部。按摩后，皮肤干净清洁，血液循环通畅，这时再使用适合自己皮肤的护肤品，就会收到更好的护肤效果。

2.做天然面膜

面膜可以使肌肤变得柔软，富有光泽，涂抹后不仅可以促进血液循环，还可以促进排泄。

产后，女性皮肤较敏感，应使用刺激性小的面膜。新鲜的蔬菜或水果中的水分比较容易被皮肤吸收，可以使皮肤透明而富有弹性。

天然面膜对皮肤的刺激小，在产后就可以做。涂抹面膜时，要空出眼和嘴唇两个部位，按脸颊、下颌、鼻、额头的顺序涂抹。

除去面膜后，可以在皮肤上抹上一层收敛水，收缩后的皮肤会更富有弹性，最后涂抹上营养护肤品。这时的皮肤就会看起来比较柔嫩、滋润。

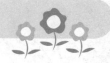

产后如何科学护发

🌼 清洗头发

要想有一头健康、美丽的秀发，首先要保持头发干净清爽。产后，头发缺乏营养，应该使用营养型洗发水。在洗头发前，要先按摩头皮，然后用梳子均匀地梳理头发，最后抹上洗发水。抹洗发水时，要注意将洗发水在手心上揉出泡沫后再抹在头发上。按摩头发时，应用手指尖轻轻搓洗头发，不可用指甲抓挠，以免损伤头皮。头发充分按摩后，要用清水冲洗干净。

🌼 使用护发素

产后，头发营养不足，粗糙而又没有光泽。这时使用护发素，能供给头发营养，使损伤的头发重新恢复健康。

护发素通常每周使用一两次比较合适。先用洗发水将头发洗净，再将护发素抹在损伤的头发上。打上护发素后，按摩头皮，效果更佳。按摩后，为了使护发素充分渗透吸收，可以戴上塑料浴帽，然后再用蒸汽毛巾包住。20分钟过后，用水洗净即可。洗澡时，用蒸气烘一下头发效果会更好。

🌼 擦头发要轻

洗完头发后，擦头发时不要用力过大，以免损伤头发，使头发失去光泽。擦头发时，可以用大毛巾先将头发上的水珠擦掉，然后连同发根仔细擦拭，头发擦到半干后，让其自然风干即可。

🌼 经常梳头

梳头能刺激头皮，促进头部血液循环，使头发焕发光泽。产后宜经常梳头，使干枯的头发重现光泽。梳头时，应从发根向发稍处均匀梳理，刺激头皮。梳头前，可以先在头发上均匀地抹上发油或芳香发精，这样更便于梳理。

🌼 按摩头皮

按摩头皮能刺激头皮，促进血液循环。规则地按摩头皮不仅可以防止头发脱落，还可以消除疲劳，减轻压力。按摩头皮时，用指尖按压整个头部，然后将指头伸开，慢慢向下梳理。晚上睡觉前，洗头前或梳头前，都可以按摩头皮，这样会收到很好的效果。

06 产后常见疾病防治

产褥感染

产褥感染是由于细菌侵入生殖道，在产后引起的局部或全身感染，俗称为月子病。产褥感染是产妇月子里比较容易患且比较严重的疾病，也是引起产妇死亡的主要原因之一。随着围生期保健工作及产科质量的不断提高，人民生活水平的好转，以及国民身体素质的增强，目前严重的产褥感染已不多见了，但是仍然应该引起重视。

病因

正常情况下，妇女生殖道具有自身的防御功能，如宫颈粘液栓对细菌有阻挡和杀灭的作用，大多数都不能致病。但是在分娩的过程中，这些防御机制被破坏了，增加了细菌侵入的机会，再加上产后身体虚弱或贫血、营养不良、合并各种慢性病等，使机体抵抗力降低，更易导致感染。

感染的来源是多方面的，比如临产前性交及盆浴，胎膜早破或分娩时接生人员的双手及器具消毒不严格，可以把细菌带入阴道；分娩时的产道损伤、胎盘剥离面的创伤，给细菌迅速、大量的繁殖创造了条件；产妇身体其他部位，如消化道、呼吸道、泌尿道等存在的病原菌或感染灶，细菌可以通过血液引起生殖道感染；产后不注意卫生，也会给细菌的侵入和繁殖打下基础，增加感染的机会。

表现

根据细菌种类的不同、毒性的大小、机体抵抗力的强弱及感染的程度不同，其临床表现也不一样。

常见的有会阴或腹部伤口红肿、疼痛、硬结、脓性分泌物及拆线后伤口裂开, 也有的会因刺激而引起尿频、尿痛, 或阴道粘膜红肿、溃烂, 伴低热。只要及时治疗, 炎症很快就会消退。

如果细菌由胎盘剥离面侵入, 会引起子宫内膜炎、子宫体炎、子宫周围组织炎、盆腔炎。细菌毒力较弱, 而产妇抵抗力强时, 症状较轻, 炎症局限于子宫内膜, 产妇会感到头痛、发热、食欲欠佳、小腹疼痛, 恶露增多呈土褐色有臭味, 体温常在38℃左右。如果治疗恰当, 坏死的内膜组织就会在1~2周内剥脱, 由新生的内膜组织代替而痊愈。

细菌毒力强而产妇抵抗力弱时, 则炎症会蔓延, 症状加重, 产妇感到小腹剧痛、恶露腐臭、全身不适、寒战、高热不退, 体温可高达40℃。如未得到控制, 会引起盆腔腹膜炎及弥漫性腹膜炎症, 除高热、寒战外, 腹痛会更加剧烈, 并出现恶心、呕吐、腹胀, 下腹部有明显的压痛和反跳痛 (按压腹部抬手后出现疼痛), 有时神志恍惚, 少数人会发生败血症、毒血症、中毒性休克。如果不及时抢救, 会因体力过度消耗, 全身衰竭而死亡。

当胎盘附着处子宫壁的血栓感染时, 会引起盆腔的血栓性静脉炎和下肢血栓性静脉炎, 发生于产后1~2周。当发生子宫内膜炎时出现高热、寒战交替发作, 下腹部持续性疼痛; 或者出现不明原因的低热, 心跳加快, 下肢肿胀、疼痛、皮肤变白, 称为股白肿。甚至可以引起脓毒血症, 往往会持久不愈, 导致严重的后果。

防治

产褥感染应以预防为主, 注意孕期卫生和保健, 积极治疗慢性病和原有的感染病灶, 纠正贫血。妊娠晚期及产后42天应避免盆浴, 禁止性交。分娩时要尽量多吃东西、多饮水、多休息, 以增强机体的抵抗力。当发生胎膜早破、产程延长、产道损伤、产后出血时, 要及时进行抗感染治疗。产后更要注意个人卫生, 保持会阴部清洁, 尽早下地活动, 避免尿潴留影响子宫收缩而导致恶露瘀滞。还要加强营养和锻炼, 以增强体质。

如果发生产褥感染, 应该采取半卧位, 这样有利于恶露的排出, 并且可以使炎症病变局限于盆腔最底部。要积极配合医生及时、彻底的治疗, 以防止炎症的扩散和留下后遗症。

特别是当产妇出现头痛、发热等不适的症状时, 千万不要自以为感冒而被忽略, 一定要去医院检查, 判断是否发生了产褥感染。

子宫复旧不全

子宫是产褥期变化最大的器官。正常情况下，由于子宫的收缩和缩复，体积会明显缩小，一般在产后5~6周会恢复到非孕期的状态。但是产后子宫的缩复与产妇的年龄、分娩的次数、分娩的方式、身体的状况、是否哺乳等都有一定的关系。如年龄大、分娩次数多、产程长、难产、身体虚弱等，子宫缩复得就慢。相反，缩复得就快。产后喂奶会促进子宫的复旧。

病因

子宫蜕膜剥离不全，子宫内有胎盘、胎膜的残留，胎盘面积过大，产褥感染，合并子宫肌瘤，子宫过度后倾、后屈，产后尿潴留等都会导致子宫复旧不全。

表现

子宫复旧不全时，产妇会感到下腹坠胀、腰痛，血性恶露持续时间延长、量明显增多，甚至会出现子宫大量出血。恶露浑浊并伴有臭味，血性恶露停止后会有脓性分泌物流出，也有恶露极少而腹痛剧烈者。子宫增大，质地软，有压痛。

防治

如果出现这些情况，应及早就医，积极治疗。产后及时排尿，防止膀胱过度充盈。应采取侧卧位，避免长期仰卧位，子宫后位者要做胸膝卧锻炼，每日2次，每次15分钟，以纠正子宫的位置。还可以口服益母草膏或益母草冲剂、生化汤，以促进子宫的缩复。产后出血时间长而且量多，经B超检查子宫内有残留物时，应刮宫清理宫腔，并进行抗感染治疗。

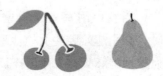

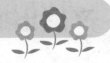

子宫脱垂

子宫脱垂就是子宫从正常的位置沿着阴道下降，甚至脱出阴道口外。目前子宫脱垂已很少发现，但仍然应该加强预防，进一步减少该病的发生。

❀ 病因

造成产妇产后子宫脱垂的原因有急产、滞产。还有产后便秘，产后咳嗽，持续下蹲动作，产后下床劳动过早、过重，使腹压增加，都会引起子宫脱垂。

❀ 表现

根据程度不同，子宫脱垂分轻、中、重度，或者分为Ⅰ度、Ⅱ度、Ⅱ度。

轻度（Ⅰ度） 大多数产妇没有什么不适感，有的会在长期站立或重体力劳动后感到腰酸、下坠。

中度（Ⅱ度） 子宫颈及部分子宫体脱出阴道口。

重度（Ⅲ度） 产妇会感到下腹、阴道、会阴部有下坠感，并伴有腰酸背痛，自觉有块状物从阴道脱出，行走或劳动后更加明显，卧床休息后可以恢复。有的需要用手帮助回纳复位，站立时又会掉出来。

如果子宫脱垂伴随膀胱膨出，会出现尿频、排尿困难、尿失禁等症状。子宫脱垂伴直肠膨出，会发生排便困难。如果脱出部分充血、水肿、肥大、流黄水，则不容易回纳，会影响行动。非常痛苦，应及早去医院就诊。

❀ 防治

子宫脱垂与孕期、分娩、产后调养有密切的关系，因此要做好孕期保健工作，分娩时与医生配合好，使产程进展顺利，产后采取有效的预防措施。

产后要充分休息，避免过早参加体力劳动，如肩背、手提重物、上举劳作、长期下蹲等。防止便秘，绝对禁止用力排便。注意防寒保暖，预防感冒咳嗽，如有慢性咳嗽要积极治疗。做产后保健操，加强盆底组织的支持力量。

已发生子宫脱垂的产妇要绝对卧床休息，多食益气升阳补血的药膳，如人参粥、参芪粥、人参山药乌鸡粥、人参肘子汤、黄芪羊肉汤等。口服补气升提的药物，如补中益气丸，或针灸百会、关元、中极、三阴交等穴位。子宫脱垂严重者要考虑手术治疗。

产后出血

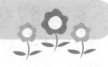

胎儿娩出后24小时内出血量超过500毫升者为产后出血。发生在2小时内者占80%以上。分娩24小时以后大出血者为晚期产后出血。产后出血是分娩的严重并发症，在导致产妇死亡的原因中居首位。少数严重病例，虽抢救成功，但可出现垂体功能减退即席汉氏综合征。

表现

临床表现主要为阴道流血、失血性休克、继发性贫血，有的失血过多，休克时间长，还可并发弥散性血管内凝血。

症状的轻重视失血量、速度及原来体质和贫血与否而不同。短期内大出血，可迅速出现休克。如有隐性或缓慢的出血，由于代偿功能存在，脉搏、血压及一般状况变化不明显，当失血到一定程度时，才会出现休克，这样容易被忽视而造成严重的后果。

此外，如果产妇原来已经贫血或者体质虚弱，即使出血不多，也可发生休克，且不易纠正。因此，对每个产妇必须作全面仔细的观察和分析，以免延误抢救的时机。

病因

1.胎盘、胎膜残留

多发生于产后10天左右，残留的胎盘组织发生变性、坏死、机化，形成胎盘息肉，当坏死组织脱落时，暴露基底部血管，引起大量出血。临床表现为血性恶露持续时间延长，以后出现反复出血或突然大量流血。检查时可发现子宫复旧不全，宫口松弛，有时可触及残留组织。

2.蜕膜残留

正常蜕膜多在产后一周内脱落，并且会随恶露排出。若蜕膜剥离不全长时间残留，也可影响子宫复旧，继发子宫内膜炎症，引起晚期产后出血。

3.胎盘附着面感染或复旧不全

子宫胎盘附着面血管在分娩后即有血栓形成，继而血栓机化，出现玻璃样变，直管上皮增厚，管腔变窄、堵塞。胎盘附着部边缘有内膜向内生长，底蜕膜深层的残留腺体和内膜亦重新生长，使子宫内膜得以修复，此过程需要6～8周。如果是胎盘附着面感染、复旧不全引起的出血，多发生在产后2周左右，表现为突然大量阴道流血，检查时发现子宫大而软，宫口松弛，阴道及宫口有血块堵塞。

4.剖宫产术后子宫伤口裂开

多见于子宫下段剖宫产横切口两侧端。近年子宫下段横切口剖宫产广泛开展，有关横切口裂开引起大出血的报道屡见不鲜，应引起重视。引起切口愈合不良造成出血的原因主要有以下几种。

（1）子宫下段横切口两端切断子宫动脉向下斜行分支，造成局部供血不足。术中止血不良，形成局部水肿。

（2）横切口选择过低：宫颈侧以结缔组织为主，血供较差，组织愈合能力差，且靠近阴道，增加了感染的机会。

（3）缝合技术不当：组织对位不佳；手术操作粗暴；出血血管缝扎不紧；切口两侧角部未将回缩血管缝扎形成直肿；缝扎组织过多过密，切口血循环供应不良等，均影响切口愈合。

以上因素均可致在肠线溶解脱落后，血窦重新开放。多发生在术后1~3周，出现大量阴道流血，甚至引起休克。

5.其他

产后子宫滋养细胞肿瘤、子宫黏膜下肌瘤等均可引起晚期产后出血。

预防

剖宫产时做到合理选择切口，避免子宫下段横切口两侧角部撕裂及合理缝合。晚期产后出血的产妇，往往可以追溯到第三产程和产后2小时阴道流血较多或怀疑胎盘胎膜残留的病史。因此，产后应仔细检查胎盘、胎膜，如有残缺，应及时取出。在不能排除胎盘残留时，以进行宫腔探查为宜。术后应用抗生素预防感染。

治疗

1.少量或中等量阴道流血，应给予足量广谱抗生素、子宫收缩剂以及支持疗法及中药治疗。

2.疑有胎盘、胎膜、蜕膜残留或胎盘附着部位复旧不全者，刮宫多能奏效，操作力求轻柔，备血并做好开腹手术的术前准备。刮出物应送病理检查，以明确诊断。术后继续给予抗生素及子宫收缩剂。

3.剖宫产术后阴道出血，少量或中量应住院给予抗生素并严密观察。阴道大量出血需积极抢救，此时刮宫手术应慎重，因为剖宫产组织残留甚少，刮宫可造成原切口再损伤导致更多出血。

产道血肿

产后血肿是由于分娩造成产道深部血管破裂，血液不能外流，积聚于局部形成血肿，是临床分娩的并发症之一。血肿一般发生在分娩时，多数在产后立即发现，也可能会在分娩后24小时内出现，出血量大者，产后患病率很高。因此，及时诊治产后血肿对降低产妇患病率和病死率至关重要。

病因

分娩过程中子宫收缩过强，胎宝宝娩出过快，或者产程延长，盆底组织受压过久，会阴过度延伸以及会阴切开手术，阴道助产手术等都可以引起产道血肿的发生。尤其是妊娠高血压疾病患者，由于血管脆性增强，凝血功能受损，发生血肿的可能性也会增加。

表现

发生产道血肿时，产妇会感到疼痛，根据血肿的部位和大小不同，疼痛的性质也不相同。如果发生在会阴部会感到剧烈胀痛，犹如组织被撕裂一样；如果发生在盆腔会感到膀胱或直肠处有难以忍受的压迫感，并引起排尿困难或有便意感及剧烈腹痛。血肿大时表面呈紫蓝色，可以突出外阴部或阴道内。如果血肿未及时发现，会形成较大的阔韧带血肿，甚至导致休克。

防治

产道血肿一般发生在产后几小时、几天至1~3周内，以产后1周左右为多。当产后感到外阴部剧烈疼痛、肛门坠胀、排尿困难或腹痛时，应找医生检查，以便及早发现，及时处理。

一旦血肿形成，应立即在麻醉后切开血肿，取出血块，缝扎出血点，或局部压迫止血，止血一定要彻底。

产后贫血

分娩过程失血过多，很容易造成新妈妈贫血，贫血严重会影响到新妈妈的身体恢复及小宝宝的营养健康。产后贫血的发生，和新妈妈的体质，以及产后出血过多有着很大的关系。新妈妈贫血严重时会影响自身恢复和不利于宝宝哺乳，所以，新妈妈要早发现、早防治。

病因

产后贫血是由于怀孕期间贫血未能得到纠正，分娩时及分娩后又有不同程度的出血，使原有的贫血加重；或者怀孕期间不贫血，分娩时出血过多而产生了贫血。

表现

产后贫血会使产妇感到缺乏食欲、全身乏力、头晕、胸闷、心慌等。贫血时抵抗力下降，容易导致产后感染，会阴或腹部伤口愈合缓慢。重度贫血还会产生许多的并发症，因此要引起重视，进行积极的治疗。

防治

轻度贫血（血红蛋白在90克/升以上），可以通过调整饮食、补充营养来纠正，多吃一些含铁及叶酸的食物，如动物内脏、鱼、虾、蛋、谷类、花生、红枣、绿色蔬菜等。

中度贫血（血红蛋白在60～90克/升），除改善饮食、加强营养外，还要应用抗贫血药物，如口服富血铁、叶酸、当归补血丸，肌注右旋糖酐铁等。

重度贫血（血红蛋白在60克/升以下），仅靠食物和药物往往恢复较慢，可以按医嘱，少量多次输血，使产妇尽快恢复，以免留下后遗症。

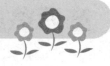

产后尿潴留

正常情况下产妇在产后4~6小时应该自行排尿，假如产后8小时仍然不能排尿，或者有不能排干净的感觉，就是出现了产后尿潴留。

病因

膀胱和尿道正好在胎宝宝娩出通道的附近，由于产程延长，胎宝宝对膀胱和尿道的压迫时间过久，膀胱、尿道粘膜充血、水肿，甚至尿道口闭塞，使膀胱反射功能消失；会阴伤口的疼痛会导致尿道痉挛，因此产生尿潴留。个别产妇精神紧张，对卧床排尿不习惯以及麻醉药物的应用，都可以加重排尿困难而引起尿潴留。

表现

产后6小时以上不能自行排尿或总有尿不净的感觉。膀胱充盈时可以在耻骨联合上扪及一囊性肿物，增大的膀胱可以到达腹部，这是间接使宫底升高至脐上的一个原因。

防治

避免发生尿潴留，预防最重要。产程中要及时排尿，防止膀胱过度充盈。产后短时间内喝600~900毫升水，使膀胱很快充盈产生尿意，及时排尿。

如果排尿不畅或仍然不能排尿，可以打开水管听听流水声，用温热水冲洗会阴，解除尿道括约肌的痉挛，诱导排尿反射。或者热敷外阴及下腹部，促进膀胱血液循环，增强膀胱收缩力，使尿液排出。剖宫产术后的产妇可由家人协助下床蹲位排尿，一般来说都能自行排尿。如果不行，还可以取中药沉香、琥珀、肉桂各0.6克，用开水冲服。

以上方法不能见效时应请医生给予帮助，消毒后导尿，并留置尿管24~48小时，使膀胱充血、水肿消退，张力得以恢复，就能自行排尿了。

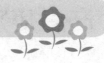

产后尿失禁

产后尿失禁为产后不能约束小便而自遗，常伴小便过频，甚至于白昼排尿达数十次。多因难产时分娩时间过长，胎儿先露部位对盆底韧带及肌肉的过度扩张，胎儿压迫膀胱过久，致使膀胱被压处成痿。

病因

分娩时，胎宝宝先露部通过产道，使盆底韧带、肌肉产生过度伸展的作用，特别是初产妇及产程施以手术者，如臀位牵引、产钳、胎头吸引等，可以直接损伤盆底软组织。若产后体力不佳、持续咳嗽、大便困难，均可以增加腹压，会影响盆底组织复旧。由于尿道膨出，尿道内压力相对减低，盆底支持组织松弛，膀胱颈下降，尿道相对变短、变宽。会阴部肌肉组织的损伤，影响了尿道外括约肌的功能。以上这些原因都可能导致尿失禁的发生，并且会随着产次的增加而加重。

表现

这类产妇产后往往在咳嗽、打喷嚏、负重站立等情况下，不能控制排尿，一般仅溢出少量尿液，个别也有一旦失禁则无法控制，而将尿液全部排完。如果产后不引起注意，会遗留至长期不愈，并且有逐渐加重的趋势。

防治

重在预防。首先要做好产前保健，正确处理分娩，不到子宫口开全就不要过早的用力。会阴切开或有裂伤时，要配合医生及时修补。产后避免过早负重和增加腹压，做好产后保健操，促进盆底组织的修复。

一般在产褥期要引起重视，正确对待，病情都会逐渐减轻以至全愈。如果产褥期内未愈者，以后可以手术修补。

产后痔疮

病因

1.女性怀孕后，随着胎儿的发育，子宫也在不断的长大，长大的子宫会影响到静脉的流通，造成血液回流不畅，导致形成痔疮。

2.怀孕期间或产后坐月子期间，体内的黄体激素增多，大肠蠕动速度减慢，很容易便秘，形成便秘后，很易诱发成痔疮。

3.妊娠期间妇女体内的盆腔组织变得松弛，顺产过程当中，用力过大，腹腔部运动时间较长，易形成血栓性动脉，肛周皮肤就会形成硬块，产生疼痛，形成痔疮，一些剖宫产的产妇也不例外，也会形成痔疮。

表现

痔疮严重时会使局部水肿、疼痛，大便时出血，有的产妇害怕疼痛而憋着大便，会引起便秘，使痔疮更加恶化，形成恶性循环，会感到十分痛苦。

防治

一旦发生痔疮后，可以用温热的湿毛巾局部外敷；或每天用温热的高锰酸钾溶液（1：5000）坐浴2～3次；或者用中药外洗（中药方：芒硝30克，明矾15克，五倍子15克，黄柏9克煎水1000毫升，先熏后洗），洗后擦干，外涂一些痔疮膏。

痔疮脱出时应用温水清洗干净，用手轻轻回纳，并用会阴垫托起会阴以免再次脱出。排便时要放松，保持大便通畅，避免干结。要坚持做收缩肛门的运动，避免过久站立与下蹲，应该相信痔疮是可以治愈的。

为了预防痔疮的发生，产妇在产后要调节饮食，避免便秘。勤喝水、早活动。少食辛辣、精细的食物，多食含粗纤维的食物。勤换内裤、勤洗浴，保持肛门清洁。

产后便秘

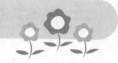

病因

产后由于内分泌的变化，肠蠕动会减弱，同时腹壁会松弛，收缩力降低，再加上产妇在月子里往往卧床时间长，下地活动少；出汗多而喝水少，肠内水分也少；饮食中无渣的高蛋白食物多而蔬菜、水果少，体内就缺乏了刺激肠蠕动的纤维素；会阴伤口的疼痛导致不敢用力排便，于是就会造成大便干结，发生便秘。

表现

大便干结，排便困难。

防治

1.为了预防产后便秘的发生，妈妈应该适当的尽早下床活动，不要长时间卧床，卧床时也要勤翻身，这样可以促进肠蠕动。

2.注意调整饮食，多饮水，多喝汤，要粗细搭配，荤素掺杂，保持饮食多样化。多吃新鲜蔬菜、水果，尤其是富含纤维素的食物，少吃辛辣带刺激性的食物。有的产妇产后吃鸡蛋过多，这是不可取的，因为鸡蛋太细腻，食物残渣少，排便的量和次数就会减少，容易出现排便困难。

3.每天坚持做1～2次缩肛运动，每次10分钟左右。可以提高肛门括约肌的功能。

4.还要保持精神愉快，心情舒畅，避免不良的精神刺激，因为不良情绪可以使胃酸的分泌量减少，肠蠕动减慢。

5.要养成定时排便的良好习惯。

6.大便困难，还有一些方法可以防治，如每天早晨起床后，用少量香油加蜂蜜30～60毫升调匀，温开水冲服。番泻叶6克用开水浸泡，加红糖适量，代茶频繁饮用。香蕉用热水泡后食用。早晨起床刷牙后，马上喝一杯温白开水，促进肠蠕动，方法简便，且有不错的效果，新妈妈不妨试一试。

7.如果大便已干结，切忌强行排便，可以口服润肠片。想便而排不出大便时，将开塞露或甘油栓挤入肛门帮助排便，避免造成肛门裂伤。

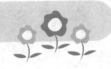

产后肛裂

🌸 病因

肛裂是肛管内的齿状线下部反复受损和感染，导致皮肤全层裂开，因未得到及时处理，于是裂口处便形成了一种慢性感染性溃疡，虽说不算大病，但是会造成肉体上的痛苦和精神上的负担。

产妇在产后发生肛裂的几率较高，尤其是患有便秘的产妇，往往会同时出现肛裂。

🌸 表现

发生肛裂后排便时会出血，但出血量不多，有的大便表面带有血迹，有的便后会滴几滴鲜血，也有的仅手纸上遗留少许血迹。同时伴有肛门撕裂样痛或烧灼痛，便后数分钟可以缓解。肛裂使产妇不敢用力解大便，粪便在大肠内停留过久而干结，又形成了便秘。

🌸 防治

发生肛裂后，每天都要进行局部清洗坐浴，尤其是排便后，以防止伤口感染，促进伤口尽快愈合。疼痛较重者，可以用1%的普鲁卡因局部封闭，久治不愈者，要进行手术治疗。

减少肛裂的发生，要以预防为主。每次排便后可以用温水轻轻擦洗肛门，保持肛门清洁，养成良好的卫生习惯。

避免久坐不动，以防肛门血管淤血，肛周组织水肿，造成损伤。多做提肛运动，促进肛门周围的血液循环，增强肛门括约肌的收缩力。调整饮食结构，保持大便松软通畅，防止发生便秘。

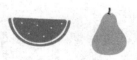

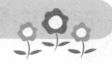

盆腔静脉曲张

🌸 病因

盆腔静脉曲张是指盆腔内长期淤血，血管壁的弹性消失，血流不畅，静脉纡曲怒张的一种病症，易发于体质虚弱的产妇。出现此病症的原因是孕期增大的子宫压迫盆腔血管，使血液回流受阻，引起淤血。产后调养不当，盆腔血管复旧不良，又加重了盆腔的淤血。产后久蹲、久坐、久立，长期便秘等，更促进了盆腔淤血，形成盆腔静脉曲张。

🌸 表现

由于盆腔静脉曲张，血液循环不畅，产妇会感到下腹疼痛、坠胀、恶露量大、白带增多，也可以出现尿频、尿急、腰酸、腰骶部坠痛等现象。

🌸 防治

为了防止该病症的发生，产后应注意卧床休息，以侧卧位为好，并可以随时变换体位。卧床时可以采取头低脚高位。要避免长期下蹲、久立、久坐的姿势。保持大便通畅，以防发生便秘。

如果经医生检查确诊为盆腔静脉淤血，就要进行必要的治疗。最简单的方法是按摩，用手掌在下腹部做顺时针和逆时针的圆形按摩及骶尾部的上下按摩。每天2遍，每遍20次。

缩肛运动对预防和治疗很多产后疾病都有一定意义，每天做收缩肛门运动5~6遍，每遍10~20次。

做腰骶部运动。平卧床上，两脚踏床紧靠臀部，两手臂平放在身体两侧，然后腰部用力，将臀部抬高、放下。每天做2遍，每遍20次，并可以逐渐增加。

下蹲运动有很好的预防和治疗作用。手扶桌边或床边，两脚并拢做下蹲、站立运动。每天2遍，每遍5~10次。

还可以应用活血化瘀、芳香理气的中药热敷，如川芎、乳香、广木香、小茴香、路路通、红花等各15克，炒热装入布袋中，敷于下腹部及腰脊、骶尾部。

如果症状严重，除上述方法外，可以采用胸膝卧位。即胸部紧贴床，臀部抬高，大腿必须与小腿呈直角。每天2遍，每遍15分钟左右。坚持下去，症状很快就会缓解。

产后中暑

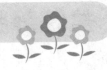

病因

炎热的夏季，外界气温高于35℃时，室内会比较闷热，如果产妇深居卧室，关门闭窗，并戴着帽子，穿着长衣、长裤，扎紧袖口、裤脚，就会严重影响产妇身体的散热功能，导致体温中枢调节功能障碍，于是就会高热不退，水、电解质代谢发生紊乱，神经系统功能遭到损害，这就是中暑了。产褥感染的产妇更容易发生产后中暑。

表现

按产后中暑的程度可分为三个阶段：

先兆中暑 产妇口渴、多汗、头晕、眼花、心慌、胸闷、疲倦、无力等，如果不及时处理就会继续发展。

轻度中暑 体温上升、面色潮红、无汗、皮肤干燥、全身布满痱子、恶心、呕吐、胸闷加重、呼吸变快、脉搏加快等，再不处理则更加严重。

重度中暑 体温继续上升至40℃以上，可出现昏迷、谵妄、抽搐、呕吐、腹泻、脉搏细微、呼吸急促、血压下降、面色苍白、皮肤灼热可伴有出血点、瞳孔缩小及反射减弱或消失。陷入虚脱，若仍然未得到积极抢救，数小时内即可呼吸、循环衰竭而死亡，即使幸存，也会留下严重的神经系统后遗症。

防治

产后中暑应以预防为主。产妇的居室一定要清洁卫生，经常通风换气，保持适当的温度和湿度。但产妇要避开"过堂风"，吹电风扇时，不能直接对着人吹，空调房温度不能过低。注意个人卫生，常擦澡，身体状况好可以洗淋浴。勤换衣服，不要穿太多衣服，被子不要盖得太厚，不要穿不透气、不散热的化纤衣服。多吃易消化、有营养的稀薄食物，多吃水果、蔬菜，尤其是西瓜有降温、利尿、补充水分的作用。多喝水、绿豆汤可以解暑。

当出现先兆中暑的症状时，应将产妇移至通风阴凉处休息，补充水分和盐类，口服十滴水或藿香正气水（片），会迅速好转。症状严重时要送到医院，配合医生，积极治疗，千万不可延误。

产后抑郁症

病因

产妇分娩后，由于雌激素和孕激素的下降，调节情绪变化的儿茶酚胺减少了，内分泌调节处于不平衡的状态，产妇的心绪及感情非常敏感，易出现情绪波动。另外，分娩的疲劳，难产、失血过多、伤口疼痛、产褥感染的干扰；对抚育婴儿的焦虑和担忧，对担任母亲角色的不适应；对婴儿性别和健康状况、住房条件、经济状况等各方面的忧虑，都会引发产后抑郁症。

表现

产后抑郁症大多在产后1周内出现，起初是轻微的忧郁状态，语言迟钝、情绪低落、饮食减少、流泪悲伤、失眠、注意力不集中等，如果能在丈夫和家人的关爱下，经过自身的心理调节，几天后症状就会消失。如果得不到妥善处理，个别产妇会出现精神障碍，可有明显的焦虑、严重的自卑感和罪恶妄想，对新生儿产生厌恶，甚至有更可怕的想法，导致严重的后果，所以不能忽视。

防治

为了预防产后抑郁症的发生，重要的是调整好产妇的情绪，而且以自我调整为主。妊娠期就应该了解产后身心将发生的一系列变化，学习和掌握一些护理和养育新生儿的知识、技能，使自己在产后能很快适应角色的转变。产后要注重自我心理调节，善于抒发自己的感受，有烦恼要向丈夫和亲人倾吐，有困难就向家人及医务人员求助。还要安排好自己的饮食起居，保证充分的睡眠和休息，避免过度疲劳。

家人和丈夫一定要对产妇多加照顾，尽量创造一个舒适、清洁、安静的环境。分娩过程中要给予心理上的关爱，行动上的支持，消除紧张、惧怕的心情；产后要注意产妇情绪的变化，多加体贴，主动帮助产妇解决问题，耐心听取产妇的倾诉，使产妇充分感受到家庭的温馨和幸福，以及小宝宝的到来所给予的快乐和喜悦，顺利地度过人生这一重要的阶段。

手足麻木疼痛

病因

产后常出现手指及足跟部疼痛的现象，是因为内分泌的变化，使妇女手部的肌肉及肌肉的力量和弹性出现不同程度的下降，关节囊及关节周围的韧带张力降低导致关节松弛和功能降低。

如果产后过早、过多地从事家务劳动，过久地抱孩子，或者遇到风寒，接触凉水，会使关节、肌腱、韧带负担过重。引起手腕部及手指关节疼痛，而且会经久不愈。

足跟部有坚韧的脂肪垫，对身体的压力和行走时的震动能起到缓冲作用。但是产妇在坐月子期间，活动减少了。甚至很少行走，足跟部的脂肪垫就变的薄弱了。当满月以后下床活动增多，脂肪垫也会产生充血，以致于造成足跟部的疼痛。

表现

产妇会感到手指或足跟部疼痛，拿东西或走路时会加重。

防治

产后充分休息，并不是说长期卧床，如无特殊情况应该及早下床活动、散步，做好产后保健操，可以避免产后手足疼痛的发生，也有利于产后身体的康复。

如果因受凉而引起的手足麻木疼痛，可以局部热敷、理疗、贴伤湿止痛膏，或扶他林软膏外涂痛处。手臂麻木者取臂穴（锁骨上窝内1/3与外2/3交界处向上1寸）按压，手法由轻到重，产妇有电麻传导感，并向手指尖放射为有效。腿脚麻木可取足三里、三阴交等穴位按压，每个穴位按压3～5分钟。较重者按医嘱进行药物治疗。

如果因为机体钙质缺乏造成的大腿抽筋及手脚麻木疼痛可以适当补充钙剂。要多吃鱼、肝、瘦肉、木耳、蘑菇等含钙多的食物。

产后脱发

🌼 病因

在分娩后的2～6个月里，有35%～45%的产妇的头发会逐渐变黄，并有不同程度的脱落。

这是因为，妊娠期间，孕妇体内的雌激素水平升高，头发的寿命变长了，脱发的速度慢了，大量的头发"超期服役"。分娩后，体内雌激素降至孕前水平，那些"超期服役"的头发便纷纷脱落，于是出现了产后脱发的现象。

此外，脱发还与精神因素关系密切，受到其他不良精神因素的刺激，使大脑皮质功能失调，自主神经功能紊乱，控制头皮血管的神经功能也因失调而使头皮供血减少，以致头发营养不良而脱落。还有的产妇，怀孕期间饮食单调，不能满足母体和胎宝宝的营养需要，产后又挑食、偏食，营养不良，头发也容易折断、脱落。

🌼 防治

预防产后脱发无论在孕期还是哺乳期都要保持乐观的情绪，愉快的心情，避免紧张、焦虑和恐惧的心理。要做到膳食平衡，营养丰富，品种多样，以满足身体和头发的需要。经常用木梳梳头，或用手指有节奏的按摩、刺激头皮，促进头皮的血液循环，有利于头发的新陈代谢。常洗头清除头皮上的油脂、污垢，保持头皮清洁，有利于头发的生长。还可以在医生的指导下服用维生素B_1、谷维素和钙片等，对产后脱发有一定的疗效。

产妇如果出现了脱发现象，也不要紧张，可以用生姜片经常涂擦脱发部位，并服用维生素B_6、养血生发胶囊等，以促进头发的生长。产后脱发，一般要6～9个月才可以恢复，重新长出一头秀发。

图书在版编目（CIP）数据

幸福妈妈三部曲：妊娠、分娩、产后／刘慧主
编. -- 北京：中国人口出版社，2013.9
ISBN 978-7-5101-1971-2

Ⅰ.①幸… Ⅱ.①刘… Ⅲ.①妊娠期－妇幼保健－基
本知识②分娩－基本知识③婴幼儿－哺育－基本知识
Ⅳ.①R715.3②R714.3③TS976.31

中国版本图书馆CIP数据核字（2013）第218205号

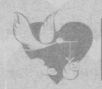

专家面对孕妈妈：
更专注、更细致、更全面

幸福妈妈三部曲：妊娠、分娩、产后

刘慧　主编

出版发行	中国人口出版社
印　　刷	北京睿特印刷厂大兴一分厂
开　　本	1020毫米×710毫米　1/16
印　　张	24
字　　数	300千字
版　　次	2014年1月第1版
印　　次	2014年1月第1次印刷
书　　号	ISBN 978-7-5101-1971-2
定　　价	39.80元

社　　长	陶庆军
网　　址	www.rkcbs.net
电子信箱	rkcbs@126.com
电　　话	(010)83519390
传　　真	(010)83519401
地　　址	北京市西城区广安门南街80号中加大厦
邮　　编	100054